La Guía del DMSO

El conocimiento oculto de la naturaleza para la sanaciónes

Dr. en Ciencias Naturales
Hartmut P. A. Fischer

La Guía del DMSO

El conocimiento oculto de la naturaleza para la sanaciónes

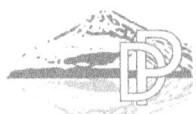

DANIEL PETER
- Verlag -

Verlag für ein neues Bewusstsein

Editorial   Daniel Peter, Schnaittach

Correo electrónico   *info@daniel-peter-verlag.de*

Página web   www.daniel-peter-verlag.de

Traducción del alemán   Esther Rodrigo y Rodríguez de Lázaro

Corrección del texto   Jesús García Fernández

Diseño de la portada   Frank Alkemade, Alkemade Fotografie
Fotografía con licencia de kikkerdirk© – fotolia.com

Maquetación y composición   Hans-Jürgen Maurer, Fráncfort del Meno

ISBN   978-3-9815255-4-0

1.ª edición
Traducción del alemán de la 3.ª edición

AGRADECIMIENTOS

Son muchas las personas de bien que han contribuido y posibilitado la realización del presente libro. Algunas de ellas incluso de manera inadvertida. Una mera conversación amistosa o ayuda en la realización de una labor completamente diferente sacaron adelante este proyecto directa e indirectamente. Como autor, ya no soy capaz de recordar cada uno de estos momentos y apoyos. De ahí que una enumeración de nombres en este lugar quedaría siempre incompleta. Por ello, doy las gracias a todos aquellos que con sus aportaciones, grandes o pequeñas, han contribuido a la realización de la Guía del DMSO.

Con todo mi afecto,

Hartmut Fischer
www.pranatu.de

CONTENIDO

«¡LA SALUD ES LA MISIÓN!»

Prólogo

Tras muchos años en los que los médicos especialistas en medicina alternativa han mantenido «escondido» el DMSO, este está experimentando un retorno como fármaco libremente accesible. Entre tanto, se ha dado a conocer por ser un remedio de rápida efectividad y excelente tolerancia en el tratamiento de enfermedades agudas inflamatorias y traumáticas. Tiene un efecto antiinflamatorio, calma los dolores en poco tiempo, proporciona una rápida reabsorción de hinchazones o derrames y favorece la cicatrización. Por estos motivos se aplica, entre otros, en el tratamiento de lesiones deportivas, del síndrome hombro-mano, de enfermedades reumáticas degenerativas de las articulaciones —y de alteraciones de los discos intervertebrales— o de neuralgias. Pero el DMSO es capaz de mucho más, tal y como han descubierto no solo cirujanos plásticos, traumatólogos, especialistas en medicina deportiva y veterinarios, sino también incontables personas que buscan formas alternativas para curar su padecimiento crónico. El DMSO constituye, por tanto, un componente extremadamente polivalente para la autonomía terapéutica y una pieza importante para alcanzar la independencia médica de los fármacos estándares con sus numerosos efectos secundarios. Pero, hasta ahora, para muchos de los que buscaban no estaban claros ni cuál era la forma segura de emplear este líquido ni cuáles eran sus ámbitos de aplicación posibles. En pocas palabras, faltaba una obra de consulta específica sobre la aplicación práctica del DMSO. Es por ello por lo que con este libro se presenta una obra de referencia fundamentalmente orientada hacia aquellos que se tratan a sí mismos, pero también a médicos, naturópatas y demás terapeutas.

El pasado mes de octubre, la Dra. Antje Oswald me transmitió la propuesta que había recibido del director de la editorial para escribir un manual sobre el DMSO. Después de las conversaciones previas que mantuve con el señor Daniel Peter, apenas podía imaginar el alcance que la aceptación de dicho proyecto comportaría —dicho sea en el mejor de los sentidos—. Hoy en día, todos los conocimientos y momentos de revelación, toda la admiración y el asombro por aquello que los investigadores elaboraron por vez primera hace 146 años están impresos y listos para ser aplicados en un gran número de enfermedades. Entre tanto, he experimentado mucho utilizando el DMSO en las más variadas dolencias, tanto en mí mismo como en mi consulta. Ahora usted puede aplicar este aprendizaje en muchas situaciones sin necesidad de tener que «volver a descubrir la rueda».

No es que el DMSO me fuera desconocido. En el transcurso de mis estudios universitarios en Ciencias Naturales, al igual que durante los trabajos de investigación de mi tesis doctoral en el campo de la síntesis orgánica, el DMSO fue un compañero constante por ser un disolvente dotado de unas propiedades muy especiales, tanto en reacciones químicas como en ensayos analíticos, tales como la espectroscopia de resonancia magnética nuclear. Así mismo, mediante una activación especial, puede actuar como un agente oxidante suave (la denominada oxidación de Swern). Pero, con frecuencia, esta popularidad general de la que goza como componente fluido de las disoluciones en la investigación y en la industria no es más que un único aspecto, la cara visible del DMSO.

El DMSO mostró por vez primera su verdadero valor a principios de los años 60, en el tratamiento de los más diversos trastornos, tanto en personas como en animales, gracias a los experimentos en tejidos trasplantados llevados a cabo por el Dr. Stanley W. Jacob en Oregón. Lo viene aplicando desde entonces, junto con el Dr. Edward E. Rosenbaum, como padre de la aplicación terapéutica del DMSO, la cual ha tenido una historia de lo más accidentada. Maya Muir describió esta(s) historia(s) en un artículo de una manera muy vívida[1]. El DMSO pasó de ser súbitamente ensalzado como un «remedio milagroso» que llevó a las grandes empresas farmacéuticas a una carrera para obtener autorizaciones a ser un principio activo que los miembros de una comunidad terapéutica, que compartían un mismo modo de pensar, mantenían oculto: de ser un objeto de deseo al que hasta hoy se han consagrado decenas de miles de artículos científicos especializados, a ser una sustancia privilegiada favorecida por los pacientes adinerados de países de América Central, en los que su aplicación médica está oficialmente aceptada.

Pese a que el número de publicaciones sobre la aplicación terapéutica del DMSO es prácticamente incalculable y pese a que la cantidad y calidad de los datos relativos a pacientes curados con medicinas alternativas no tiene parangón, hasta la fecha no existe –sorprendentemente–

---

[*] Novedad: desde noviembre del 2015 las ampollas de DMSO están autorizadas y se comercializan en Alemania.

ninguna guía en español dirigida a usuarios y terapeutas. Son muchos los que solo conocen el DMSO de nombre, al igual que sus principales campos de aplicación. No obstante, dado que, en general, figura en escasas guías y composiciones de medicamentos y, además, suele estar custodiado por los iniciados, se ha generado cierta inseguridad en relación con esta sustancia tan extremadamente polifacética. De ahí que la presente obra tenga la finalidad de dar a conocer el uso práctico y el «manejo» seguro del DMSO. Además, esta obra también puede servirle de entretenido «libro de lectura», ya que muchos pasajes van más allá del mero «horizonte del DMSO», y, de paso, le aportará muchísima información.

Como científico, no pude prever ningún capítulo en el que no se recogieran la entretenida historia del DMSO y sus asombrosas propiedades físicas, químicas y farmacológicas, así como la certidumbre de que el DMSO es un remedio natural. Para los «impacientes», entre los que seguramente no solo se encuentran aquellos que no forman parte de la profesión médica, sino también algunos médicos y naturópatas, **al comienzo** de estos pasajes se ofrece un resumen de fácil comprensión. De esta manera, puede pasarse más rápidamente por la exposición detallada de las propiedades del DMSO para llegar lo antes posible al capítulo práctico. Sin embargo, le invito a que lea estas consideraciones científicas, puesto que le proporcionarán una comprensión más profunda de los procesos bioquímicos que el DMSO propicia en el cuerpo, tanto en el humano como en el animal. Así, a lo mejor también puede reconciliar a su manera la teoría y la investigación con su aplicación práctica.

No obstante, la mayor parte del libro está dedicada a las técnicas concretas para la utilización del DMSO y a sus vías de administración, así como a los síntomas y dolencias que hasta ahora se han tratado. Por consiguiente, también es una obra de consulta que enseña cómo utilizarlo de manera segura, que anima a probarlo y que, por tanto, favorece establecer un contacto real con un líquido que es enigmático y curativo.

Por lo que ya es pura tradición, aquí y allá se entremezcla alguna pequeña pulla o reproche, tal vez fundado, contra los médicos o contra la medicina convencional en general. El que estén fundados o no es, desde luego, una cuestión de cada caso particular, por lo que apelo a su benevolencia. Al fin y al cabo, la relación entre médicos y naturópatas siempre ha estado polarizada. Por otra parte, también acuden a mis seminarios médicos de la escuela convencional, lo que hace que se establezca una red de amistad y confianza que está por encima de los gremios; y a la inversa: yo también necesito ayuda médica. No solo cuando me he fracturado un hueso, sino también con informes de diagnósticos o juicios farmacológicos. Para mí, está clarísimo, al igual que debería estarlo para todo naturópata, que debido a su amplia y estructurada formación, los médicos nos aventajan considerablemente en conocimientos médicos y experiencia con los pacientes. Es por ello por lo que pueden/podrían estar en condiciones de aplicar tratamientos integrales, orientados al individuo y con una elevada tolerancia. Lamentablemente, el estrecho vínculo entre el triángulo formado por aquellos que financian los costes y los comerciantes de los sectores farmacológico y de la ingeniería médica, así como por los representantes de sus propios intereses, los tiene atados de pies y manos. Muchos de ellos iniciaron su carrera médica sumamente motivados y llenos de ideales para acabar resignándose poco tiempo después de que las presiones burocráticas y económicas les robaran la libertad personal. Y todavía complica más las cosas el que cuando se trata de seguir aprendiendo o de admitir los errores cometidos en los tratamientos, muchos médicos asuman íntegramente la arrogancia que aprendieron de sus profesores universitarios y de sus jefes médicos. También a ellos les vendría bien abrirse a los remedios alternativos que no están sujetos a patente, tales como el DMSO y las demás sustancias de las que aquí se trata. Aquel que se opone categóricamente a aquello a lo que la industria farmacológica pretende hacer de menos —con lo que directa o indirectamente se está vendiendo a ella— desaprovecha innecesariamente la oportunidad de ver más allá de los límites de su ámbito técnico. ¿No sería maravilloso que pudiésemos contar con una nueva generación de terapeutas, médicos y naturópatas que trabajasen por el bienestar de los enfermos de manera conjunta y utilizando todos los remedios disponibles, efectivos y dotados de buena tolerancia? Cuando observamos a aquellos que no se dejan guiar por el dinero y que tienen buen corazón, vemos que ambas fracciones contribuyen, en pie de igualdad, a la que tiene la hermosa denominación de salud pública, y eso es algo que todos deberían reconocer.

Hartmut Fischer

Introducción

El DMSO es conocido por ser un remedio fácil de emplear que está indicado tanto en el tratamiento de las enfermedades graves y dolorosas como en el de las molestias más habituales. Por lo que parece, puede utilizarlo en beneficio propio y de su familia sin necesidad de tener en cuenta una lista de lo que se conoce como efectos secundarios. Hasta donde se sabe hoy en día, combina muy bien con otros remedios, llegando incluso a reforzarlos. Además, el DMSO resulta asequible para cualquiera. Por ello, tanto si se ha topado con este libro buscando una solución para sus molestias como si lo ha hecho al haber asumido una misión terapéutica con otros pacientes, vale la pena poner el DMSO bajo el microscopio junto con todas sus sorprendentes propiedades. Y dado que de entre todas las expectativas acerca de esta sustancia la principal debe ser la seguridad de su aplicación, quiero abordar, primero, los pocos efectos secundarios que cabe esperar en un tratamiento con DMSO, los cuales no se presentan, ni mucho menos, en todos los usuarios.

Naturalmente, puede discutirse sobre lo que hay que entender por efecto secundario y cómo pueden diferenciarse de los efectos pretendidos. En este libro siempre se considerará que las manifestaciones u observaciones que se presenten debido al uso de un remedio son algo deseado y necesario, siempre y cuando constituyan una expresión del efecto farmacológico en el cuerpo. Con independencia de que cada usuario lo considere agradable o desagradable, se habrá producido un efecto. Por ejemplo, la propiedad vasodilatadora del DMSO hace que al aplicarlo externamente con frecuencia aparezca un enrojecimiento local pasajero en la piel, que puede ser muy variable de un individuo a otro (véase 2.2). Dado que esta reacción contribuye a acelerar considerablemente la reducción de la inflamación y la cicatrización, a mi entender forma parte integrante y es una manifestación de su efectividad. Veamos un ejemplo más drástico en un ámbito diferente: cuando toma un vomitivo, espera que el efecto deseado sea lo más eficaz posible pese a que, subjetivamente, resulte muy desagradable.

Por el contrario, un efecto secundario no deseado sería, desde mi punto de vista, la caída del cabello que tiene lugar como consecuencia de la quimioterapia clásica que aplica la medicina convencional. Resulta obvio que tiene que deberse a sustancias que dañan las células de manera no selectiva, por lo que la pérdida del cabello es una manifestación de la destrucción de los tejidos del cuerpo, lo cual ni puede ser deseable ni debe aceptarse como necesario.

Seguramente la interpretación del tema *efectividad y efectos secundarios* que aquí me tomo la libertad de hacer contradiga los protocolos y cuestionarios clínicos convencionales. Por lo general, el fugaz enrojecimiento local de la piel que he mencionado anteriormente se consignaría bajo el título de *efectos secundarios observados*. En el ámbito de las terapias alternativas conocemos este dilema tan generalizado y designamos diversos fenómenos puntuales con el término *crisis curativa*. Es un hecho conocido que, por ejemplo, la eliminación que tiene lugar durante un proceso de desintoxicación puede llegar a causar efectos secundarios muy intensos y frecuentemente desagradables –desde pesadillas hasta náuseas–. Y, sin embargo, ni el terapeuta ni el paciente se referirían a ellos como efectos secundarios indeseables. En primer lugar, es una reacción esperada –es decir, es deseada– y, en segundo lugar, no se trata de un efecto secundario, sino del efecto principal.

Una propiedad del DMSO que muchos consideran especialmente perjudicial consiste en que muchos usuarios despiden un olor corporal o un aliento que las personas de su alrededor describen como similar a ajo o a ostra. Resulta gracioso que el interesado no perciba estos efluvios y que con frecuencia se pregunte por qué los demás se mantienen a distancia y aprovechan toda oportunidad que se les presente para ventilar la habitación… Los procesos naturales de secreción de nuestro cuerpo se encargan de que este olor desaparezca, a más tardar, a las 72 horas de haber administrado la sustancia. Esta propiedad del DMSO es, además, la principal razón de que su uso no resulte muy, o nada, adecuado en un estudio clínico con un diseño doble ciego. Todo el mundo percibiría inmediatamente a qué probando se le está administrando el *verum* y a cuál el placebo.

Otros posibles efectos secundarios de su aplicación externa pueden ser el ya mencionado enrojecimiento irritativo de la piel, picores, escozor y descamación. Todos estos efectos son pasajeros y su intensidad varía mucho de una persona a otra. En lo que respecta a su ingesta, cabe mencionar que tiene un sabor al que hay que acostumbrarse. Sobre este aspecto también hay todo tipo de afirmaciones por parte de pacientes o de otros terapeutas y usuarios. He oído todo tipo de variantes, desde «muy amargo» hasta «muy agradable» —cada persona es un mundo—. Debido en parte a ello, se recomienda tomarlo con zumo de frutas o de verduras en vez de con agua. Por lo general, antes de utilizarlo debería hacerse una prueba de tolerancia, que puede efectuarse aplicando unos toques con DMSO al 70 % en la cara interna del codo —el enrojecimiento, picor o «cosquilleo» ligeros subsiguientes se consideran normales—. Naturalmente, el DMSO también puede probarse quinesiológicamente para cada paciente o con ayuda de la biorresonancia.

Así pues, el líquido que nos ocupa provoca un olor llamativo en muchas personas, tiene un sabor amargo y en contacto con la piel puede originar diversas sensaciones que desaparecen en poco tiempo. Si ahora le dijese, por citar un ejemplo, que esta sustancia es capaz de deshacer los depósitos patológicos de calcio que se forman en las articulaciones del hombro, ¿cree que los efectos anteriormente citados harían que se abstuviese de aplicarlo, ya sea a sí mismo, ya sea a otros, para aliviar los síntomas o para curar? Desde luego, hay que tener estas propiedades en cuenta y gracias a las pruebas que he llevado a cabo en mí mismo he desarrollado una planificación más detallada del horario de aplicación para minimizar las molestias que pudiera causar en el entorno privado o profesional, así como una optimización de la duración de dicha aplicación. Pese a todo, frente a estos escasos e inofensivos efectos (secundarios), hay unas posibilidades terapéuticas asombrosas y muy beneficiosas de las que pronto no podrá prescindir.

En la historia de la aplicación terapéutica del DMSO, se especuló sobre un posible efecto secundario a largo plazo en una única ocasión. Los (precipitados) reparos que se expusieron a mediados de los años 60 —en la época de los grandes estudios experimentales realizados en animales— se debieron a unas dosis descomunales (hasta 100 veces la cantidad diaria recomendada en personas) y al reducido número de animales empleados: se produjo una alteración en las propiedades de refracción del cristalino —únicamente observada en tres especies— tras varias semanas administrando dosis muy elevadas. En pocas palabras, tras la ingesta de grandes cantidades de DMSO, conejos, cerdos y perros[2] se volvieron miopes. En 1965, los científicos a cargo del estudio presentaron estos datos a la *New York Academy of Sciences*, lo que dio lugar, incluso antes de su publicación, a que las autoridades de la FDA[*] («dirección general

---

[*] Novedad: desde noviembre del 2015 las ampollas de DMSO están autorizadas y se comercializan en Alemania.

de fármacos y alimentos estadounidense», según sus siglas en inglés) paralizasen temporalmente todos los estudios clínicos. Sin embargo, más adelante no se pudieron reproducir estos resultados utilizando dosis normales en conejos y jamás se han observado en personas ni en ningún otro mamífero superior.[3]

Desde un punto de vista ético-terapéutico, solo queda en pie un inconveniente del dimetilsulfóxido y es el hecho de que, en el ámbito de la prescripción facultativa, no está disponible para su uso generalizado, ya que, hoy en día, hay muy pocos preparados farmacológicos que tengan una base de DMSO y cuyo uso esté oficialmente autorizado para los seres humanos. La relación existente entre la limitada patentabilidad de una solución económica de fácil acceso y la negativa de las autoridades competentes a su aprobación es más que evidente. Por ello, tiene que aprovechar la oportunidad y recorrer el camino de los principios terapéuticos alternativos, ya sea en compañía de un médico o naturópata familiarizado con el DMSO, ya sea por sí mismo, del mismo modo en que acostumbra a hacerlo cuando los medicamentos o tratamientos oficialmente autorizados y subvencionables fracasan estrepitosamente o son demasiado tóxicos y dañinos y se ve obligado a tomar las riendas de su propia salud. Este libro le ayudará a conseguirlo.

El mensaje más importante de este manual es el siguiente: ¡no se deje convencer de que su enfermedad es incurable porque sea crónica o muy grave! ¡Sea lo que sea! Esta fuerza mental es sumamente importante para que pueda tomar sus propias decisiones terapéuticas –lo antes posible y de forma consciente– y sea capaz de dar completamente la espalda a los tratamientos contraproducentes. Los daños adicionales en el sistema inmunitario, las heridas producidas por intervenciones innecesarias y la debilidad producida pueden hacer que una enfermedad se vuelva letal en poco tiempo. El bioquímico y naturópata Walter Last describe en su libro *Krebs natürlich heilen* («Curar el cáncer de manera natural») de una manera muy hermosa la relación que hay entre el abandono categórico de la quimioterapia y Cía. y la mejora de las probabilidades de curación con tratamientos holísticos alternativos. Desde luego, vale la pena buscar formas personalizadas de restablecer la salud para poder romper los circuitos autorreguladores falseados y que su cuerpo se reencuentre con los procesos fisiológicos normales, en la medida de lo posible, sin contar con la intervención del acero quirúrgico ni de medicamentos sintéticos con múltiples efectos secundarios. A fin de cuentas, su cuerpo (y su espíritu y mente) tiene que sanarse y regenerarse a sí mismo. Y el DMSO puede proporcionarle un impulso fundamental.

Es muy posible que ya se haya encontrado con el DMSO o con alguno de sus ámbitos de aplicación. Pero, además de sus aplicaciones en las grandes especializaciones terapéuticas, tales como las lesiones deportivas, los traumatismos en los tejidos blandos y en las articulaciones y la mejora de las cicatrices, debería tener una visión global de su enorme potencial en la regeneración de los tejidos. En este sentido, quisiera alentarle a que también lea con detenimiento el siguiente capítulo, ya que lo sitúa en su contexto científico. Pese al lenguaje académico que es necesario en determinadas partes, he intentado presentar estas observaciones de la manera más amena e informativa posible. Estoy convencido de que toda persona está dotada de una curiosidad natural que la mueve a profundizar en las «cosas de la vida» más allá de lo que lo cotidiano suele permitir. Para comprender la compleja interacción que se produce entre esta sustancia y el cuerpo, conviene aproximarse a los fenómenos de la enfermedad y la salud a través las ciencias naturales aplicadas, en contraposición a la mera observación de los síntomas, propia de la medicina tradicional. En este punto podemos compartir la opinión del famoso historiador de la ciencia, Ernst Peter Fischer, quien, en su libro *Die andere Bildung – Was man von den Naturwissenschaften wissen sollte* («La otra formación: lo que debería saber sobre las ciencias naturales») describe con sumo acierto: «Además, cada vez podemos comprender menos nuestro mundo si no conocemos los fundamentos de nuestros avances más recientes en los principales campos científicos. Como ciudadanos responsables, queremos formarnos un juicio sobre las aplicaciones de la biotecnología, manifestar nuestra postura sobre la energía atómica o sobre el cambio climático que nos amenaza, participar en el establecimiento de las líneas de la investigación, la salud o la política educativa y, sin embargo, con demasiada frecuencia, carecemos de las nociones fundamentales para poder decidir con responsabilidad». En otro momento dice: «[...] Y entre las deficiencias formativas de nuestra sociedad, figura el que las teorías científicas se miden con la misma vara que sus hermanas menos desarrolladas».

«A la larga, todo aquello que va contra la naturaleza no perdura».
Charles Darwin

ASPECTOS CIENTÍFICOS

El DMSO es, en primer lugar, una sustancia que puede describirse objetivamente y cuyas moléculas presentan propiedades físicas y químicas susceptibles de ser medidas. Además, cuando el DMSO entra en contacto con organismos superiores, produce unos efectos farmacológicos que pueden analizarse y que dan lugar a diversas reacciones fisiológicas. También hay que aclarar cuál es la seguridad que entraña una sustancia —hasta la sal común tiene un umbral de toxicidad—. La lectura de los siguientes pasajes le proporcionará información para manejar el DMSO y utilizarlo de otra manera, así como seguridad para probarlo en usted mismo y para aplicarlo en dolencias en las que es posible que hasta ahora no se haya hecho. Pero, sobre todo, aprenderá qué puede hacer y qué no el DMSO, de manera que sea capaz de decidir responsablemente sobre su tratamiento.

1.1 ¿QUÉ ES EL DMSO?

Resumen

DMSO es la abreviatura de dimetilsulfóxido, un líquido transparente e inodoro que actualmente se extrae de la madera de forma natural. Mediante infinidad de ensayos científicos y médicos, este fluido ha demostrado tener una cantidad y calidad asombrosa de efectos curativos, tanto en el cuerpo humano como en animales.

Puede aplicarse sobre la piel, beberse diluido o administrarse por inyección/perfusión. Una vez en el cuerpo, una pequeña parte del DMSO da lugar a una sustancia que, en la mayoría de los usuarios, provoca un olor pasajero que se describe como similar a «ostra». Sin embargo, el cuerpo va transformando, paulatinamente, la mayor parte del DMSO administrado en lo que se denomina azufre orgánico (MSM). Esta sustancia tiene unos efectos extremadamente positivos en el tejido (conjuntivo) y se administra, entre otras cosas, en las enfermedades de las articulaciones. Dicho con más detalle, el DMSO consigue una verdadera regeneración, un arreglo rápido y una «reparación» natural.

Visto a nivel submicroscópico, el dimetilsulfóxido es un fluido compuesto por unas partículas muy pequeñas cuya fórmula molecular es C_2H_6SO o $(CH_3)_2SO$, con masa molecular $M = 78$ gramos por mol. En comparación, la insulina, la hormona que nuestro cuerpo produce para reducir el contenido de azúcar en sangre, tiene una masa molecular de $M = 5734$ gramos por mol, mientras que la de las partículas de agua apenas supone 18 gramos. La denominación íntegra de dimetilsulfóxido denota su pertenencia al grupo de sustancias de los sulfóxidos, generalmente representados mediante la siguiente estructura:

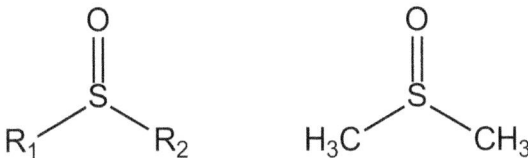

Figura 1: Sulfóxidos con residuos orgánicos y DMSO

El elemento estructural característico que posee –el grupo S=O–, que también es un átomo de azufre oxidado (óxido de sulfuro), se completa en estas moléculas por medio de dos residuos orgánicos cualesquiera. Por lo tanto, el DMSO es el sulfóxido simétrico más sencillo con dos grupos metilo idénticos como ligandos del átomo central de azufre. Luego en este caso también se aplica que $R_1 = R_2 = -CH_3$. El DMSO y los sulfóxidos superiores (dietil sulfóxido, dimetilsulfóxido…) fueron sintetizados por primera vez en 1865-66 por el químico ruso Alexander Michailowitsch Saytzeff (1841-1910), quien, inicialmente, había cursado sus estudios en la Universidad de Kazán. Sí, exacto, el Saytzeff (también escrito *Zaitsev, Saytzev*) que dio su nombre a una reacción química específica, la famosa regla de Saytzeff para la distribución de productos. Entre 1863 y 1870, gracias a la influencia de su maestro, Alexander Butlerow, pudo investigar en colaboración con eminentes científicos de Europa Occidental y llevó a cabo trabajos sobre los diversos sulfóxidos como parte de su tesis doctoral, la cual presentó junto con el químico Hermann Kolbe en la Universidad de Leipzig. Simultáneamente, envió sus manuscritos sobre el sulfóxido y sobre su procedimiento de síntesis

Descubrimiento

–entre otros, los nuevos enlaces en la reacción– a la principal publicación científica de la época, *Liebigs Annalen der Chemie und Pharmazie*, que desde 1832 editaban Justus von Leibig y Emanuel Merck. El descubrimiento de Saytzeff sobre el DMSO se publicó inicialmente en ella en el año 1867.[4]

Saytzeff escribió: «El dimetilsulfóxido es muy similar a los óxidos que he descrito anteriormente. Se trata de un fluido espeso, incoloro e inodoro que al enfriarse se solidifica en una masa cristalizada. No obstante, dado que a 100 °C ya es algo volátil, no es posible destilarlo sin que se disocie. Se disuelve fácilmente en agua, alcohol y éter. El cinc y el ácido sulfúrico diluido reducen (nuevamente) el dimetilsulfóxido a sulfuro de metilo». El artículo continúa con la descripción de la siguiente oxidación del DMSO, que da lugar al denominado metilsulfonilmetano ($DMSO_2$). El resultado de esta adición de un átomo de oxígeno al átomo central de azufre, en la actualidad, constituye un remedio muy extendido –al igual que el DMSO–, conocido bajo la denominación de MSM en determinados foros de Internet.

Conversión en MSM

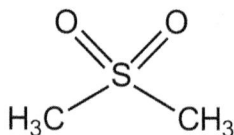

Figura 2: MSM

El MSM (metilsulfonilmetano) se emplea bajo el nombre de *azufre orgánico* –por ejemplo, en el tratamiento de la artrosis– y suele administrarse como complemento alimenticio para el mantenimiento del tejido conectivo o con fines veterinarios. Este metilsulfonilmetano o MSM nos interesa en la medida en que, tanto en los animales como en las personas, se genera como resultado de la descomposición natural del DMSO[5, 6, 7]. Más concretamente, es un metabolito de la oxidación del DMSO por la acción del conocido sistema enzimático del citocromo P450, que tiene lugar en el hígado y que luego es excretado a través los riñones como compuesto hidrosoluble –al menos, la parte que no se metabolizó, lo que es deseable cuando se toma MSM–. Tras haber tomado DMSO, el MSM sigue siendo detectable en la orina durante bastante más tiempo que el DMSO sin modificar, el cual se elimina completamente al cabo de unos dos días. Los investigadores Gerhards y Gibian, de la empresa farmacéutica Schering AG, de Berlín, estudiaron este aspecto en detalle y, en 1968, lo condensaron en un artículo digno de leerse que se publicó en la revista *Naturwissenschaften*[8]. Así pues, un tratamiento con DMSO siempre implica –afortunadamente– un cuidado del tejido conectivo gracias al mencionado azufre orgánico o MSM. También se demostró que el MSM o, para ser más exactos, el $DMSO_2$ se detectaba en la orina humana aunque no se hubiese administrado DMSO[9] y que igualmente se encontraba en otros tejidos animales. Por lo tanto, el metilsulfonilmetano está disponible «de manera natural» en los tejidos y en los fluidos corporales de los mamíferos placentarios. Dado que los efectos y los ámbitos de aplicación del MSM bastarían para escribir un libro, es mejor que volvamos a los trabajos de Saytzeff.

Existe, por lo tanto, una «cadena oxidativa» a partir del dimetilsulfuro (DMS), pasando por el DMSO hasta llegar al metilsulfonilmetano (MSM).

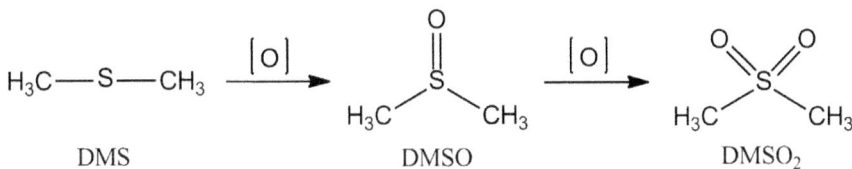

Figura 3: Oxidación en dos fases a partir del dimetilsulfuro

Ambas etapas de la oxidación pueden tener lugar en el cuerpo –gracias a un sistema enzimático– o a través de diversas etapas en un laboratorio a través de, por ejemplo, la reacción con peróxido de hidrógeno, con permanganato de potasio o, como hizo Saytzeff, con ácido nítrico. Sin embargo, hoy en día, este aspecto no afecta a la gran disponibilidad que tiene el DMSO, ya que puede obtenerse como un subproducto de la fabricación industrial del papel a partir de la lignina.

La reiterada reducción del DMSO a dimetilsulfuro (DMS) que tiene lugar en el cuerpo en muy escasa medida (en torno a un 0,5-1 %[10, 11]) es *Olor característico* la causa fisiológica del aliento y del olor corporal del que ya hemos hablado y que se manifiesta con toda vía de administración que se emplee (cutánea, oral o intravenosa). El punto de ebullición del DMS es exactamente de 37 °C, razón por la cual se excreta principalmente a través de los pulmones como metabolito gaseoso, al igual que sucede con el dióxido de carbono que se produce como consecuencia del metabolismo energético. Otra posible causa de este olor podrían ser los depósitos de alquil disulfuros catalizados (en este caso, metil disulfuro), habituales en el metabolismo de la aliina que hay en el ajo y en otras variedades del puerro. Es bien sabido que la cantidad que cada cual genera de estos productos de desecho y sus metabolitos varía y que no siempre resultan agradables para el olfato humano –aunque para muchos sí lo es–.

Una pequeña anécdota: en el verano de 1995, tuve el placer de cenar con el señor Kuno Lichtwer y con su esposa en un restaurante que estaba cerca de su empresa, en la Wallenroder Strasse, en el distrito de Berlín de Reinickendorf. Hay que añadir que es conocido como el padre de la «terapia del ajo», ya que la suya fue la primera empresa farmacéutica (Lichter Pharma) que a partir de mediados de los 80 comenzó a fabricar a gran escala pastillas a base de extracto de ajo (Kwai®, Sapec®), las cuales eran respetadas e incluso susceptibles de recetarse. Además, gracias a su iniciativa, también se llevaron a cabo ensayos clínicos, por ejemplo, sobre su aplicación en el tratamiento de la hipertensión y del colesterol elevado. Así es que este hombre, al que la revista *Focus* una vez bautizó como *Knofi-König* ('el rey del ajo'), va y le dice al camarero: «Tráigame el plato del día, por favor, pero ¡sin ajo!». Y volviéndose hacia mí, añadió que sería muy de agradecer que nadie en la mesa optase por favorecer el ajo... Para que pueda entenderlo correctamente: no dijo aquello porque estuviese en contra del ajo, sino porque estructuraba los resultados de los ensayos clínicos y farmacológicos de tal manera que solo el extracto de ajo producido en una atmósfera protectora tuviese los efectos terapéuticos deseados de las aliinas, es decir, del producto enzimático derivado, la alicina. Argumentaba que el ajo, tal y como se procesaba en la cocina, no mostraba efectividad alguna en este sentido como consecuencia del contacto prematuro con el oxígeno del aire. Por este motivo el señor Lichtwer lo consideraba totalmente superficial y «molesto». Retrospectivamente, este comportamiento en la mesa quizás pudiera considerarse como un «elemento de mercadotecnia». Todo el que cocine con ajo sabrá que tiene un efecto muy saludable.

Desde entonces se ha descubierto que tanto el DMSO como el MSM se encuentran en pequeñas cantidades en muchos de los productos alimenticios que consumimos habitualmente, es decir, ¡de forma natural!, entre los que están la leche, el tomate, el té, el café y la cerveza, por citar algunos. El resultado directo de la reducción del DMSO proveniente de la naturaleza, el dimetilsulfuro «con olor a moho», también se genera a partir de un proceso de cocción, como pueda ser al cocinar moluscos o determinadas verduras[12]. Los procesos metabólicos bacterianos que tienen lugar en los alimentos de origen vegetal calentados (por ejemplo, en el malteado) también pueden dar lugar a la formación de DMS a partir del aminoácido S-metilmetionina. Determinadas bacterias presentes en la flora bucal también producen esta sustancia, lo que puede dar lugar a mal aliento aunque no se haya ingerido DMSO. El DMS también puede detectarse en la atmósfera, ya que el fitoplancton de los océanos emite grandes cantidades. Así pues, no debemos sorprendernos de que las personas exhalen un poco de dimetilsulfuro cuando son tratadas con DMSO... *Sustancia natural*

«¿Qué es el DMSO?» es el nombre del capítulo. Brayton, en una magnífica revisión, concluye resumiendo[13]:

> «El dimetilsulfóxido (DMSO) es un compuesto muy simple que ha dado lugar a numerosas controversias en la literatura científica y popular. Se trata de un disolvente aprótico. Es frecuente que sustancias terapéuticas y tóxicas que no son solubles en agua puedan disolverse en DMSO, el cual tiene una gran afinidad con el agua. En contacto con el aire, el DMSO puro se atenúa rápidamente. Las propiedades y los efectos del DMSO, tanto fisiológicos como farmacológicos, no se entienden completamente. Entre las propiedades más valoradas por su destacada importancia para los efectos terapéuticos y tóxicos figuran su rápida penetración en las membranas biológicas junto con la potenciación de dicha penetración en otras sustancias, la captura de los radicales libres, los efectos en la coagulación, su efecto inhibidor de la colinesterasa y la inducción de los mastocitos a sintetizar histamina. La toxicidad sistémica del DMSO está considerada como baja». *Enigma perpetuo*

A partir de estas frases puede inferirse que el DMSO dispone de una amplia variedad de efectos y, por lo tanto, de ámbitos de aplicación. Debido a todo ello, el DMSO no solo se considera un principio activo único, sino que también se emplea como un principio terapéutico amplio. Conozcámoslo más de cerca y permítanos que le expliquemos cuáles son sus propiedades.

1.2 PROPIEDADES

Hoy en día podemos añadir mucho a esa primera descripción que el químico ruso Alexander Saytzeff (véase 1.1) hizo de las propiedades de esta sustancia. Tradicionalmente, la descripción de las sustancias se subdivide en la física, la química y la farmacéutica o farmacológica. Del mismo modo que actualmente se están desdibujando las fronteras existentes entre las diversas disciplinas científicas –históricamente bien cuidadas y nítidas–, también las propiedades del DMSO incluidas en cada una de ellas se están entrelazando. A fin de cuentas, tanto los usuarios como los investigadores de sus fundamentos coinciden en que este remedio todavía nos tiene preparados muchos misterios y sorpresas.

1.2.1 Propiedades físicas

Resumen

El DMSO se mezcla muy bien con el agua en toda proporción, por lo que, en función de la necesidad, podemos preparar toda dilución que deseemos utilizando distintos tipos de agua. Cuando el DMSO está en un recipiente abierto, también absorbe el agua de la humedad del aire. Su sabor es amargo y, a diferencia del agua, se congela a una temperatura ambiente por debajo de los 18,5 °C. De ahí que los recipientes en los que se conserva deban mantenerse en un lugar templado, especialmente en la época más fría del año. Si pese a todo el DMSO se solidificara, bastaría con volver a calentarlo. Los recipientes o frascos no se rompen cuando se congela, a diferencia de lo que ya sabemos que sucede con el agua, que al congelarse se dilata considerablemente. A una temperatura ambiente normal y a la temperatura de la piel, el DMSO apenas se evapora, por lo que no se volatiliza cuando está en un recipiente abierto o cuando se aplica sobre la piel. Además, este fluido es ligeramente más pesado que el agua –un litro pesa 1,1 kilogramos–.

Antes de empezar a comentar las propiedades físicas del DMSO, le ofrezco una tabla con la recopilación de sus propiedades cuantificables[14, 15, 16, entre otros]. Para facilitar que estos valores, puramente teóricos, sean más gráficos, he comparado cada una de las propiedades de la tabla con las del agua, siempre y cuando resulte significativo, puesto que se trata de un líquido que utilizamos a diario durante toda nuestra vida y estamos familiarizados con él.

Propiedad	Valor para el DMSO	Valor para el agua (en comparación)
Apariencia / Estado físico	Fluido transparente, incoloro e inodoro	Fluido transparente, incoloro e inodoro
Absorción del agua del aire (efecto higroscópico)	hasta un 10 %	–
Solubilidad	se disuelve bien en agua, alcohol…	se disuelve bien en DMSO
Sabor	amargo	neutro
Punto de fusión	18,5 °C (292 K)	0 °C (273 K)
Punto de ebullición	189 °C (462 K)	100 °C (373 K)
Densidad	1104 kg × m^{-3}	1000 kg × m^{-3} (20 °C)
Presión del vapor	0,56 mbar (20 °C)	23,4 mbar (20 °C)
Masa molar	78,13 g/mol	18,02 g/mol
Viscosidad	2,14 mPa × s (20 °C)	1,001 mPa × s (20 °C)
Punto de ignición	87–95 °C (360 K)	no es inflamable
Temperatura de ignición	300 °C (573 K)	no es inflamable
Constante de disociación pKs	35	14
Constante dieléctrica	49 AsV^{-1}m^{-1}	81 AsV^{-1}m^{-1}
Capacidad calorífica	1,97 kJ/kg × K (25 °C)	4,18 kJ/kg × K (20 °C)
Momento dipolar	4,3 D	1,84 D
Coeficiente de dilatación	0,00088 K^{-1}	0,21 K^{-1}

Tabla 1: Selección de las propiedades físicas del DMSO

La característica de *inodoro* es aplicable al DMSO en estado puro. Tan pronto como contenga pequeñas cantidades del producto de reducción DMS, su olor se describe como similar al ajo o a las ostras.

El término *higroscópico* se aplica al comportamiento de sustancias que muestran una fuerte inclinación a absorber agua. Lo reconocemos, por ejemplo, en la sal (común), que, cuando está expuesta al aire o sobre la superficie de algún bollo de pan, absorbe el vapor de agua disponible y se apelmaza, llegando incluso a licuarse. Esta propiedad también se aplica para deshumidificar el aire o para el secado, es decir, para el dre-

Absorción de agua

naje de disolventes orgánicos por medio de las correspondientes sales higroscópicas. Cuando la sustancia higroscópica es un fluido, como es el caso del DMSO, la absorción del agua resulta menos evidente en un primer momento, pero si se deja una determinada cantidad del fluido en contacto con el aire —por ejemplo, en una probeta graduada— a una temperatura mínima de 19 °C, la cantidad de agua que absorberá podrá llegar a suponer hasta un 10 % de su volumen inicial. Así pues, debemos considerar que una reserva de DMSO que estuviese expuesta al aire durante largo tiempo se convertiría en una solución al 90 %, por lo que la cantidad de agua que añadir debería ser menor.

La cantidad de agua que se puede añadir al DMSO para diluirlo es ilimitada —ambas sustancias pueden mezclarse en toda proporción—. Abordaremos detalladamente las concentraciones típicas y los fenómenos que hay que tener en cuenta a la hora de hacer las mezclas en el apartado dedicado al uso práctico.

Según mi experiencia, el juicio sobre el sabor de una solución acuosa de DMSO diluido varía mucho de una persona a otra. Aquellas personas que deseen ingerirlo y a las que les resulte «difícil» beber el preparado diluido únicamente en agua pueden probar a mejorar el sabor añadiendo diversos zumos de fruta o de verdura (véase 2.3).

Ante todo, llama la atención que los puntos de ebullición y de solidificación (punto de congelación) estén mucho más distantes entre sí que los del agua. Entre 189 °C y 18,5 °C hay nada menos que 170,5 °C de diferencia, que, en el agua —como es bien sabido—, está en los 100 °C (lo que para una sustancia con una masa molar de apenas 18 gramos por mol es igualmente sorprendente, algo que, al igual que sucede con el DMSO, está relacionado con la polarización eléctrica de las molécu-*Puntos fijos* las). Así pues, el DMSO está en estado líquido dentro de un amplio intervalo de temperaturas, lo que está relacionado con la denominada polaridad de cada una de las moléculas de DMSO, que se expondrá más detalladamente en el siguiente apartado, «Propiedades químicas». La polaridad eléctrica con respecto a las moléculas es la encargada de que las partículas que componen el fluido se atraigan entre sí muy intensamente, lo que dificulta el paso al estado gaseoso cuando se administra energía térmica (= punto de ebullición). El punto de ebullición resultante de 189 °C —relativamente alto— en la práctica impide la pérdida por evaporación al manipular y utilizar el dimetilsulfóxido a una temperatura ambiente normal. A la vista de la anterior tabla-resumen de las propiedades físicas —en comparación con el agua—, esto se traduce, por ejemplo, en una presión muy baja del vapor a 20 °C. En el capítulo «Uso externo», verá que esta particularidad resulta muy conveniente para la aplicación del DMSO sobre la piel.

El punto de solidificación del DMSO, próximo a los 18 °C, suele causar, para sorpresa generalizada de los usuarios (principiantes), que el contenido del frasco se solidifique «durante la noche» –especialmente en invierno, cuando la temperatura ambiente es más baja–. El DMSO aparece convertido en un bloque de hielo dentro del recipiente, como puede apreciar en la imagen de la derecha:

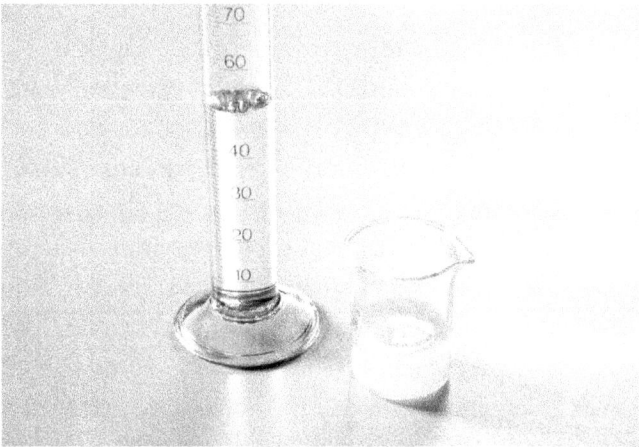

Figura 4: DMSO líquido dentro de la probeta graduada;
DMSO solidificado en el vaso de precipitados

No hay que asustarse: transcurrido cierto tiempo a una temperatura ambiente algo más alta, el DMSO volverá a ser líquido y a estar listo para su aplicación. Tampoco hay que pensar que el frasco de cristal vaya a romperse porque su contenido se haya solidificado, tal y como sabemos que sucede con el agua: el DMSO no muestra una dilatación tan drástica en este estado. Como puede apreciarse en la tabla, su coeficiente de dilatación es de apenas 0,0009, mientras que el agua puede presentar 0,21, es decir, es 230 veces superior, por lo que es capaz de hacer estallar un frasco.

La densidad o, como también se la denomina, el peso específico del DMSO, es en torno a un 10 % superior a la del agua, por lo que el contenido de una botella de un litro pesa 1,1 kilogramos. Si bien hay que tenerlo en cuenta al hacer los cálculos de las cantidades para las fórmulas, por lo demás carece de importancia práctica.

El peso de una determinada cantidad de moléculas de DMSO –es decir, la denominada constante de Loschmidt o constante de Avogadro, que equivale a unas 6×10^{23} (un seis seguido de 23 ceros, o sea, muchísimas moléculas...)– en el agua es superior al cuádruplo de estas. Esta masa molar, o más comúnmente peso molar (un mol corresponde exactamente a la cantidad de 6×10^{23} partículas), está en torno a unos 78 gramos por mol. Además de la ya citada capacidad de atracción recíproca que se da entre las partículas de DMSO, el elevado peso que cada una de sus moléculas tiene también es responsable del punto de ebullición mayor con respecto al del agua. Una comparación: el fluido no polar hexano, con una masa molar aún mayor de 86 gramos por mol, presenta un punto de ebullición mucho menor, de apenas 69 °C.

Viscosidad   Si vertemos un par de gotas de DMSO en los dedos y nos los frotamos, podemos percibir claramente su elevada viscosidad –el doble que la del agua–, ya que la comparación «acuosa» es algo que forma parte de nosotros. Y, sin embargo, el DMSO y todos sus preparados acuosos son muy fluidos, algo que, en algunos casos, puede resultar un inconveniente a la hora de aplicarlo externamente, ya que, dependiendo de la parte del cuerpo sobre la que se aplique, la solución puede gotear fácilmente. En la parte práctica trataremos sobre la forma de evitarlo. No obstante, desde el punto de vista de la industria farmacéutica, esta fluidez del DMSO se consideraba algo positivo a la hora de desarrollar aplicaciones de uso externo, tales como geles o pomadas, lo que, desde mi punto de vista, es innecesario y viene a demostrar, ni más ni menos, que no hay una voluntad de dedicar el tiempo necesario al tratamiento para que el remedio aplicado se absorba, es decir, penetre. Por desgracia, hoy en día se ha olvidado que los cuidados aplicados con paciencia son una parte importante del tratamiento, rasgo que es válido tanto para el autotratamiento como para la interacción entre terapeuta y paciente.

Los elevados puntos de ignición y de combustión nos indican que el DMSO, a diferencia del agua, es un compuesto orgánico y que, por tanto, es combustible. Por este motivo, cuando manipule el fluido, debe asegurarse de no estar cerca del fuego.

La capacidad de disociación ácida, es decir, la disposición a ceder un átomo de hidrógeno de un grupo metilo del DMSO, se denomina valor pK_a. En el caso del DMSO es extremadamente reducida, por lo que el valor en sí (al tratarse de un logaritmo negativo decimal) es mayor que el del agua. Seguramente un ejemplo más conocido de un compuesto que cede iones de hidrógeno sea el del ácido carbónico, cuyo valor pK_a es todavía menor, 6,5, equivalente a un ácido de intensidad media.

1.2.2 Propiedades químicas

Resumen

El DMSO «se lleva» igual de bien con el agua que con otras sustancias orgánicas (lípidos, albúmina, glúcidos). Esta es una propiedad destacada que se basa en la estructura molecular de este líquido, ya que el resto de fluidos bien «toleran» mejor las sustancias acuosas, bien las orgánicas, algo que puede ver, por ejemplo, en el hecho de que el agua se deposita en forma de gotas sobre una superficie de plástico (polietileno) o en que el azúcar (glúcido) no se disuelve en el aceite de oliva. Tanto dentro como fuera de las células de nuestro organismo, e incluso en el propio límite de estas, están presentes estructuras biológico-orgánicas formadas por proteínas, lípidos y glúcidos (lipoproteínas, proteoglicanos...) que no pueden prescindir de una cubierta de agua que esté intacta (esfera de hidratación). Dado que nuestro cuerpo en conjunto es una «buena mezcla» de agua y materia orgánica, el DMSO puede desarrollar su acción de equilibrar y penetrar, y conseguirlo más rápidamente. La propia química de esta sustancia nos muestra por qué el DMSO puede desencadenar tal variedad de efectos en el cuerpo. Como consecuencia, ya no parece que su poder curativo sea una casualidad, sino más bien una pieza de un rompecabezas de la naturaleza, un afortunado acto de la providencia.

Para aproximarnos a la reacción que el DMSO desencadena en los tejidos orgánicos, conviene que analicemos más de cerca la estructura volumétrica de sus moléculas. Según el esquema de la fórmula del apartado 1.1, puede considerarse que el DMSO es una partícula plana, es decir, que está dotada de una estructura lisa. Todos sus ligandos están dispuestos en un plano liso alrededor del átomo central de azufre de este «compuesto de óxido de azufre», lo que también es aplicable al correspondiente «compuesto de óxido de carbono» –la acetona, muy tóxica–, ya que debido a la estructura de sus electrones (grupo principal IV de los elementos químicos) el átomo de carbono puede establecer cuatro enlaces como máximo.

Estructura molecular

29

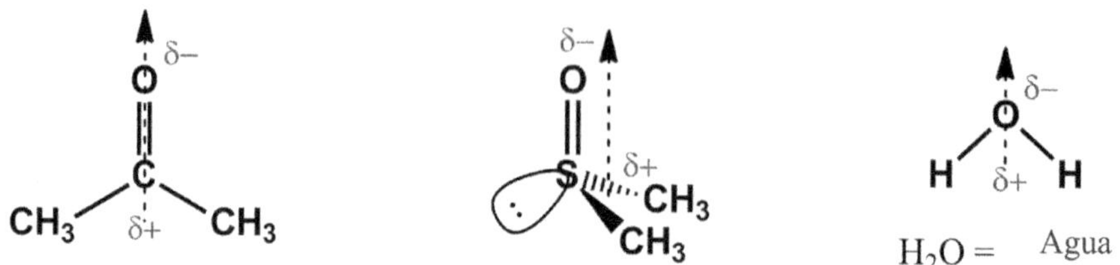

Aceton   DMSO $H_2O =$ Agua

Figura 5: Dipolos en los que, pese a tener una carga externa neutra, los centros de gravedad de las cargas positivas y negativas de las partículas no coinciden

Por tanto, en este caso el doble enlace existente –en el que el átomo central de carbono y el átomo de oxígeno comparten dos electrones cada uno– da lugar a una disposición plana en los tres grupos de átomos y garantiza que en esta disposición geométrica «triangular» haya la mayor distancia posible.

En cambio, el átomo central de azufre del dimetilsulfóxido, como miembro del grupo principal VI dentro de los elementos químicos, tiene la capacidad de establecer hasta seis enlaces, lo que significa que en el DMSO, en el que solo se han realizado cuatro de estos posibles enlaces, aún quedan disponibles dos electrones exteriores. Así pues, estos electrones del denominado par solitario de electrones suponen un cuarto ligando, el cual no suele tenerse en cuenta al hacer la representación molecular (véanse figuras 1, 2 y 3). Y así, la disponibilidad de cuatro grupos de átomos próximos alrededor de un átomo central de azufre, debido a la exigencia espacial contrapuesta de estos vecinos, impone una distribución espacial que equivale a la figura geométrica de una pirámide, como aparece indicado en la figura de arriba mediante los símbolos científicos convencionales. Naturalmente, como las esquinas están formadas por diferentes ligandos, no prevalece una simetría piramidal exacta. La exigencia espacial en cuestión no depende únicamente del tamaño de los átomos/órbitas conforme al cálculo aritmético, sino que también es una manifestación de diversos efectos electrostáticos y de la mecánica cuántica, lo que da lugar a que los ángulos de los enlaces se desvíen entre sí.

Además, de estas interacciones se derivan otras dos «esquinas moleculares» distintas, con lo cual las densidades de carga opuestas de los átomos dan lugar a una polaridad total resultante de una molécula de DMSO: mientras que la posición que tiene las cargas negativas de los átomos de oxí-

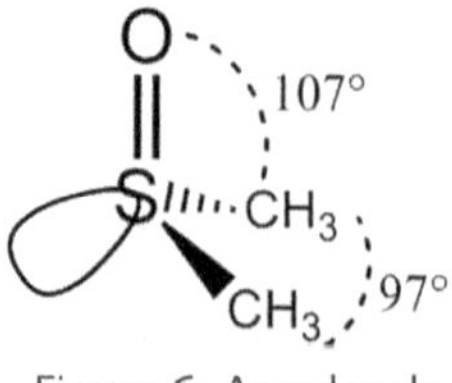

Figura 6: Angulos de enlaces

30

geno los atrae hacia sí (O × alta electronegatividad), el átomo de azufre no tiene más remedio que aceptar la carga positiva de una partícula (S × baja electronegatividad) o transmitir parcialmente esta atracción de los electrones al grupo metilo. Es por ello por lo que a este tipo de moléculas se las denomina anfipáticas, con un lado polar, hidrófilo ('afinidad con el agua') y el otro más bien no polar, con la terminación hidrófoba del grupo metilo. La desviación de los electrones que se produce entre el átomo O y el resto de la molécula da lugar a la formación del *Polaridad* denominado momento dipolar inducido, es decir, un eje en uno de cuyos extremos resulta una partícula con carga positiva (+) y en el otro una con carga negativa (–), tal y como se muestra en la figura 5. La molécula completa da lugar a lo que se conoce como partícula bipolar, por lo que el DMSO, como fluido, es un disolvente bipolar con una disposición de las moléculas alineadas eléctricamente en forma de cadena. Esta «clasificación» del líquido también se manifiesta, por ejemplo, en la conductividad dieléctrica de 49 o en su elevado momento dipolar eléctrico cuantificable de 4,3 *debyes* (véase tabla de la página 25: agua: 1,84 D). Al mismo tiempo, de esta propiedad se deriva la excelente cualidad de disolver otras sustancias que sean polares, iónicas o, al menos, polarizables[17].

También hace mucho que conocemos el fenómeno de la estructura *Fluido* interna de un fluido a través del agua, nuestro elixir de la vida (conduc- *estructurado* tividad dieléctrica = 81), que debido a esta propiedad es ampliamente investigada, tanto científica como paracientíficamente. Afortunadamente, en el caso del DMSO, este efecto es tan pronunciado que da como resultado un punto de ebullición de 189 °C, como ya se mencionó en el apartado «Propiedades físicas».

Por lo tanto, las moléculas de agua, cuyo átomo central de oxígeno tiene dos enlaces asociados, es decir, dos átomos de hidrógeno, **no** tienen una estructura simétrica ni recta.

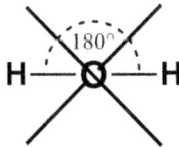

Figura 7: Estructura molecular «incorrecta» del H_2O

En caso contrario, el agua no mostraría ningún momento dipolar mensurable, ya que semejante construcción simétrica compensaría el efecto de las cargas de las partículas. Debido a su estructura molecular angulosa y triangular (véase figura 5), las partículas de agua se comportan como una especie de imán con dos polos opuestos. Este comportamiento es sumamente pronunciado tanto en el DMSO como en el agua y, entre otras cosas, da lugar a la intercambiabilidad y a la comunicación que estos fluidos tienen en el aspecto bioquímico.

Naturalmente, una polaridad intensa y cuantificable también se da en la acetona anteriormente mencionada, que también puede, por ejemplo, penetrar fácilmente en la piel (momento dipolar de la acetona: 2,9 D, es decir, entre el del DMSO y el del agua). Sin embargo, en lo que respecta a su reactividad y a su efecto en el cuerpo, la mayor diferencia es que la acetona –que pertenece al grupo de las cetonas– no es susceptible de seguir oxidándose. Como se ha indicado, los enlaces del átomo central de carbono ya están saturados, por lo que no puede agregarse otro átomo de oxígeno. Al no estar sujeta a los procesos desintoxicantes de eliminación del cuerpo, la acetona conserva su toxicidad y debe ser excretada a través de los pulmones y de los riñones sin haber sufrido alteración alguna.

Además, el átomo de azufre, como elemento del tercer periodo, dispone de un orbital mayor y puede compensar mejor la atracción de electrones del átomo de oxígeno que forman enlaces con un átomo central de carbono, como es el caso de la acetona. Es, por así decirlo, «más suave» y, como consecuencia, la citada atracción de las partículas con carga negativa se extiende en menor medida a los dos grupos metilo. Este aspecto condiciona que tenga una tendencia considerablemente menor a ceder un átomo de H mediante reacciones químicas (la denominada acidez). Como consecuencia, se recupera un valor pK_a superior de 35, tal y como aparecía en la tabla de las propiedades físicas (pág. 25) en comparación con el del agua ($pK_a = 14$).

Ambos, tanto la polaridad como la baja acidez, hacen del DMSO uno de los denominados disolventes polares apróticos más valorados. *Aprótico* significa que 'no cede protones', refiriéndonos comúnmente a los iones de hidrógeno por protones. Debido a ello, cuando se trata de un expectorante para tratar un asunto peliagudo, el DMSO está consi- *Buen* derado como un «solventador de problemas», y no solo en medicina – *disolvente* donde habitualmente se mezcla con diversos medicamentos para reforzar su efecto–, sino también en la investigación y la industria. Por lo tanto, el conocimiento de la existencia del dimetilsulfóxido no constituye una información privilegiada, al contrario de lo que sucede con otros remedios muy efectivos dentro del mundillo de las terapias alternativas: es una sustancia ampliamente extendida, que siempre está disponible en calidad farmacéutica certificada y cuyo uso pueden admitir tanto médicos como veterinarios y naturópatas.

Aunque científicamente todavía se está muy lejos de explicar completamente las propiedades farmacológicas tan sumamente beneficiosas del DMSO, deben estar relacionadas con su estructura espacial y con su especial polaridad en el campo molecular anteriormente descritas. Con lo que aquí se ha dicho, puede entenderse, especialmente, la magnífica capacidad que el DMSO tiene de atravesar las membranas biológicas, así como de llevar con él sustancias disueltas («transportador»). Se descubrió, por ejemplo, que al disolver en DMSO sustancias que tienen una carga positiva −o sea, cationes, como, por ejemplo, moléculas de fármacos, electrolitos, aminoácidos…−, estas se veían rodeadas por hasta ocho de dichas partículas bipolares[18]. Así se forma un agregado que se distingue por una envoltura alineada, con los grupos CH_3 de la molécula de DMSO delante. Precisamente estos grupos CH_3 representan la denominada parte orgánica del sulfóxido, que se «lleva» bien −o sea, que interactúa− con otras estructuras orgánicas, es decir, con las estructuras hidrocarbonadas de los tejidos biológicos. La peculiar polaridad de las moléculas del DMSO también puede explicar la capacidad que este tiene de poder reemplazar algunas moléculas de agua en las células del cuerpo, lo que da lugar a que las interacciones entre el DMSO y las moléculas de agua −los llamados puentes de hidrógeno (véase figura 10)− sean incluso más fuertes que los que hay entre las propias moléculas de agua.

Eficaz agente transportador

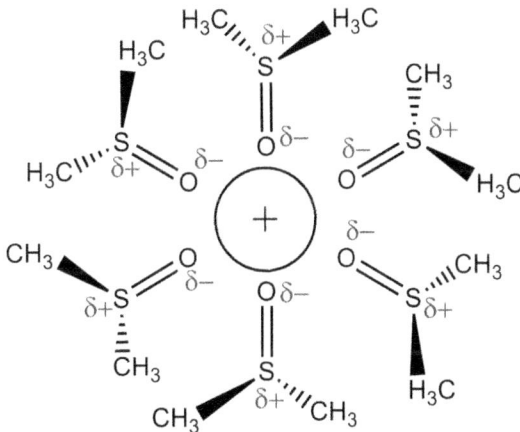

Figura 8: Catión con cubierta de DMSO

El efecto de rodear partículas con sustancias polares dotadas, por así decirlo, de «dos caras», que generalmente se conoce como formación de micelas, es tan habitual en los detergentes como en nuestro intestino delgado. En el primer caso, por ejemplo, las moléculas de tensioactivos que hay el producto de limpieza envuelven las partículas de suciedad, con lo que quedan suspendidas en el agua y pueden aclararse fácilmente. En el segundo caso, los ácidos biliares que el hígado segrega forman estas micelas en forma de bola con los lípidos neutros de la alimentación, de manera que las enzimas digestivas pueden procesar mejor los lípidos y las células de la mucosa intestinal los pueden absorber más fácilmente.

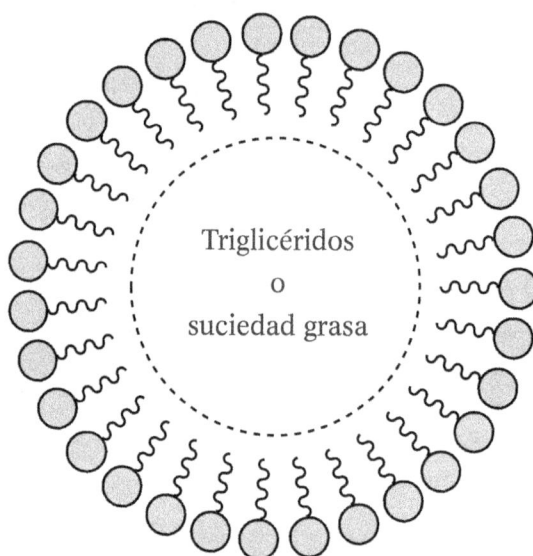

Figura 9: Micela, por ejemplo, de ácidos biliares o de tensioactivos

Como puede ver, para entender la grata versatilidad del DMSO, bien vale la pena asomarse al mundo de las particularidades químicas de esta sustancia. Ahora que dispone de esta información, puede pasar al siguiente capítulo, en el que, finalmente, trataremos la verdadera «fuerza» de la acción de que este remedio está dotado. En un sentido farmacológico, dichos efectos habrán de llevarnos, directa y lógicamente, a sus ámbitos de aplicación, es decir, a las enfermedades que pueden tratarse con él.

1.2.3 Propiedades farmacológicas

Resumen

Los efectos del DMSO –en animales y personas– que se han descubierto a lo largo de muchos años de intensos trabajos de investigación son muy muy numerosos. En conjunto, pueden describirse y comprenderse a través de los principios fundamentales de regeneración, penetración, protección y modulación. Así pues, podemos hablar, con toda propiedad, de un medicamento universal. Algunos de sus efectos específicos más importantes son el alivio del dolor, la actividad antiinflamatoria, su acción de drenaje y vasodilatadora, la captura de los radicales libres y el favorecimiento de la cicatrización y de la relajación muscular. Otros aspectos importantes son la capacidad que el DMSO tiene de atravesar fácilmente las membranas biológicas, como puedan ser la pared celular o la piel, y que puede llevar consigo otras sustancias (medicinales).

En este contexto, el término *farmacológico* se refiere a aquellas propiedades que son susceptibles de clasificación y que van asociadas a una sustancia en virtud de los efectos observables o verificables que se produzcan tras haber sido administrada como fármaco a personas o animales. Los estudios *in vitro*, es decir, aquellos que tienen lugar en un laboratorio fuera de un organismo vivo –por ejemplo, en tejidos aislados–, también dieron como resultado otros efectos adicionales o independientes.

En general, cuando hablamos de efectos verificables, naturalmente debe garantizarse que se recaben de manera objetiva y que puedan reproducirse estadísticamente, es decir, que puedan repetirse. Evidentemente, se producen grandes variaciones, sobre todo cuando se trata de juicios personales emitidos por pacientes. Lo que uno describe como un ligerísimo alivio del dolor otro puede expresarlo como un fenomenal efecto inmediato. Pese a ello, siempre deberíamos aspirar a obtener unos resultados sólidos a partir de los tratamientos.

Volvamos al ejemplo de la articulación calcificada del hombro: más allá de la satisfacción del paciente y del terapeuta por haber recuperado la capacidad de movimiento y por la desaparición del dolor, lo realmente adecuado para poder determinar correctamente la efectividad del tratamiento con DMSO sería el resultado positivo de un procedimiento basado en pruebas de diagnóstico por imagen. Aunque, a decir verdad, como naturópatas no solemos ser entusiastas de las pruebas diagnósticas precipitadas o incluso innecesarias, tales como las radiografías y demás. Con ello solo quiero recordar que, con frecuencia, anunciar a bombo y platillo supuestos éxitos curativos de la medicina alternativa puede acabar teniendo un efecto bumerán cuando, acto seguido, un diagnóstico de la medicina convencional desengaña a todas las partes interesadas. Pese a todo ello, la sensación subjetiva del paciente es lo más importante de todo, ya que, a fin de cuentas, busca ayuda médica porque quiere sentirse mejor.

Para ir directamente al grano: la lista de propiedades terapéuticas farmacológicas estudiadas y públicas del dimetilsulfóxido es muy larga. Es tan larga que, francamente, induce a adoptar una postura crítica. Algunas de estas propiedades farmacológicas incluso parecen contradecirse. Los propios padres de la aplicación terapéutica del DMSO –que comenzó de manera fulminante a principios de los años 60– actualmente opinan que la etiqueta de «panacea» ha hecho más mal que bien a su

Panacea causa. Pero si se analiza con más detenimiento, puede verse que muchos de los efectos individuales descritos pueden atribuirse, esencialmente, a los mismos procesos bioquímicos. Visto por sí mismo, es decir, dejando de lado la utilización del DMSO como aditivo en otros remedios, los efectos curativos pueden reducirse a un denominador comprensible:

El DMSO favorece y provoca la reorganización y la regeneración de las células –incluso en casos en los que los tejidos han sufrido daños graves– o protege el organismo de manera preventiva.

Con justicia, hay que decir que este «efecto curativo generalizado» del DMSO es único y debe entenderse como un principio terapéutico superior, como una singularidad entre todas las sustancias que tienen una aplicación terapéutica. El DMSO no puede sustituirse por ninguna otra sustancia y posee un conjunto abrumadoramente amplio de propiedades que interactúan de manera armónica. Las investigaciones médicas y farmacológicas sugieren reiteradamente que el DMSO ofrece la mayor cantidad y diversidad de propiedades que hasta el momento se hayan podido atribuir a una única sustancia. Mientras que cuando se trata de otra clase de remedios podemos elegir entre varios que tengan unos efectos iguales o parecidos, no hay nada que sustituya al DMSO.

Sin embargo, a la vista de la tabla que recoge los efectos del DMSO que se han observado hasta hoy, sus posibles aplicaciones constituyen una alegría y un estímulo. Las he recopilado a partir de diversas referencias bibliográficas y de experiencias en su aplicación. El libro del Dr. Morton Walker, *DMSO – Nature's Healer* («DMSO: El sanador de la naturaleza»)[19], del año 1993, es muy abundante en este aspecto y también proporciona muchas indicaciones, es decir, ámbitos de aplicación. Otras fuentes son, por ejemplo, las publicaciones de Jacob y Herschler o el ya citado artículo de Gerhards y Gibian[7].

La siguiente lista recoge las propiedades farmacológicas sin ordenar, sin ponderar y sin la pretensión de que sea exhaustiva. Como consecuencia, el DMSO ejerce un efecto:

- activo en las membranas, atravesándolas en los sistemas biológicos;
- antiinflamatorio = reduce la inflamación;
- analgésico, bloqueo nervioso = alivio del dolor;
- bacteriostático;
- diurético = efecto drenaje;
- modula y refuerza otros medicamentos;
- «relajante» del tejido conjuntivo = antifibrótico;
- facilita la difusión de otras sustancias = función de transporte/arrastre;
- parasimpaticolítico = inhibidor de la acetilcolinesterasa;
- tranquiliza y favorece la concentración;
- inmunomodulador a través del estímulo para formar células del sistema inmunitario, entre otras cosas;
- vasodilatador;
- bloquea el flujo de calcio = aumenta la fuerza cardiaca y el llenado de las cámaras del corazón;
- protector celular, por ejemplo, frente al hielo;
- antioxidante = captación de radicales hidroxilo;
- relajante muscular;
- favorece la función y la diferenciación celular;
- previene la formación de coágulos y la agregación plaquetaria;
- regula el colesterol;
- integración celular = protección frente a trastornos circulatorios, radiación, hipotermia, etc.;
- estabilizador de la membrana celular, por ejemplo, en caso de pérdida de plasma;

- favorece la cicatrización;
- atenúa las cicatrices, actividad similar a la de la colagenasa = disolvente del colágeno;
- antiesclerótico;
- incrementa la intensidad de la respiración;
- regulador del ciclo vital, de la división y de la apoptosis celular;
- modifica la permeabilidad = influye en la permeabilidad de los tejidos;
- compensa el agua en la célula;
- mejora la saturación de oxígeno de los tejidos;
- antianémico, es decir, combate la anemia.

Por volver a incidir claramente en el mudo asombro que causan las numerosas propiedades del DMSO: todas las propiedades enumeradas se basan en la estructura molecular y en las propiedades fisicoquímicas resultantes que se explicaron en el apartado anterior. Aunque hoy en día prefiramos ignorarlo, a nivel submicroscópico, de lo que se trata en todo sistema biológico es de las reacciones químicas precisas que tienen lugar, es decir, por definición, de los cambios e interacciones de cada una de las moléculas conforme a estrictos diseños estructurales y «recetas» establecidas o, por así decirlo, a instrucciones químicas. Esto tampoco cambia aunque nos desviemos al adjetivo *bioquímico*, por mucho que suene algo mejor: la naturaleza y la vida son y seguirán siendo químicas. Esta característica también es aplicable a todos los procesos fundamentales que tienen lugar en las células vegetales y animales (fotosíntesis, etc.).

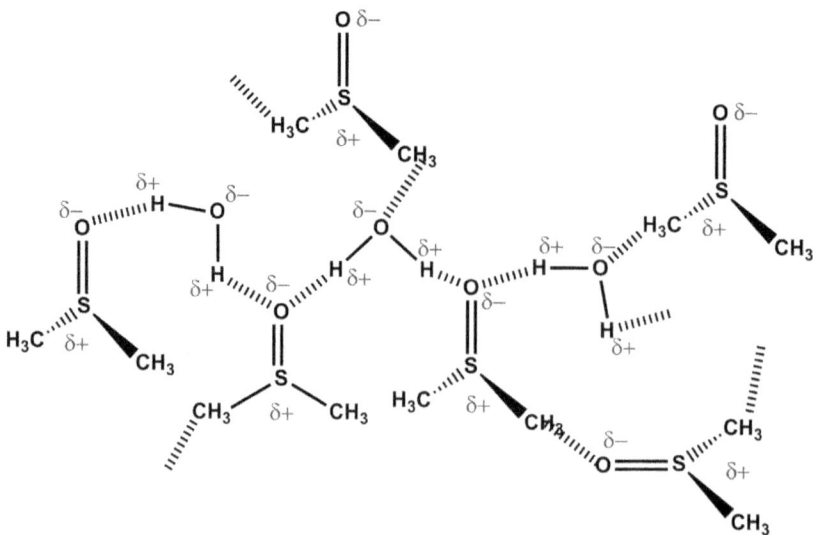

Figura 10: Puentes de hidrógeno entre DMSO y H_2O

Es por ello por lo que, por ejemplo, nuestro hígado, debido a su capacidad para transformar y sintetizar un número casi incalculable de sustancias, suele describirse gráficamente como una fábrica perfecta de productos químicos.

Resumiendo, en relación con el DMSO y con su interacción con los tejidos, puede suponerse que muchos de los efectos que se han descrito anteriormente pueden deberse a la capacidad que esta molécula tiene para modificar tanto la disposición espacial de las biomoléculas con las que se encuentra como su cubierta acuosa. Las investigaciones actuales lo atribuyen, principalmente, a las propiedades de polaridad que hemos explicado y, muy especialmente, a la capacidad de establecer puentes de hidrógeno, al igual que lo hace el agua e incluso mejor.

Mecanismo de acción

A partir de ahí puede entenderse el motivo por el cual las moléculas de DMSO pueden reemplazar a las moléculas individuales de agua en todos los hidratos biológicos, como puedan ser las estructuras proteicas con sus correspondientes «cubiertas acuosas». Un ejemplo importante lo constituye la membrana celular, que, con un contenido de agua de hasta un 50 %, produce «estructuras mixtas» ordenadas compuestas por lipoproteínas y agua. Pero como en estas cubiertas celulares las moléculas de DMSO recién incorporadas presentan una estructura y disposición espaciales distintas de las de las moléculas de agua a las que han sustituido, resulta evidente que también cambia la disposición, es decir, la orientación espacial de las estructuras proteicas.

Por otra parte, dado que las principales funciones de esta estructura membranosa –a saber: la permeabilidad para con determinadas sustancias y el mantenimiento del potencial eléctrico– dependen de su disposición espacial, no es de extrañar que el DMSO sea capaz de modular eficazmente dichos procesos, como puedan ser, por ejemplo, su efecto analgésico, es decir, el bloqueo de los estímulos dolorosos a lo largo de los nervios periféricos. El umbral de estimulación de una neurona depende del potencial de su membrana y de la capacidad de que se produzca una migración rápida de electrolitos (iones) –sodio Na^+, potasio K^+... – desde dentro hacia fuera o viceversa.

Modulación

Además, debido a la parcial «sustitución del agua», también varían otras propiedades moleculares y de las sustancias que hay en el plasma celular o en el líquido intersticial, como, por ejemplo, la eficiencia osmótica = la presión osmótica de los electrolitos. De nuevo, esto afecta a la tendencia migratoria osmóticamente activa de las partículas con sus cubiertas de hidratos, lo que en caso de inflamación de los tejidos puede repercutir positivamente en esta al favorecer la eliminación de agua.

Otra posibilidad adicional del efecto modulador del DMSO en las estructuras proteicas del cuerpo se deriva del hecho de que, de entre los aproximadamente 20 aminoácidos a partir de los cuales nuestro organismo construye sus estructuras proteicas, hay dos que contienen un átomo de azufre: la metionina y la cisteína. El denominado grupo tiol que contienen es, al igual que la anteriormente mencionada esfera de solvatación, esencialmente responsable de la disposición espacial de las proteínas. Un conocido ejemplo de esto podría ser el procedimiento químico que se lleva a cabo para hacer un moldeado en el cabello, por el cual también se modifica el grupo tiol de las proteínas del pelo. Las propiedades farmacológicas observables del DMSO pueden entenderse parcialmente a través de la interacción con estas posiciones azufre-hidrógeno o de su transformación química[21].

De lo que se ha dicho puede deducirse fácilmente que, junto con el efecto regenerador y equilibrador del DMSO, debe haber un umbral de toxicidad, ya que en muchos lugares los tejidos del cuerpo no deben cambiarse. Los umbrales de toxicidad a los que a veces se llega en los experimentos con animales o *in vitro* resultan prácticamente inalcanzables para las personas debido a las vías de administración que suelen emplearse. Y, además, al igual que en todos los tratamientos alternativos, debe prevalecer la máxima «del mínimo necesario».

Si queremos aproximarnos a los mecanismos de acción del DMSO para comprenderlos, puede resultarnos de ayuda la noción de que, en virtud de su particular naturaleza molecular, este fluido siempre está en condiciones de intercambiarse con partículas de agua.

Explicación gráfica Para ello, nos valdremos de la siguiente imagen o experimento mental: imagínese que se encuentra en medio de una gran multitud y que le permiten intercambiar su sitio con uno de cada dos de sus vecinos (nuestro cuerpo está compuesto por un 50 % de agua como mínimo, así pues, una de cada dos moléculas); le resultará más cómodo atravesar la aglomeración o permanecer en un sitio que sea de su gusto y desde él comunicarse con su entorno. Esta permanencia e interactuación por medio de la comunicación daría lugar, por ejemplo, a que otras personas se volviesen hacia usted, es decir, a que modificasen su orientación espacial. También podría, por ejemplo, tomar a alguien de la mano y llevarlo tras de sí mientras ocupa cada segunda posición «fluyendo» cómodamente a través del gentío.

Entiéndase que en este avance usted no refunfuña ni grita «¡no empujen!», sino que siempre es bienvenido a las «posiciones del agua» y allí le dispensan una especial atención.

Es evidente que las moléculas de DMSO no se topan con barreras ni con resistencia alguna al dispersarse en los tejidos/órganos y que pueden permanecer en estos provocándoles, por ejemplo, una especie de «relajación». Los únicos límites a estos procesos vienen dados por el grado natural de la excreción del cuerpo. De este modo, todos los procesos que induce el DMSO son reversibles (pueden deshacerse) y, transcurridos tres días desde su aplicación, la sustancia ya no está presente en el cuerpo.

En nuestra imagen: cuando ha atravesado la multitud y se ha ido a casa, todos los lugares vuelven a estar ocupados por personas «normales» (moléculas de agua) y ya no ejerce influencia alguna en sus vecinos.

No obstante, sería natural que algunos de ellos todavía recordasen su asistencia y que las disposiciones espaciales que cambió dieran lugar a que ahora se sintiesen más a gusto con otros interlocutores. En sentido figurado, el DMSO habría proporcionado una integridad nueva o regenerada a la membrana celular. Si continuamos imaginando que muchos de estos individuos «especiales» penetran en una multitud semejante y la enriquecen –representando a un tejido orgánico–, podríamos comprender fácilmente los efectos moduladores o relajantes.

Lo que continúa siendo un enigma es por qué todos los efectos que *¿Casualidad?* el DMSO ejerce en los tejidos de nuestro cuerpo son siempre positivos, mientras que otras sustancias igualmente bipolares no son capaces de ello e incluso pueden llegar a ser tóxicas. Acaso no sea más que un capricho de la naturaleza, una casualidad –para aquellos de nosotros que somos positivistas– que debemos aceptar con asombro y gratitud.

Volvamos a la lista de las múltiples propiedades farmacológicas del DMSO. De las propiedades indicadas, ya pueden inferirse los ámbitos de aplicación que tradicionalmente ocuparon un primer plano desde los primeros años de su aplicación terapéutica y que aún hoy siguen estando presentes. Se trata de enfermedades que pueden describirse como procesos inflamatorios y traumáticos agudos. Algunos ejemplos son las lesiones deportivas que afectan a los músculos, tendones o articulaciones, la artritis, la bursitis y la entesitis, el síndrome hombro-mano o neuralgias, como, por ejemplo, la relacionada con el herpes zóster[22].

Mediante las citadas posibilidades que el DMSO ofrece en el campo molecular, es posible comprender el número desconcertantemente elevado de propiedades que se recogen en la lista relacionada con estas enfermedades y su sinergia combinada. Por este motivo, en la introducción le animé a que también leyera con detenimiento este capítulo dedicado a la aproximación científica al fenómeno del DMSO.

Ejemplo de utilización

Imaginémonos, a modo de ilustración, una lesión (deportiva) aguda en concreto, un fuerte golpe en el muslo, que viene a ser un traumatismo doloroso y sin herida abierta en los tejidos blandos. Al tratarlo localmente con una solución adecuada de DMSO, el primer puesto, según la lista de las propiedades, lo ocuparán los efectos de reducción del dolor y de drenaje (en este caso, de reducir la inflamación). Pero hay otros efectos del DMSO que también son importantes para su acción curativa en esta «herida interna», tales como el antiinflamatorio, el vasodilatador, la acción protectora en las células, el favorecimiento de la cicatrización y el que actúe como relajante muscular. Como hemos visto, todos estos efectos se deben al comportamiento fisicoquímico del DMSO frente a los sistemas celulares orgánicos y acuosos. En consecuencia, no deben considerarse por separado, sino conjuntamente, en una sinergia maravillosamente regeneradora.

Sin embargo, algunos de los efectos farmacológicos individuales se analizan científicamente una y otra vez con el fin de estudiarlos a fondo y demostrarlos. Muchos de los modelos animales y diseños de experimentos expresamente creados para ello aportaron pruebas fiables sobre la efectividad objeto de estudio. Los resultados se dieron a conocer, por ejemplo, en el simposio de Viena sobre el DMSO anteriormente citado, en el que se presentaron ante científicos y médicos, y a lo largo de los años se han publicado en numerosas revistas científicas. Algunos de estos trabajos le resultarán de interés porque han ejercido una influencia directa en las recomendaciones de uso posteriores, como son los casos del efecto diurético del DMSO y de su acción de reabsorción y eliminación (grados de absorción y de excreción).

Neutralizador de radicales

Un artículo de Ali del 2001 ofrecía una recopilación de los trabajos científicos sobre el DMSO llevados a cabo durante los años 80 y 90 referidos a sus fundamentos farmacológicos y a su aplicación terapéutica[23]. Este especialista describe una de las propiedades más destacadas del DMSO, como es su capacidad para capturar los radicales libres en *Neutralizador* los tejidos dañados, reduciendo así el estrés oxidativo, el cual constituye *de radicales* un impedimento para la regeneración. Semejantes daños en los tejidos pueden aparecer, por ejemplo, como consecuencia de trastornos circulatorios locales, tal y como sabemos por el ictus o por la cardiopatía isquémica.

Aun cuando, en ocasiones, determinados autores sitúen en un primer plano o acentúen ciertos mecanismos de acción del DMSO, no debemos olvidar que estos solo son manifestaciones aisladas de las asombrosas facultades generales que esta sustancia posee y que se basan en su estructura molecular. Estas, por ejemplo, hacen posible la sustitución de *El enigma* las moléculas de agua o la propia oxidación, con lo que, en el campo *del* molecular, provocan una reorganización moduladora en todo el orga- *DMSO* nismo.

En 1975, Wood y Wood añadieron: «Algunos de los estudios sobre los que informamos en nuestra monografía recogen observaciones adicionales que resultan casi increíbles. Es posible que el mecanismo del efecto de estos fenómenos clínicos pueda deberse a una o varias de las propiedades farmacológicas descritas. Sin embargo, no sería sorprendente que finalmente tuviésemos que plantearnos tener que buscar nuevas explicaciones al enigma del DMSO, ya que parece que realmente se trata de un nuevo principio de la medicina que no es susceptible de medirse conforme a los estándares actualmente existentes»[24]. En este artículo Wood destaca, a modo de ejemplo, la capacidad del DMSO de atravesar las membranas.

Veamos los efectos más importantes del DMSO con mayor detalle:

Las propiedades **antioxidantes** del DMSO se deben principalmente a su capacidad de «desactivar» los radicales hidroxilo (OH) mediante una reacción química. También el DMS que el cuerpo humano produce *Antioxidación* en pequeñas cantidades (véase pág. 21) puede atrapar los radicales oxígeno $(O \cdot)$[20], que dañan los tejidos y se producen como consecuencia de la isquemia (falta de riego sanguíneo o de oxígeno), las inflamaciones, los traumatismos… Por ejemplo, Baptista y otros[25], así como otros grupos de trabajo[26], investigaron concienzudamente los posibles mecanismos de la reacción de captación de radicales hidroxilo.

De acuerdo con ello, debemos aceptar, de manera simplificada, en primer lugar, que los radicales OH forman con el DMSO un compuesto estabilizado mediante una molécula de agua, del cual suelen resultar un radical metilo ($CH_3\cdot$). Der punkt?y el denominado ácido sulfínico (CH_3SOOH). El radical metilo puede continuar reaccionando de varias formas, como combinándose con un semejante y dando lugar a etano, «atrapando» un átomo de hidrógeno de otra partícula de DMSO para dar lugar a metano o, por ejemplo, formando un peróxido con oxígeno.

En todo caso, las reacciones exactas dependerán en gran medida de las condiciones concretas de los tejidos del cuerpo (valor del pH, suministro de oxígeno, saturación de la humedad...). A fin de cuentas, el hecho de que el DMSO tome los metabolitos radicales y «apague» su agresividad es decisivo, porque el cuerpo puede librarse de los compuestos resultantes a través de las vías excretoras disponibles. Las consecuencias positivas resultantes también se suman a las propiedades antiinflamatorias e inhibidoras del dolor del DMSO y el suministro de oxígeno a las células también parece mejorar.

Anti-inflamatorio Pero es evidentemente que la acción **antiinflamatoria** del DMSO –especialmente en los procesos agudos– más bien se deriva de las propiedades inhibitorias y de bloqueo de la síntesis de los denominados mediadores inflamatorios (prostaglandina, interleucina...) y, por tanto, de un efecto nivelador o «amortiguador» sobre la inmunidad celular. Al parecer, también se inhibe la migración de las células inflamatorias[27, 28].

Así pues, en general, el efecto **inmunomodulador** puede inferirse a partir de esto. Si evocamos lo que se conoce como los cinco signos cardinales de una inflamación tal y como aparecen en los libros de texto de patología, veremos claramente por qué el efecto antiinflamatorio del DMSO resulta tan beneficioso en el tratamiento de las enfermedades agudas. Los cinco puntos cardinales son los siguientes: tumefacción, rubor, calor, dolor y disminución de la función. Precisamente estos síntomas y su evolución en el tejido afectado se deben, a grandes rasgos, al efecto de los mediadores y células inflamatorias anteriormente citados. Así, todo el proceso general de una inflamación tiene pleno sentido como una reacción fisiológica (normal) del cuerpo ante los estímulos (patológicos) que originan enfermedades. Como consecuencia, tras sufrir una lesión aguda, el dolor (aviso) y la disminución de la función contribuyen a proteger la parte del cuerpo afectada de una manera natural.

Enfermedades del sistema nervioso central A pesar de ello, la curación completa no puede producirse hasta que no se haya detenido el proceso inflamatorio. Por ello, resulta conveniente aplicar el DMSO en las siguientes enfermedades, entre otras:

tumefacciones y dolor tras sufrir lesiones agudas en el aparato locomotor, dolencias agudas traumáticas del sistema nervioso central (cerebro + médula espinal), enfermedades sépticas, es decir, aquellas causadas por microorganismos, así como otras enfermedades reumatoides y enfermedades autoinmunitarias del tejido conectivo.

Sin embargo, en lo que respecta a las lesiones deportivas, hay que tener en cuenta que con la rápida desaparición del dolor y con la recuperación de la función es posible que las estructuras internas no puedan mantener el ritmo que supone la carga reiterada. Por ello es necesario contar con la experiencia de un especialista en medicina deportiva. Cuando se trata de deportes con fines lucrativos, existe el peligro de que la salud o la integridad de la persona o del animal (por ejemplo, caballos de alto rendimiento) se sacrifiquen en aras del negocio. No debe formar parte de semejante capitalización de los seres vivos, ni como terapeuta ni como usuario.

El efecto **analgésico** que se consigue con la administración del DMSO podría combinarse experimentalmente con la reducción del impulso nervioso, es decir, con la desaceleración de la velocidad de transmisión del impulso nervioso o incluso con el bloqueo de las denominadas fibras C[29], fibras nerviosas «lentas» receptoras del dolor, con una velocidad de transmisión de 0,5 a 2 metros por segundo. No se trata de una «anestesia» en el sentido convencional, puesto que en los tejidos afectados todavía puede percibirse, por ejemplo, un pinchazo con toda normalidad. Por lo tanto, el DMSO no es un anestésico. Las pruebas neurológicas siguen dando positivo. *Alivio del dolor*

Muchos autores subrayan que el efecto sedativo del DMSO también se debe a su propiedad de captar los radicales libres y a su acción antiinflamatoria, ya que estas detienen los procesos que realmente originan el dolor en los tejidos[9]. Jacob y Rosenbaum observaron que el alivio del dolor solía comenzar entre los 30 y los 60 minutos después de haberse administrado y duraba de cuatro a seis horas, con lo cual cuando el dolor volvía a presentarse, su intensidad solía ser menor (modulación/regeneración).

Las propiedades **membrano-activas** o de **permeabilidad de la membrana celular** del DMSO se deben a su facultad para poder atravesar fácilmente barreras biológicas, tales como la piel, la membrana citoplasmática, las membranas de los orgánulos celulares, la pared celular bac- *Atraviesa las barreras* teriana y la barrera hematoencefálica[30]. En el párrafo anterior se puso de manifiesto que esto se debe principalmente al carácter anfipático de la molécula de DMSO, el cual se deriva de la polaridad y de la presencia de los dos grupos metilo. Para ello, vuelva a pensar en el ejemplo ilustrativo de la multitud que atravesaba siguiendo el procedimiento de intercambiar su puesto.

La característica adicional que el DMSO posee es que, a la vez que atraviesa dichas membranas biológicas, también puede llevar con él otras sustancias, como, por ejemplo, moléculas de fármacos. Este efecto dependerá del tamaño, de la forma y de la carga que tenga la molécula del medicamento en cuestión, de ahí que también sirva como disolvente y como transportador (*carrier*) de los principios activos[9].

De hecho, en los escasos preparados actualmente disponibles que contienen DMSO, esta es prácticamente la única capacidad que se aprovecha deliberadamente, como pueda ser para incrementar la penetración y efectividad de la cortisona (glucocorticoides) (por ejemplo, dexametasona en DMSO®, CP Pharma). En el caso de la cortisona, el efecto puede llegar a potenciarse ¡de 10 a 1000 veces! Para desempeñar la función de taxi en estos preparados, bastaría con una pequeña porción de DMSO que, por sí sola, sería demasiado escasa como para poder obtener los beneficios de los característicos efectos del DMSO.

En la medicina alternativa, el DMSO también es conocido por su uso como «transporte» en la aplicación externa del MMS. Puede consultar esta técnica, por ejemplo, en *La guía del MMS*, de la Dra. Oswald, en la página 163 (1.ª edición en español, 2014, ISBN: 978-3-9815255-2-6). El MMS es un preparado líquido que ejerce una acción oxidativa selectiva, por lo que se emplea para el tratamiento de enfermedades infecciosas o del cáncer.

Además, también podemos aplicar la «función de transporte» terapéutica frente a sustancias con un peso molecular predominantemente bajo para eliminar las alteraciones de los tejidos. Para ello, basta con disolver procaína en DMSO. Con este preparado las cicatrices pueden tratarse «sin agujas», lo que, como poco, comporta una doble utilización (véase parte práctica).

Cuidado   Llegados a este punto, es necesario advertir de que la capacidad con la que el DMSO cuenta para transportar todo tipo de sustancias por y a través de la piel ha de ser tenida en cuenta con el debido respeto durante su aplicación, puesto que afecta, por ejemplo, a los colorantes textiles, que pueden causar una irritación excesiva de la piel o algo peor. Todos estos aspectos se tratarán en la parte práctica.

Al igual que sucede con el efecto sedativo, detrás del efecto antiisqué- *Otras* mico generalmente observable, es decir, de la protección contra la falta *propiedades* de riego sanguíneo y, por tanto, de oxígeno en los tejidos del cuerpo, también se esconden diversos efectos particulares del DMSO, como, entre otros, la inhibición de la coagulación (acción **antitrombótica** debida a la inhibición de la agregación plaquetaria)[31, 32], la **vasodilatación**[33], la protección de las paredes internas de los vasos sanguíneos (endotelio vascular) a través de la eliminación de los depósitos o de las adherencias[34] o la mejora de la difusión del oxígeno[35]. El efecto **diurético**, es decir, de drenaje, del DMSO[36, 37] también contribuye a favorecer el riego sanguíneo de los órganos dañados tan pronto como remite la inflamación y se reduce la presión en los tejidos.

La mejor defensa frente a los daños derivados de la falta de riego sanguíneo se consigue cuando el tejido se ha tratado previamente con DMSO[10]. Aunque suena bastante bien, plantea la cuestión de si puede «preverse la amenaza» de un ictus. Desde luego, no en todos los casos, pero con frecuencia sí que hay avisos importantes que se infieren de la anamnesis del paciente y de la falta de suministro de oxígeno y sustancias nutritivas a los tejidos afectados, así como de la deficiente evacuación de los metabolitos, que dirigen las sospechas hacia la amenaza de determinados acontecimientos. Este es el caso de las clásicas dolencias motivadas por la arterioesclerosis (enfermedades coronarias / infarto de miocardio, enfermedad vascular periférica…), al igual que, por ejemplo, de los cólicos intestinales, en los que el DMSO es igualmente capaz de evitar la falta de suministro a la pared intestinal[38], lo que deja de lado el hecho de que el propio DMSO demuestra tener un efecto antiesclerótico[39].

El DMSO también es capaz de modular la actividad de diversas enzimas del propio cuerpo, algo que también ha de entenderse a través de la re- *Acción* ferida capacidad que el DMSO tiene para modificar la disposición mo- *enzimática* lecular espacial (configuración) de las estructuras proteicas y de sus correspondientes cubiertas acuosas. La capacidad que tienen las enzimas de conseguir una rápida aceleración de las reacciones químico-biológicas viene precisamente dada por la «correspondiente» conformación espacial del denominado centro activo. A fin de que tenga lugar una interacción óptima, las partes que intervienen en la reacción deben encontrarse y adaptarse en dicho centro activo para que pueda producirse la transformación de las sustancias.

Imaginemos que creamos una cavidad en un trozo de plastilina presionándola con las yemas de los dedos. El más mínimo cambio espacial que se produzca en dicha «abolladura molecular» alterará drásticamente las propiedades de la enzima en lo que respecta a su tasa específica de aceleración de la correspondiente reacción metabólica. De ahí proviene, por ejemplo, el efecto **parasimpaticolítico** del DMSO. ¿Y eso qué significa? Muy sencillo: nuestro sistema nervioso autónomo o vegetativo suele dirigir las funciones de los órganos sin que normalmente seamos conscientes de ello. Para desempeñar tal función, consta de dos partes: el simpático y el parasimpático. Cuando nos encontramos en un estado de simpaticotonía, es decir, cuando hay que hacer un esfuerzo, predomina la influencia de la parte simpática del sistema nervioso vegetativo, que causa, por ejemplo, una aceleración del ritmo cardiaco y de la respiración, una dilatación de los bronquios, los vasos coronarios y las pupilas, así como una constricción de los vasos periféricos, lo que ocasiona una subida de la presión arterial. En muchos libros esta situación se expresa como *reacción de lucha o huida*, que fue acuñada por el fisiólogo americano e investigador del estrés Walter Cannon. Esta reacción describe la disposición con la que la evolución ha dotado a una persona para enfrentarse con el infame tigre de dientes de sable.

Relajación   Por el contrario, una vez que la prehistórica cacería del mamut había sido un éxito, con el trabajo cumplido y el festín devorado, entraba en acción la actividad de la parte parasimpática del sistema nervioso vegetativo, que activa, por ejemplo, el funcionamiento de las glándulas digestivas y los movimientos peristálticos del intestino a la vez que desacelera la actividad cardiaca y respiratoria; en conjunto, por tanto, un estado orientado hacia el mantenimiento del cuerpo (= parasimpaticotonía) en el que la alimentación, la digestión y la regeneración ocupan un primer plano.

Así es que cuando decimos que el DMSO tiene un efecto parasimpaticolítico significa que se produce un aumento de la actividad parasimpática. En otras palabras: el DMSO tiene un efecto sedante porque conduce la oscilación que se da entre las dos partes vegetativas hacia el lado parasimpático, que, como se acaba de explicar, rige los estados de tranquilidad y regeneración del cuerpo y de los órganos, es decir, el periodo sin estrés en el sentido fisiológico.

¿Cómo hace eso el DMSO? Inhibe, precisamente, la enzima responsable de la descarga del neurotransmisor parasimpático acetilcolina en su forma inactiva[40]: modifica espacialmente la acetilcolinesterasa de tal modo que reduce considerablemente su actividad, es decir, su capacidad de acelerar la «cancelación» de las «señales antiestrés» en los tejidos corporales. De ese modo, el sistema simpático se ve discriminado en lo que respecta a la influencia que ejerce como parte activadora del estrés del sistema nervioso vegetativo al valerse de otros neurotransmisores para actuar en los órganos efectores, a saber, de la noradrenalina.

En resumen, al observar objetivamente nuestro modo de vida actual, seguro que un remedio terapéutico que, entre sus muchos efectos, actúe como tranquilizante –es decir, como supresor del estrés– puede resultar muy beneficioso. Naturalmente, por encima de esta valoración tan simplificada, después de cada enfermedad o lesión aguda hay un estado metabólico parasimpático que hemos conocido como fase de regeneración y alimentación, que es importante para la curación incipiente.

Puede que precisamente estos efectos **enzimáticos** sean lo más fascinante de esta sustancia. Otros ejemplos de ello son la inhibición de la enzima alcohol deshidrogenasa[41] y el estímulo a la actividad de la enzima colagenasa[42]. En el primer caso, el efecto del DMSO aumenta el efecto del alcohol (de beber = etanol), dado que la enzima hepática responsable de la reacción de desintoxicación de esta sustancia queda inhibida (bloqueada), lo que no parece sonar ventajoso. Sin embargo, el alcohol deshidrogenasa también desempeña un papel importante en muchos otros procesos catabólicos del hígado, por lo que su influencia en la embriaguez tiene una trascendencia todavía mayor.

Por el contrario, en el caso del refuerzo que el DMSO ejerce en la actividad de la colagenasa, esta propiedad causa efectos que son manifiestamente ventajosos. Como su propio nombre indica, la colagenasa *DMSO y tejido conjuntivo* desempeña un papel importante como enzima catabólica en aquellas estructuras del tejido conectivo que contienen colágeno. El colágeno es la proteína más abundante de nuestro cuerpo y es un componente esencial de todos los tejidos conjuntivos, tales como los tendones, los ligamentos, los huesos, los cartílagos, los dientes y la piel. En ellos se forma la denominada matriz extracelular, es decir, el «mortero» o el «armazón», si se quiere. Las células funcionales y la matriz mantienen un continuo intercambio de sustancias y señales, cuyo significado no se ha entendido correctamente hasta hace poco. Esta sustancia del espacio intersticial la producen células especializadas, tales como las células que sintetizan fibras (fibroblastos) o huesos (osteoblastos). Para ello, es muy importante que tanto la formación como la destrucción controladas de dichas unidades que conforman el tejido conectivo estén permanentemente en equilibrio. Así, en el caso de los huesos, todo el elemento en su conjunto se adapta continuamente a las condiciones a través de la renovación/transformación resultantes de la interacción entre los osteoblastos y los osteoclastos (las células que degradan los huesos).

Ya conoce este hecho por los informes de astronautas que, tras una larga estancia en ausencia de gravedad, han regresado padeciendo osteoporosis como consecuencia de la ausencia de las condiciones de estabilidad necesarias para la estructura ósea derivadas de la gravedad habitual que tenemos «aquí abajo». De vuelta a nuestro planeta Tierra, las citadas células especializadas vuelven a readaptar la estructura ósea.

Debe garantizarse que semejantes procesos, que continuamente están teniendo lugar en nuestro cuerpo, no produzcan un exceso de las partes que contienen colágeno. La colagenasa es necesaria precisamente para eso. Cuando el equilibrio existente entre la síntesis y la desintegración de este tejido estabilizador se rompe, se desencadenan procesos patológicos, es decir, enfermizos. Algunos ejemplos de ello son:

- Cicatrices hipertróficas: cicatrices que tienden a ser protuberantes.
- Formación de queloides: protuberancias que sobrepasan el área de la lesión.
- Formación de adherencias: tejido cicatricial en la cavidad abdominal que se forma, por ejemplo, tras intervenciones quirúrgicas (existe el riesgo de que se cierre la luz intestinal).
- Formación excesiva de callo óseo tras una fractura: puede provocar contracturas, es decir, una limitación de la movilidad.

De todo lo dicho, puede deducir sin más que el DMSO es un remedio muy beneficioso cuando se trata de obtener una mejora cualitativa del tejido nervioso: «atraviesa» sin esfuerzo algunos de los límites que hay entre los vasos, las células funcionales y la matriz, por lo que es capaz de influir en la formación del tejido conjuntivo (nuevo) y también puede «embellecer», es decir, tratar de una manera efectiva y atenuar, las cicatrices antiguas.

Pero, por encima de dicho ámbito de aplicación cosmética, considero que es mucho más importante el tratamiento de las cicatrices internas. Tras accidentes, lesiones e intervenciones quirúrgicas (en el abdomen), el DMSO puede favorecer la cicatrización acelerándola y activando la regeneración, así como reducir el riesgo de que se formen adherencias posoperatorias. El tejido cicatricial –tanto interno como externo– será de mayor calidad y más flexible y elástico, algo que no se debe únicamente a la acción similar a la de la colagenasa. La inhibición de los mencionados fibroblastos y la reducción en la formación de tejido granular de mala calidad en el que se acumula el colágeno[39] contribuye a lograr una mejor curación de las heridas o de las lesiones. Además, cabe suponer que algunas de las propiedades del DMSO anteriormente citadas también ejerzan una acción positiva en esta cuestión. Entre ellas están el efecto antiinflamatorio, el de la mejora del riego sanguíneo o el antioxidativo, ya que, al fin y al cabo, la reacción de interconexión de cada una de las moléculas de colágeno con las fibrillas mecánicamente resistentes implica una acción oxidativa.

Cabe suponer que **la mejora de la saturación de oxígeno** en los tejidos también sea el resultado de varias propiedades del DMSO que actúan sinérgicamente[19, 43]. En el interesantísimo trabajo de James Finney se describe, entre otras cosas, cómo en pruebas hechas con conejos y cerdos anestesiados una infusión con una mezcla de DMSO y agua oxigenada (H_2O_2) mantenía la funcionalidad de la musculatura cardiaca pese a la interrupción del suministro de sangre al corazón, pero parece ser que la investigación de este sorprendente planteamiento experimental no tuvo continuidad. Al igual que sucede con el DMSO, el agua oxigenada tampoco resulta lucrativa y hace mucho tiempo que su aplicación terapéutica está desatendida. En todo caso, es de suponer que el efecto que el DMSO ejerce en la saturación del oxígeno y en el favorecimiento de la difusión se deba a otras propiedades adicionales, que podrían ser la dilatación de los capilares sanguíneos y la reducción de la agregación plaquetaria (es decir, aumento de la fluidez). Ambas son condiciones indispensables para que las células reciben un aporte óptimo de nutrientes y oxígeno[44].

Mejora del suministro de oxígeno

Los efectos **bacteriostáticos, antivíricos y antimicóticos** del DMSO se han investigado con los más diversos tipos de microorganismos. Por ejemplo, una solución acuosa del 30 al 40 % mostraba un efecto inhibidor del crecimiento en *Pseudomonas*, *Staphylococcus aureus* y *Escherichia coli*[16]. Muchas otras investigaciones llevadas a cabo en laboratorios demuestran que una solución de DMSO combate bacterias, virus y hongos, aunque esté diluida, y, además, mejora la distribución de otros principios activos antimicrobianos, con lo que refuerza su intensidad.

1.2.4 La seguridad de los medicamentos

Resumen

El DMSO es un medicamento muy seguro y tiene una alta tolerancia, según se desprende de numerosos ensayos clínicos y experimentales, la mayoría llevados a cabo hace décadas. El DMSO se ha venido probando y aplicando desde los años 60, por lo que el número de personas que han sido tratadas con él es enorme.

Aparte del «peculiar» efecto secundario archiconocido que consiste en la emanación de cierto olor tras su toma −con una duración aproximada de un día y medio y que es consecuencia de la desintegración del DMSO en el cuerpo−,carece de auténticos efectos secundarios restrictivos. Cuando aplicamos el DMSO externamente como una solución diluida, su efecto vasodilatador puede dar lugar a un enrojecimiento o una descamación pasajeros de la piel, que pueden ir acompañados de picor. Este efecto es más o menos pronunciado de una persona a otra, varía de una parte del cuerpo a otra y suele ser más intenso en aquellas personas que tienen la piel clara y poca pigmentación en el iris. Sin embargo, podemos compensarlo con una dilución mayor o calmar la piel tras su utilización aplicando agua u otros productos para su cuidado.

El valor estimado a través de la experimentación animal DL50 (dosis letal 50), una medida (inversa) de la «toxicidad» de una sustancia, muestra que el DMSO es mucho más seguro que el ibuprofeno, el ácido acetilsalicílico, la cafeína e incluso ¡la sal común! No obstante, conviene ser meticulosos y hacer una prueba de tolerancia antes de aplicarlo por primera vez o probar el DMSO en cada usuario.

«El DMSO es siete veces más seguro que la aspirina». Esta es la conclusión de la comparación de los datos de estudios experimentales sobre diversos fármacos[19]. ¿Por qué precisamente la comparación con la aspirina, es decir, con el ácido acetilsalicílico (AAS)? Por un lado, porque es algo que prácticamente cualquiera puede comprender, ya que se trata de una sustancia cuyo uso está muy extendido y se vende sin receta. Por otro lado, desde un punto de vista histórico, en un principio el DMSO se empleaba y prescribía principalmente como analgésico y antiinflamatorio, como alternativa a la administración oral o intravenosa del AAS.

En los años 60, su uso se propagó tan rápidamente que, en Norteamérica, muchas personas siguieron utilizando el DMSO bajo su propia responsabilidad durante la prohibición provisional de recetarlo que se produjo como consecuencia de la interpretación errónea de los experimentos realizados con animales mencionada en la introducción. Después de haber tratado a conejos, cerdos y perros con dosis que, en algunos casos, eran excesivas, algunos de ellos se volvieron miopes. Este efecto nunca se ha podido establecer en su aplicación con dosis normales en mamíferos superiores ni en seres humanos.

El analgésico de América

En todo caso, decenas de miles de personas continuaron empleando el DMSO, a veces proveniente de fuentes de dudosa calidad y a precios abusivos. Pese a que cabe suponer que fueron muchos los que utilizaron el DMSO barato, denominado de calidad técnica, no se recibieron informes sobre incidentes serios.

Esta historia recuerda un poco a la de la fracasada prohibición del alcohol que de 1919 a 1932 tuvo lugar en los EE. UU., que dio lugar a la proliferación del mercado negro, solo que en este caso la mala calidad de los productos de las destilerías ilegales –con su contenido en metanol y en alcohol de fusel– sí que causó daños a la salud, por no mencionar el hecho de que el alcohol (etanol) no es ningún remedio y resulta tóxico incluso en pequeñas dosis. En todo caso, es evidente que no se había aprendido gran cosa de la experiencia de la prohibición del alcohol y que se había creído que sería posible privar oficialmente a la población de este nuevo «analgésico».

En 1993, el Dr. Walker escribió en su libro a este respecto: «Desde 1964, el fármaco fue utilizado por decenas de miles de americanos de manera extraoficial y, hasta hoy, no se ha tenido constancia de toxicidad alguna ni a través de los informes de consumidores, ni de encuentros médicos, ni de la literatura científica, ni de los cuatro simposios internacionales sobre el DMSO, ni de ningún otro medio. De las aproximadamente 2000 personas a las que los médicos ya han recetado DMSO en sus consultas privadas, no existe ningún informe sobre alguna reacción seria que haya supuesto un riesgo para la salud. Sí, se dan efectos secundarios insignificantes que, como ya explicaré, se ven superados por las múltiples aplicaciones del DMSO. Pero ¿de su uso se deriva algún efecto tóxico o trastorno de la salud? ¡Absolutamente ninguno!»[19].

Seguridad Las pruebas de toxicidad para el DMSO que tanto los medicamentos como muchas otras sustancias deben pasar (reglamento europeo REACH) se efectuaron abundantemente en peces, pájaros y mamíferos (incluido el ser humano)[45]. En resumen, puede inferirse de ello que resulta sumamente difícil determinar cuál es el umbral de tolerancia porque no es posible administrar a un organismo la cantidad de DMSO que sería necesaria para poder ocasionar daños cuantificables en la salud. Así, por ejemplo, a lo largo de 26 semanas, se estuvo sumergiendo a ratas en una solución de DMSO al 60 % tres veces por semana y siguieron igual de sanas[46]. Por definición, el denominado valor DL_{50} de una sustancia proporciona una expresión numérica cuantificable de su toxicidad e indica la cantidad que hay que administrar de una sustancia −en miligramos por kilogramo de peso corporal− para que mueran la mitad (50 %) de los sujetos de un ensayo (por ejemplo, peces pequeños).

> **Nota:** ¡Cuanto mayor sea el valor DL_{50} de una sustancia, más segura será!

Dado que dicho resultado de la aplicación del DMSO en animales de laboratorio −cuya fisiología fuese comparable con la del ser humano− no podía alcanzarse de manera significativa, con frecuencia se recurrió a la estimación (extrapolación) de este valor DL_{50}, de ahí que, desde mi punto de vista, tengan escaso significado práctico, salvo por el mensaje de que se trata de un remedio seguro. Así, por ejemplo, el valor DL_{50} del DMSO para su administración oral en perros (bebido) se estimó en más de 10 000 (¡!), lo que significa que a un perro que pesase en torno a 20 kilogramos, habría que administrarle unos 200 gramos de DMSO puro para poder causarle algún efecto nocivo, es decir, ¡más de 180 mililitros! Resulta difícil concebir que un perro llegase a beber dicha cantidad.

Si bien el sentido que dichos estudios puedan tener aplicados a la tolerancia de las personas puede ponerse en tela de juicio, de estos resultados se infiere una dosis de 700 gramos de DMSO para una persona de 70 kilogramos de peso −¡completamente absurdo!−. Incluso el valor correspondiente a los monos, cuya estimación sobrepasaba los 4000, asignaría 280 gramos de DMSO a una persona de tipo medio −dosis con la que tendría una probabilidad del 50 % de experimentar algún tipo de toxicidad seria, como quiera que esta fuera−. Si tomase semejante cantidad de sal o de té o de azúcar o de..., nadie se sorprendería de que tuviese alguna reacción tóxica o de que sufriese un trastorno metabólico. A este respecto, observe esta lista, que contiene valores con los DL_{50} de estudios experimentales comparables hechos en ratas, como los que se especifican, por ejemplo, en las fichas de los datos de seguridad:

Valor DL_{50} de la sal común: 3000 mg/kg

Valor DL_{50} del hipoclorito de calcio: 850 mg/kg (MMS 2)

Valor DL_{50} del ibuprofeno: 636 mg/kg (Nurofen®,...)

Valor DL_{50} del dióxido de cloro: 292 mg/kg (MMS/CD)

Valor DL_{50} del AAS: 200 mg/kg (Aspirina®,...)

Valor DL_{50} de la cafeína: 192 mg/kg

Valor DL_{50} de la nicotina: 50 mg/kg

pero: Valor DL_{50} del DMSO: ¡14 500 mg/kg!

Bajos costes de tratamiento

Si piensa en la despreocupación y falta de medida con la que actualmente se administra el citado analgésico ibuprofeno –incluso a los niños–, no podrá por menos que sonreír ante las «señales de advertencia» que con tanto ahínco distribuyen la industria y las autoridades acerca de la utilización del DMSO como medicamento (o del MMS, que incluso es más seguro que el ácido acetilsalicílico o la cafeína). También aquí se aplica lo siguiente: desde el punto de vista de la industria farmacéutica, aquel que se informa con objetividad y toma las riendas de su propia salud –dado el caso, contando con el seguimiento de un terapeuta que siga un enfoque holístico– no es un buen consumidor-paciente. Con unos costes de material de unos 30 céntimos por día de tratamiento derivados de su venta privada, la industria de las píldoras se va con las manos vacías. Sin embargo, en torno a los años 60, en un primer momento, los grandes de la industria farmacéutica se abalanzaron sobre el DMSO. Si no fuera por ese olor... Y por otro lado, con base en los cálculos de las ganancias que se podían obtener, elaborar los datos necesarios para la obtención de las autorizaciones oficiales les parecía, sencillamente, demasiado costoso.*

Hoy en día el DMSO está experimentando un retorno, un auténtico

---

* Novedad: desde noviembre del 2015 las ampollas de DMSO están autorizadas y se comercializan en Alemania.

redescubrimiento en el ámbito de la práctica de la medicina alternativa. Durante mucho tiempo solo lo emplearon médicos dedicados a la práctica de determinadas especialidades o de la medicina privada. Es muy comprensible que unos y otros se sientan molestos ante este éxito tardío del DMSO y piensen en la oportunidad perdida. Olor por aquí, olor por allá. ¡Tiene que decidir por sí mismo qué le sienta bien y qué le importa más!

En este aspecto, la historia del DMSO me recuerda un poco a los farmacéuticos a los que, en los inicios de la historia del automovilismo, les ofrecieron la posibilidad de vender también gasolina. Tras haberlo probado y considerar que resultaba engorrosa o que no estaba a su altura, declinaron seguir vendiéndola –tal vez también fuera debido a su olor…–. Sencillamente, carecían de la imaginación necesaria para prever lo que el desarrollo de los automóviles habría de mover, ya que al principio eran muy pocas las personas que podían permitirse un «coche de motor» y su número aumentaba muy lentamente. Fueron demasiado impacientes y no tuvieron visión.

Otros resultados de los estudios de toxicidad que se han llevado a cabo hasta el momento muestran que el DMSO no es carcinógeno[47] y que carece de efectos teratógenos[48] y alergénicos[49].

No obstante, es mucho más interesante considerar las experiencias y los resultados de las investigaciones en las que se han administrado cantidades de DMSO terapéuticamente razonables a personas. Tal es el *Ensayo de* caso de Brobyn[50, 51], quien entre 1967 y 1968 llevó a cabo un ensayo de *90 días* su aplicación –que atrajo mucha atención– en 100 reclusos sanos de California con edades comprendidas entre los 21 y los 55 años, a los que (solo) se les administró una dosis diaria entre tres y 30 veces superior a la habitual hoy en día ¡a lo largo de un periodo de 14 o 90 días! Al primer grupo se le administró una dosis diaria de un gramo por kilogramo de peso corporal (1000 miligramos por kilogramo) aplicado sobre la piel mediante un gel con una concentración del 80 %. Dado que esta cantidad y su concentración seguían siendo muy altas, tras las dos primeras aplicaciones, 13 de los inicialmente 78 voluntarios tuvieron que ser excluidos del experimento porque mostraron una fuerte irritación cutánea.

¡Es asombroso que los restantes 65 probandos pudieran tolerar tal cantidad de DMSO sobre la piel! ¡A un participante de 80 kilogramos diariamente se le aplicaban 80 gramos! De todas las pruebas que se realizaron antes, durante y después del tratamiento –tales como valores sanguíneos, pruebas neurológicas, parámetros cardiovasculares o reconocimientos oftalmológicos–, ninguna mostró evidencia de que se produjese algún tipo de efecto tóxico.

Al segundo grupo, compuesto por 54 probandos, también se le administró una dosis de DMSO igual de alta, solo que durante tres meses. En este caso también hubo que excluir a 12 de ellos en los primeros días porque sus pieles reaccionaron con demasiada sensibilidad a la alta concentración de gel; otros dos abandonaron por el olor o por motivos personales; lo que significa que a un total de 40 personas se les administraron 1000 miligramos por kilogramo durante 90 días. También en este caso todas las pruebas físicas, que además fueron todavía más amplias que las del grupo de los 14 días, demostraron que el DMSO debía clasificarse como un remedio muy seguro. Con todo, a lo largo del periodo de 90 días, cada probando había recibido, por término medio, ¡más de ocho kilogramos de DMSO puro! ¿Toleraríamos bien semejante cantidad de toda sustancia habitual de nuestro entorno o incluso de medicamentos?

Dentro del grupo de control, en alguna ocasión se registraron desviaciones aleatoriamente distribuidas de algún parámetro sanguíneo, así como estados pasajeros de, por ejemplo, dolor de cabeza o cansancio, que no impidieron a nadie seguir adelante. Para Brobyn y su equipo, quedaba demostrado que el mito de las dudosas alteraciones oculares (miopía) que se habían producido en animales pequeños era definitivamente rebatido y que la beneficiosa efectividad del DMSO superaba con creces los efectos secundarios que en ocasiones se observaban.

Como verá en la parte práctica, en la actualidad las indicaciones terapéuticas se basan en pequeñas cantidades globalmente efectivas y en concentraciones individualizadas del preparado. No obstante, conviene que cuente con el seguimiento terapéutico de un profesional experimentado, principalmente cuando se trata de enfermedades graves o de un uso prolongado e interno.

Así mismo, debe tener claro que, en lo que respecta a la toma del DMSO, no puede haber promesas de curación –no las hay para ningún tipo de tratamiento–. En todo tratamiento existen los denominados no respondedores, es decir, pacientes que no reaccionan a un tratamiento con los resultados deseados o esperados. En todo caso, le resultará sencillo probar el DMSO bajo su propia responsabilidad, porque todas las observaciones que han tenido lugar hasta el momento confirman que tiene una buena tolerancia y que su índice de éxitos es muy alto en comparación con el de algunos tratamientos estándares. Es muy probable que se produzca una mejora del estado de salud y también se han descrito muchas curaciones.

Autotrata miento Como naturópata, solo puedo justificar la utilización de una sustancia y el escribir un libro sobre ella en la medida en que mis propias experiencias hayan sido excelentes, incluso en atención a las directrices éticas que marca nuestro código deontológico. Esto es aplicable tanto a mi autotratamiento como a su administración a miembros de mi familia, amigos, conocidos y pacientes. Dado que se trata de un medicamento que puede comprarse libremente, que no está sujeto a patente y que es económicamente asequible para cualquiera, no hay ningún interés económico detrás de él, al contrario de lo que actualmente no podemos por menos que sospechar de tantos fármacos de la medicina tradicional con numerosos efectos secundarios. Afortunadamente, entre tanto al menos se discute abiertamente sobre dichos inconvenientes. Lo que no se sabe es si esto bastará para poner freno a la desbordada «industria de la salud».

Ahora que ya conoce el DMSO como remedio potente pero bien tolerado y dotado de múltiples capacidades farmacológicas, de usted depende si quiere considerarlo como un posible tratamiento para sí mismo o para sus pacientes. Puede utilizarlo como un fármaco aislado y para reforzar el efecto de otros medicamentos o administrarlo de manera combinada. Tenga siempre presente su propia responsabilidad y la de otros y, cuando se trate de enfermedades graves, cuente siempre con la experiencia y el asesoramiento de profesionales en el ejercicio de su profesión que tengan un enfoque integral. En el siguiente capítulo, dedicado a su utilización práctica, averiguará cómo debe manejar este «líquido curativo» que es el DMSO y qué necesita para ello.

APLICACIÓN TERAPÉUTICA

El DMSO se describe en incontables artículos científicos de todo el mundo como un medicamento muy seguro y, al mismo tiempo, dotado de un amplio campo de aplicación. Tanto de los resultados terapéuticos de los que hay constancia en la bibliografía como de las experiencias de su aplicación –propias y de otros terapeutas amigos míos– puede extraerse la conclusión de que con el DMSO se consigue una mejoría inicial –que, con frecuencia, es asombrosamente rápida– en una gran cantidad de enfermedades y sus síntomas, lo que induce a algunos a depositar todas sus esperanzas de curación en este principio activo. Dentro de la medicina alternativa con un enfoque holístico, es de todos sabido que tras semejantes éxitos iniciales con frecuencia solo siguen pequeños avances terapéuticos en tanto que no nos ocupemos a todos los niveles –físico, espiritual y mental– de las causas que hayan dado lugar al desequilibrio orgánico.

Una súbita mejoría de los síntomas o incluso su desaparición no le exime de las responsabilidades que tiene para con su cuerpo físico-material y para con la trascendencia que habita en él: los hábitos de vida y de alimentación tienen que demostrar ser tan eficaces como la higiene mental. Es muy probable que precisamente se desconozca todo el alcance que las influencias psicogénicas tienen sobre las enfermedades largas. Según Darwin, el cerebro del *Homo sapiens* ha dado lugar a muchos avances técnicos y culturales («[...] Y comieron del árbol del conocimiento [...]»), lo que nos ha proporcionado una significativa ventaja evolutiva. Sin embargo, con frecuencia se olvida la otra cara de la moneda, que consiste en que el cerebro también supone para nosotros una gran carga porque los pensamientos –junto con las hormonas–, como procesos neuronales de la corteza cerebral, supuestamente pueden limitar en gran medida nuestra libertad de acción física.

Pensamiento holístico

Al igual que existe un camino hacia la enfermedad, que puede ser muy corto (accidente) o largo (un lento proceso crónico), debe haber un camino de salida. Naturalmente, las «curaciones relámpago» están muy solicitadas, pero ¡nadie tiene los derechos exclusivos sobre ellas!

Las vías de salida de una crisis (física) suelen estar –ya lo sabe por propia experiencia– muy vinculadas al desarrollo de la personalidad, de ahí que pueda utilizar el DMSO a modo de precursor, de impulsor de las propias funciones regenerativas del cuerpo. Pero para obtener una curación duradera, es decir, para sanar realmente, debe considerar el tratamiento que se aplique a sí mismo o a otros de una manera integral. Todo el mundo debe tener muy claro que, por ejemplo, el síndrome hombro-mano derivado de una sobrecarga de trabajo unilateral volverá si, tras haber obtenido buenos resultados tratándolo con DMSO, se vuelve a desarrollar prematuramente la actividad indebida. También cabe suponer que aquellas personas que padecen estados de agotamiento (síndrome de desgaste profesional o *boreout*), fibromialgia o afecciones crónicas del intestino no podrán verse completamente sin los síntomas si, tras el alivio inicial, se olvidan de abordar terapéuticamente el aspecto mental de la enfermedad.

2.1 INDICACIONES GENERALES DE USO

A continuación, daremos algunas indicaciones generales para el uso práctico del DMSO. El DMSO no está disponible para su venta en farmacias como un producto de uso autorizado en personas. Para su uso externo, en Alemania solo está disponible como un gel que lo mezcla con heparina y dexpantenol (Dolobene Gel® / Merckle Recordati), cuyo contenido en DMSO es bastante reducido y se encarga, principalmente, de mejorar la penetración de los otros dos principios activos.

Dentro del ámbito de los medicamentos de uso veterinario, la situación es algo diferente. Existen al menos cuatro medicamentos de aplicación externa en mascotas, todos ellos compuestos. La dexametasona en DMSO® de la empresa CP Pharma es muy popular entre los veterinarios y se aplica, por ejemplo, en las articulaciones inflamadas. En estos casos sí que se confía en que el DMSO tenga cierto efecto propio, pues contiene 990 miligramos por mililitro. Los otros preparados se llaman Phlogamed® (Alma Pharma), Prurivet – S® (Vétoquinol) y Otiprin N® (Vétoquinol), que son gotas para el tratamiento de la otitis en los perros.

Adquisición   Así es que si quiere utilizar el DMSO como un producto aislado (sin cortisona ni asociados) en personas o en animales, o si quiere elaborar su propio compuesto a base de DMSO y otras sustancias, deberá comprarlo en estado puro a través de uno de los muchos proveedores que hay en Internet. Lo habitual es que se suministre en cantidades mínimas que van desde los 100 mililitros hasta un litro y puede llegar a necesitarlas para hacer sus primeras pruebas con el DMSO. Si se guarda protegido de la luz y a menos de 20 °C, el DMSO de esta pureza se conserva durante mucho tiempo. Podrá identificar la calidad farmacológica certificada con la denominación *Ph. Eur.*, la abreviatura de Farmacopea Europea, cuyo cumplimiento lo supervisa la Comisión de la Farmacopea Europea. Las cantidades superiores al litro, algo que solo tiene sentido cuando se es terapeuta o cuando se tienen animales muy grandes, pueden conseguirse a través de comerciantes de productos químicos. Los precios de las distintas tiendas que hay en Internet son similares y las diferencias cualitativas son prácticamente irrelevantes en al menos el 99,7 % de los casos.

En este sentido, sería una torpeza publicar nominativamente las fuentes de suministro, porque sería como tirar piedras contra el propio tejado. Como ya puso de manifiesto el ejemplo del MMS de una manera formidable, cuando en los libros o en los foros de Internet se proclama impremeditada e indiscretamente que determinados vendedores proporcionan las sustancias necesarias sin ningún tipo de problema, estos se ven sometidos a una presión enorme. Sin embargo, bien es verdad que el caso del MMS es algo diferente, porque la sustancia fundamental para la preparación de la solución está oficialmente calificada como sustancia peligrosa, por lo que su venta a particulares está sujeta a determinadas disposiciones.

No obstante, la comunidad de la medicina alternativa no se hace ningún favor al colocar innecesariamente a comerciantes de confianza en el punto de mira de los «poderes superiores». Dejo a su imaginación quién se esconde detrás de las represalias que se producen bajo la apariencia de amonestaciones a los sitios de Internet, supresión de palabras clave, auditorías, etc. En todo caso, el DMSO es completamente inocuo, los envases carecen de advertencias de riesgos y por ello su venta a particulares es perfectamente posible y normal.

Cuando tenga en sus manos el primer frasco de DMSO, preste especial atención a proceder con la máxima limpieza en todo momento a fin de no contaminar su contenido. Para extraer pequeñas cantidades, lo mejor es que se valga de una pipeta limpia y graduada. Los proveedores de material de laboratorio cuentan con las denominadas pipetas *Limpieza*

Pasteur, de un solo uso, hechas de plástico y con una escala milimétrica; naturalmente, si tiene buen cuidado con la limpieza, podrá utilizarlas más veces. Otra alternativa son las pipetas de cristal, duraderas y de diversos tamaños, para las que necesitará una pera de succión de caucho, con la cual podrá succionar la cantidad deseada de DMSO para luego verterla en otro recipiente. Estas pipetas graduadas de cristal son más largas que las de plástico, por lo que normalmente es posible llegar al fondo del frasco sin mayor problema. Por el contrario, cuando se utiliza una pipeta más corta y queda poco líquido en el frasco, será necesario inclinarlo para poder sacar el fluido.

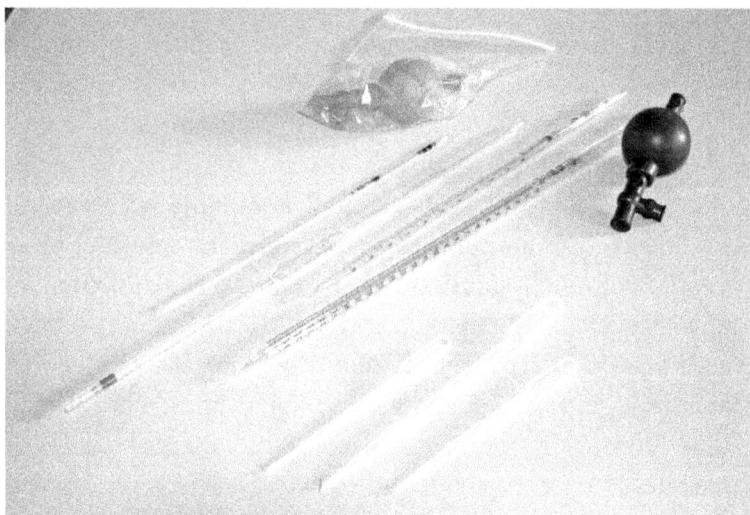

Figura 11: Diversas pipetas medidoras

Nota: En **estado puro** –es decir, **sin diluir**–, el DMSO, tanto en estado líquido como sus vapores, ¡irrita las mucosas y es inflamable! Entre otras cosas, puede ocasionar irritaciones en los ojos. Por ello, cuando no está diluido, debe guardarse siempre en recipientes cerrados y fuera del alcance de los niños. Igualmente, debe mantenerse alejado de fuentes de ignición, superficies calientes y fuego, y no deben respirarse ni sus vapores ni sus pulverizaciones. Si entra en contacto con los ojos, hay que lavarlos manteniéndolos abiertos bajo el agua corriente durante varios minutos, por lo que, cuando rellene un frasco con DMSO puro, deberá usar gafas protectoras. Si lo traga por descuido, deberá enjuagarse la boca y beber abundante agua para evitar que le provoque una molesta irritación en las mucosas de la boca, la garganta o el esófago.

Las diluciones de DMSO con agua que le propongo en el siguiente capítulo deben resultar tolerables para su aplicación en las partes del cuerpo correspondientes. En todo caso, si se produjese una irritación, siempre podría ponerle remedio rápidamente añadiendo algo más de agua.

Para recipientes mayores, como los que se utilizan en centros de tratamiento, es aconsejable hacerse con un dosificador hecho de un material adecuado a través de un proveedor de material para laboratorios. Se trata de un tipo de pipeta automática en cuya carcasa puede establecerse una cantidad determinada de mililitros, que será la que se extraiga cuando se accione el émbolo.

Una pipeta automática es relativamente cara, por lo que le propongo una alternativa relativamente sencilla con la que podrá extraer con toda limpieza el DMSO –o cualquier otro fluido– de su recipiente. Además, este sistema, hecho por uno mismo, tiene una ventaja que resulta determinante en el dosificador, porque filtra el contenido del frasco o del bidón a la vez que extrae, lo cual es relevante cuando el DMSO se toma oralmente, es decir, bebido, o para su uso intravenoso.

Para este dispositivo de extracción, solo se necesita un trocito de un tubo de teflón que tenga un diámetro interno de entre tres y cuatro milímetros y un conector denominado Luer que se ajuste a él. Se trata de una pieza intermedia que se inserta en un extremo de un tubo y en el otro extremo permite la inserción hermética de una jeringuilla médica de plástico normal y corriente. La denominación exacta de este pequeño conector es LLH, que viene de 'Luer Lock hembra'. El tubo solo tiene que tener la longitud equivalente a la altura del recipiente, de tal manera que toque justo en el fondo y sobresalga un pequeño trozo del tapón.

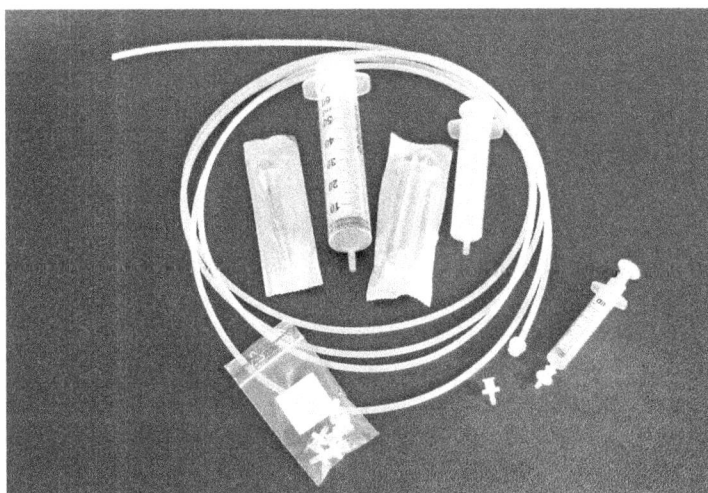

Figura 12: Tubo de teflón, conector Luer, jeringuillas

Así pues, el conector se inserta en un extremo del tubo y en el tapón del frasco de DMSO se perfora un agujero del tamaño del diámetro externo del tubo. Si no se sabe cuál es el diámetro externo, antes deberá calcularlo con un calibrador normal. Para hacer el taladro, debe utilizarse una herramienta que esté limpia y es preferible que el agujero sea algo más pequeño. Una vez colocado el tapón en su sitio, se introduce un extremo del tubo hasta que llegue a tocar el fondo del recipiente. Ahora puede adaptar una jeringa Luer de todo tamaño y extraer la cantidad que necesite utilizar limpia.

Luego deberá colocar un tapón que se ajuste bien o sencillamente volver a colocar la jeringuilla vacía para que el sistema quede herméticamente cerrado. Existen jeringuillas Luer en tamaños que van desde uno a casi 60 mililitros, de manera que puede elegirse la más indicada para casi todo uso. El coste total de los accesorios empleados asciende a unos pocos euros, por lo que normalmente uno se ve obligado a comprar de una vez varios metros de tubo prefabricado y los tamaños de jeringuillas más habituales.

Es posible que dentro de su círculo de amigos haya algún médico, naturópata o farmacéutico que pueda conseguirle una única jeringuilla. Además de utilizarse en laboratorios científicos o farmacéuticos, los tubos de teflón también se emplean en la acuariofilia y en la industria automovilística.

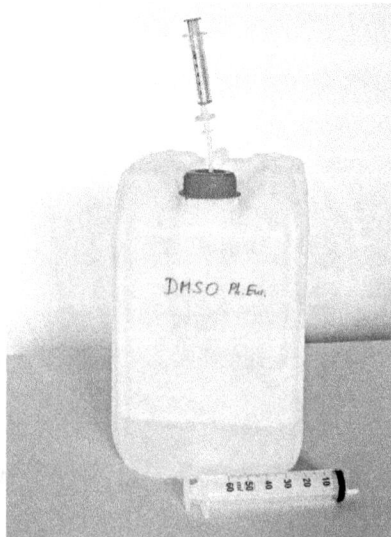

Figura 13: Recipiente con sistema de extracción y filtro

Como ya se explicó en el apartado «Propiedades físicas», debe tenerse *El DMSO se* en cuenta que el punto de congelación del DMSO está en torno a los *solidifica* 18,5 °C. Por lo tanto, el fluido se solidifica en cuanto la temperatura ambiente habitual de 20 °C desciende ligeramente. Es frecuente que esto dé lugar a que en la época más fría del año (en Europa) el DMSO esté sólido cuando se entrega o a que se solidifique durante la noche cuando la temperatura ambiente desciende. Por este motivo, si se quiere que esté listo para utilizarlo, conviene mantenerlo a una temperatura templada, es decir, por encima de los 19 °C. Si a pesar de todo el DMSO se solidificase, habría que volver a calentarlo por encima de su punto de solidificación, ya que en todas sus aplicaciones se utiliza en estado líquido. Para ello, basta con colocar el frasco encima de la calefacción durante la noche.

Para preparar las diluciones acuosas o las mezclas con otras sustancias, deberá disponer de recipientes apropiados, tales como frascos de cristal marrón, vasos de precipitados o hueveras de porcelana, los cuales podrá llenar con las cantidades medidas de DMSO utilizando pipetas, jeringas o dosificadores: puede medir la cantidad de agua que necesite para preparar una dilución acuosa utilizando, por ejemplo, una jeringuilla, una probeta o una pipeta graduadas y, a continuación, añadir el DMSO.

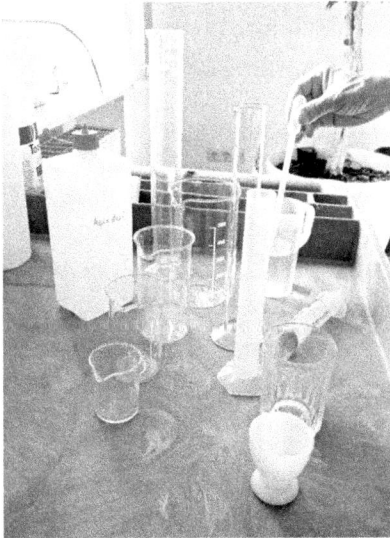

Figura 14: Probeta graduada, vaso de precipitados, huevera, pipetas

Genera calor **Atención:** En cuanto el DMSO se mezcle con el agua, se liberará una cantidad de energía considerable en forma de calor –la solución y el recipiente se calientan perceptiblemente–, lo cual guarda relación con la interacción molecular que he explicado con todo detalle en el capítulo «Consideraciones científicas» y representa lo que se conoce como una reacción exotérmica de la mezcla o solución. Esta reacción indica claramente que ambas sustancias se influyen recíprocamente con gran intensidad y que ya no pueden considerarse sustancias puras. Si aplica esta mezcla recién preparada para su uso externo, el paciente o usted mismo lo percibirán como algo agradable, así es que no hay ningún motivo para dejar enfriar la solución calentada pasivamente.

Cuando se trata de cantidades pequeñas, resulta más práctico preparar la mezcla en la propia jeringuilla extrayendo ambos fluidos, uno tras otro, y luego agitarla varias veces. Las cantidades de mezcla más pequeñas, de menos de un mililitro –como pueda ser para el tratamiento de una cicatriz– pueden prepararse «contando las gotas» con una pipeta Pasteur. Las indicaciones correspondientes se darán para cada una de las formas de aplicación.

Agua adecuada El agua empleada para diluir el DMSO debe ser lo más aséptica posible, aunque, a decir verdad, para su aplicación sobre la piel sana también puede utilizarse agua del grifo normal y corriente. No obstante, en vista de que es posible que una solución recién preparada se guarde durante cierto tiempo sin saber cómo y cuándo se utilizará exactamente, conviene acostumbrarse a trabajar siempre con la máxima higiene. Por lo tanto, lo más sencillo puede ser comprar agua desionizada, como la que se utiliza en la plancha de vapor o en la batería del coche, y hervir previamente la cantidad que vaya a necesitar. De manera alternativa, naturalmente, también puede utilizar agua destilada, esterilizada y filtrada para uso clínico, la cual puede adquirirse, por ejemplo, en farmacias o a través de proveedores de suministros médicos. Una tercera posibilidad es la utilización de soluciones estériles e isotónicas de cloruro sódico, como las que se emplean en perfusiones e inyecciones. Con una mezcla de estas características, hecha con agua esterilizada y DMSO filtrado, también puede tratar heridas o administrar gotas nasales sin vacilación alguna.

Llegados a este punto, hay que volver a tratar los efectos (secundarios) o las reacciones corporales que puedan resultar mal vistas. Como ya se explicó en el capítulo 1, en realidad se trata de manifestaciones que guardan relación con el efecto beneficioso del DMSO.

Por un lado, se trata de la sensibilidad local, de diversa intensidad, *Efectos* que acompaña a la aplicación externa. Este tipo de manifestación varía *secundarios* mucho de un paciente a otro y va desde «¡no siento nada!» hasta «es como una ortiga». Es habitual percibir un agradable hormigueo o un latido combinados con un enrojecimiento localmente limitado. Normalmente ambos desaparecen completamente en el transcurso de minutos u horas. Por regla general, las personas que tienen el cabello rubio o pelirrojo y aquellos que tienen una falta de pigmentación y ojos azules son algo más sensibles al uso del DMSO. Morton Walker sugiere que en su caso se opte por soluciones de DMSO que tengan unas concentraciones menores.

Es importante no irritar ni dañar las partes del cuerpo sobre las que se haya aplicado rascándose, frotándose, etc., por «sucumbir» al picor que acompaña. Por eso su uso externo ha demostrado ser más eficaz si se utiliza durante el día, cuando es más fácil distraerse, y no justo antes de irse a la cama. Además, durante el sueño existe el riesgo de maltratar de manera inconsciente las zonas de piel que pican.

Si el paciente está molesto, se puede remediar inmediatamente añadiendo algo más de agua pura o eliminando la solución que todavía esté sobre la piel con un paño húmedo. Al cabo de una o de varias aplicaciones, el área de piel afectada puede tender a mostrar la típica descamación o reacción de sequedad pasajera, acompañada de un endurecimiento. Estas manifestaciones, que también remiten por sí mismas o pueden tratarse aplicando una pequeña cantidad de un producto que contenga aloe vera de la máxima pureza posible, se producen porque el DMSO, como el concienzudo «transportador» que es, también transporta hacia el interior la grasa natural que está presente en la piel, por lo que las células cutáneas afectadas tienen que volver a generar una nueva protección de la superficie.

Otro llamativo efecto secundario que acompaña a la aplicación del DMSO es el famoso olor del aliento y corporal que aparece en muchas personas al poco tiempo de utilizarlo. Las causas que lo generan ya se explicaron pormenorizadamente en el capítulo 1. Muchos lo describen como parecido al ajo o a las ostras. A mí más bien me recuerda a algas marinas varadas en la playa. Es frecuente que se lo asocie con Maggi, sobre todo por parte de los niños. Como es lógico, estas percepciones olfativas también guardan relación con la cantidad de DMSO que se emplee, lo que quiere decir que si solo desea tratarse localmente una pequeña cicatriz para mejorarla, cabe suponer que su entorno no se dará cuenta. Lo habitual es que la persona afectada no perciba el olor en ningún caso, ya que los sensores olfativos de su nariz se vuelven «ciegos» ante los compuestos de sulfuro que segrega.

Tener el olor en cuenta   Siempre da lugar a situaciones divertidas en estancias en las que se encuentren varias personas, como, por ejemplo, un restaurante, porque con frecuencia el resto de personas no pueden identificar al «causante». Lo único que cabe hacer es ¡ventilar bien! Naturalmente, debe tener este aspecto en cuenta cuando se trata de actividades profesionales o si mantiene contacto habitual con clientes, como pueda ser el caso de asistentes sanitarios o de camareros. Por lo general, en esta situación tiene que decidir qué es lo que más le importa. Si no hay más remedio, puede llevar a cabo el tratamiento durante el fin de semana, por ejemplo. Una vez incluso se aludió científicamente a que el olor del DMS mitigaba si se ingería alcohol al mismo tiempo, algo que suena bastante interesante porque, desde un punto de vista fisiológico, implica al mismo sistema enzimático hepático, pero, desde mi punto de vista, carece de auténtica relevancia práctica. Después de todo, el olor no debería motivar que se intentase arruinar el efecto que se espera obtener del DMSO ingiriendo una sustancia citotóxica.

Informes divertidos   En todo caso, siempre podemos regocijarnos con las ocurrentes formas de utilizarlo y con los divertidos informes de pacientes sobre el uso del DMSO. Es el caso de los niños, que, de pronto, ya no quieren que uno les lea el cuento de las buenas noches…, o del cónyuge, que, de buenas a primeras, pospone la realización de su deseo de tener un niño…, o de huéspedes recién llegados que al entrar en el reservado gritan «¡aquí apesta!». En general, la educación impone que uno no se exprese. En una ocasión, yo mismo hice la prueba y un día lectivo bebí intencionadamente un potente DMSO. Dado que suelo ser el primero en entrar en el aula para hacer algunos preparativos, era cosa segura que cuando el resto llegase ya olería dentro. Hasta que lo mencioné, ninguno de los estudiantes de naturopatía hizo comentario alguno. La mayoría estuvo de acuerdo con un «sí, llevo todo el tiempo preguntándome qué era ese olor», pero había otros que no percibían nada, incluso después de habérselo dicho. Es una cuestión sumamente personal.

2.2 USO EXTERNO

Dentro del uso generalizado de los compuestos con DMSO están su *Resorción*
aplicación tanto humedeciendo grandes áreas de piel como dando unos
ligeros toques sobre zonas localizadas y superficiales (aplicación cutánea). Este uso, denominado tópico o local –a diferencia del uso sistémico mediante la ingestión o la perfusión– también incluye la administración mediante gotas en los orificios corporales, tales como los oídos
o la nariz. El uso tópico del DMSO no puede diferenciarse con exactitud
del sistémico porque el DMSO penetra con suma rapidez en todas las
capas de la piel y, tras su aplicación local, también se detecta en seguida
en la sangre.

Según los ensayos llevados a cabo por Kolb,[52] a los cinco minutos de
la aplicación cutánea de dos gramos de DMSO ya se detectan rastros
en la sangre. Transcurridas de cuatro a seis horas, alcanza su máximo
valor en la sangre venosa para luego ir descendiendo lentamente a lo
largo de entre uno y tres días. Aparte de este tipo de investigaciones fundamentales, puede observarse, a modo de ejemplo, cómo pacientes que
como consecuencia de lesiones cutáneas sumergen una sola mano en
una solución de DMSO mejoran igualmente de la otra mano, que no
recibe tratamiento local, lo que quiere decir que cuando se administra
DMSO, en un primer momento actúa localmente, pero también lo hace
sistémicamente, o sea, en todo el cuerpo.

Esta característica también puede constatarse a través del hecho de
que el olor anteriormente descrito, que desarrollan la mayoría de los
usuarios, también es provocado por el uso externo, siempre y cuando la
cantidad aplicada sea lo suficientemente grande (o la nariz lo suficientemente aguda). Son muchos los usuarios que aprovechan esta propiedad del DMSO para absorber una cantidad mayor de la dilución indicada por medio de su aplicación externa exclusivamente, y así evitan la
administración oral o perfundida. Desde mi punto de vista, solo tiene
sentido si la tolerancia cutánea a la solución de DMSO es buena. Uno
no debe torturarse innecesariamente si se presentan un fuerte picor o el
característico enrojecimiento de la piel –cuya intensidad varía mucho
de una persona a otra–, que resultan molestos.

En el capítulo 1 se trató, entre otras cosas, el famoso estudio clínico
que se llevó a cabo en más de 100 presos estadounidenses, algunos de
los cuales abandonaron antes de tiempo porque presentaban irritaciones
cutáneas que les resultaban demasiado fuertes.

Metabolismo de primer paso

Naturalmente, a este respecto hay que advertir que la administración de DMSO a través de la piel, al igual que la perfusión, no está sujeta al denominado metabolismo o efecto de primer paso, como lo está la toma oral, lo que significa que todas las sustancias que llegan al cuerpo a través del sistema digestivo −es decir, de la comida o de la bebida− entran en el hígado a través de la vena porta en cuanto se incorporan a la circulación: el hígado, como órgano principal del metabolismo, tiene la posibilidad de transformar o de descomponer estas sustancias inmediatamente.

En el caso de muchos medicamentos sintéticos, este procedimiento provoca una pérdida del principio activo, que debe compensarse aumentando la dosis correspondiente según se prevea. Hasta donde tengo constancia, en el caso del DMSO, a través de la sangre no se ha establecido que haya grandes diferencias en el grado de eficacia para ninguna de las vías de administración −cutánea, oral o intravenosa−, especialmente por la consabida oxidación del MSM, que representa la principal vía para la transformación de la sustancia y que da lugar a una sustancia igualmente efectiva desde un punto de vista terapéutico (véase 1.1). Además, la vida media del DMSO y del MSM en el plasma sanguíneo es comparativamente larga: pueden detectarse en la sangre durante varios días, por lo que bien puede pasarse por alto la influencia del metabolismo de primer paso del hígado. No obstante, se ha constatado que la administración de DMSO a través de la piel −al igual que por perfusión− da lugar a que en el cuerpo haya una disponibilidad total del principio activo. Por el contrario, después de beber una solución, el DMSO contenido en esta ha de ser primeramente «revisado» por el hígado, al igual que sucede con la mayoría de los elementos nutricionales.

Nota: En caso de que se produzcan reacciones cutáneas intensas con su uso externo, son más pronunciadas por encima que por debajo de la cintura. Por lo tanto, es muy posible que puedan presentarse intolerancias locales al tratar con DMSO la piel del tronco o de la cabeza y que, sin embargo, no se produzcan cuando se traten la rodilla o el tobillo. Reacciones tales como enrojecimiento, picores o escozor suelen ser reversibles y remiten en poco tiempo. Lo más habitual es que los pacientes o los usuarios consideren el cosquilleo o el latido como algo agradable y cálido y que relacionen esta sensibilidad con sus efectos beneficiosos. En general, todas las reacciones cutáneas pueden mitigarse aplicando más agua pura o limpiando el DMSO residual con un paño húmedo. Así es que si alguien se hubiese aplicado un exceso de DMSO y se produjese un escozor intenso, bastaría con aplicar o vaporizar abundante agua sobre la región afectada de manera que el DMSO que sobre, muy diluido, gotee sobre un tejido impermeable.

Atención: El DMSO es un disolvente excelente, lo que quiere decir que *Medidas de* puede incorporar muchas sustancias rápidamente y llevarlas con él a la *precaución* piel y al cuerpo gracias a su «capacidad de transportista». Esta es la propiedad que se emplea terapéuticamente para facilitar que otros principios activos penetren en las capas más profundas de los tejidos. Naturalmente, también es aplicable a sustancias no deseadas –el DMSO no diferencia entre el bien y el mal–, motivo por el cual he incidido reiteradamente en la limpieza, que debe imperar siempre que se manipule el DMSO. Pese a todo, hay cosas en las que uno no piensa de buenas a primeras, por lo que tiene que asegurarse de que los materiales presentes en el recipiente o en el equipo auxiliar, como puedan ser pinceles o apósitos, no se disuelvan y sus componentes vayan a parar a la piel inadvertidamente. Lo mejor es utilizar recipientes de cristal o de cerámica; los recipientes de plástico deben estar hechos de HDPE (polietileno de alta densidad).

Igualmente, conviene prestar una atención meticulosa a que la ropa no entre en contacto con las áreas tratadas demasiado pronto.

El DMSO también disuelve rápidamente los tintes, los accesorios textiles que llevan incorporados o los detergentes contenidos en los tejidos, los cuales pueden desencadenar reacciones alérgicas. Un enrojecimiento o una erupción que se extienda durante varios días puede achacarse erróneamente al DMSO. Si no es posible esperar a que el líquido aplicado se absorba completamente, hay que limpiarlo dando unos ligeros toques sobre toda la piel con un paño húmedo. Entonces puede uno volver a vestirse.

También debe prestar atención a que los muebles –como, por ejemplo, las camillas para tratamientos– tampoco se salpiquen con DMSO, ya que también puede disolver los materiales acolchados o los soportes lacados.

Los siguientes objetos, que resultan fácilmente accesibles, han demostrado ser de utilidad para la aplicación externa del DMSO:

- torunda de algodón;
- huevera de porcelana;
- pinceles de cerdas naturales de diversos formatos;
- frasquitos de cristal marrón con cuentagotas o pipeta;
- paños blancos de diversos tamaños que no destiñan ni se hayan lavado con suavizante;

- papel de cocina;
- recipientes adecuados para hacer mezclas y para remojar, como puedan ser cuencos para postre;
- utensilios medidores, como cucharillas, pipetas, jeringuillas, probetas graduadas, etc.

Mezcla básica El tratamiento con DMSO **siempre** comienza con una **prueba de tolerancia.** Para elaborarla, se prepara una disolución acuosa estándar al 70 %, se miden 30 partes de agua y 70 de DMSO utilizando la cucharilla de café, la pipeta, la jeringuilla o la probeta graduada –según la cantidad total que se desee obtener– y ambos fluidos se mezclan en un recipiente. Para preparar una cantidad menor, sencillamente tome siete gotas de DMSO y tres gotas de agua utilizando una pipeta Pasteur y mézclelas en una huevera. De manera análoga, puede mezclar siete cucharaditas de DMSO con tres cucharaditas de agua. **Una cucharilla de café equivale, aproximadamente, a tres mililitros,** lo que significa que en el caso más sencillo, utilizando el método de las cucharillas de café, obtendrá una cantidad total aproximada de 30 mililitros. Siete cucharaditas de DMSO más tres cucharaditas de agua (cada una de tres mililitros) dan un total de 30 mililitros.

Para preparar exactamente 10 mililitros de una solución de DMSO al 70 %, mida tres mililitros de agua y, a continuación, siete mililitros de DMSO con ayuda de una pipeta y mézclelo todo en un frasquito de cristal marrón o, si es para su uso inmediato, en un vaso pequeño. Para 100 mililitros, necesitará 30 mililitros de agua y 70 mililitros de DMSO, y así sucesivamente.

La prueba de tolerancia se elabora aplicando unos toques de esta solución de DMSO al 70 % en la cara interna del codo. Esta zona se mantendrá en observación y se esperará un tiempo mínimo de una hora, aunque es mejor aguardar un día entero. Si se produjesen reacciones alérgicas permanentes, dolor de hígado u otras manifestaciones molestas, ¡se desaconseja el uso del DMSO!

Nota: ¡¡¡Todos los recipientes que se utilicen para verter, mezclar y guardar el DMSO (u otras sustancias) deben estar claramente rotulados!!! Si bien el DMSO suele ser un producto inocuo, no querrá que, por ejemplo, un niño se lo beba en un descuido. Por lo demás, su vida será más sencilla –y en este caso, su trabajo o tratamiento– si, además de a la limpieza, también presta atención al orden. Precisamente, al utilizar frascos, vasos, etc., que contuvieron otros productos (alimenticios), puede perderse fácilmente el control si no se pone una etiqueta. Preparará soluciones acuosas de DMSO de muy diversas concentraciones, por lo que vale la pena indicar en los recipientes cuál es exactamente su contenido.

Una vez que lo haya agitado o removido hasta obtener una solución homogénea, humedezca una torunda de algodón en ella y aplique unos toques en una zona de la piel previamente limpiada –por ejemplo, la parte interna del codo– de la persona a la que vaya a hacer la prueba. Si a lo largo de los próximos minutos u horas apareciese un ligero picor, un enrojecimiento, un cosquilleo o no hubiese reacción alguna, podrá continuar administrando el DMSO a la persona en cuestión (tal vez usted mismo). En el caso de que inmediatamente se produjera una erupción cutánea, pústulas o el enrojecimiento cutáneo se extendiese fuera de la *Diluciones* zona tratada, deberá dejarlo actuar y esperar al menos una hora o incluso un día para seguir observando las posibles reacciones. Dado el *adecuadas* caso, también puede probar con una dilución más suave (del 40 al 60 %) o probar a tratar a esta persona únicamente de cintura para abajo. Con el tiempo desarrollará cierta intuición acerca de cuál es la dilución acuosa de DMSO que más conviene utilizar dependiendo del objetivo de la aplicación. He aquí algunas sugerencias:

Para la administración de grandes cantidades sobre la piel de las piernas:	DMSO del 60 al 80 %
Para el tratamiento de articulaciones o músculos en la zona del torso:	DMSO del 40 al 70 %
Para el tratamiento de lesiones deportivas en los brazos y las piernas:	DMSO del 60 al 75 %
Elaboración de gotas para los oídos y la nariz:	DMSO del 25 al 50 %
Solución con agua esterilizada para zonas abiertas de la piel:	DMSO del 30 al 60 %
Toques sobre verrugas:	DMSO del 80 al 90 %

Dependiendo de la parte del cuerpo y de la tolerancia de cada uno, existen más variaciones posibles. Así, para su aplicación en los ojos, Walker recomienda un preparado de DMSO con un contenido de apenas cinco miligramos por mililitro de solución acuosa.

Para ello, se mezclan 4,5 mililitros de DMSO puro (= 4,95 gramos) en una bolsa de perfusión de un litro de solución salina isotónica. La cantidad resultante es bastante grande, pero este procedimiento resulta más factible que tener que pesar cantidades en miligramos, para lo que se necesita una báscula de precisión. Para agregar y extraer la solución ya preparada de DMSO de la bolsa de perfusión, nuevamente se utilizarán una jeringuilla y una cánula.

Duración Siempre que sigan las normas de higiene que se han indicado, las soluciones acuosas que prepare se conservarán bien. Si alguna vez olvidase cerrar un recipiente, tampoco se produciría una pérdida significativa por evaporación. Con frecuencia, yo mismo dejo varios días en el baño una huevera destapada con una solución preparada porque me recuerda que debo utilizarla y así la tengo «a mano». Sí que hay que tener cuidado de no aspirar los vapores que emanan del DMSO, porque alteran la tensión superficial de los pulmones. Aunque dado que el punto de ebullición de la sustancia es muy elevado (véase 1.2.1), a una temperatura ambiente normal no se producen vapores que sean apreciables o cuantificables.

Una vez que ha hecho sus primeros pinitos con los principios terapéuticos del DMSO, vamos a aproximarnos a los procedimientos específicos para su uso externo con el fin de familiarizarnos más con este fluido.

Planificación Conviene que se planifique anticipadamente para disponer del tiempo necesario para dedicarle a la aplicación. Es decir, debe calcular que para que una sola aplicación de la solución, por ejemplo, en la articulación de la rodilla, se absorba completamente pueden ser precisos entre 15 y 30 minutos. Como consecuencia, si desea hacer varias aplicaciones, el tiempo que la piel tardará en volver a estar completamente seca será mayor. En el caso de aplicarlo de otras formas, como pueda ser el de las gotas óticas, naturalmente no es necesario observar este tiempo de actuación.

Por lo general, lo mismo sucede cuando no es necesario cubrir con ropa las partes del cuerpo tratadas tras la aplicación. Evidentemente, en verano, cuando se lleva ropa más corta, es posible incorporarse a la vida cotidiana con el codo húmedo. Solo tiene que tener cuidado de que el DMSO no gotee sobre prendas de ropa, sobre el suelo (alfombras, PVC…) o sobre los muebles, ya que podría dañarlos. Las soluciones de DMSO son muy fluidas, o sea, acuosas, por lo que hará bien en tomarse su tiempo al aplicarlas y en no utilizar demasiada cantidad. Lo mejor es que para la aplicación externa siga el procedimiento expuesto a continuación, cuya efectividad ha sido demostrada:

Quitar la ropa de la parte del cuerpo por tratar y sentarse o tumbarse de tal manera que la aplicación resulte posible en toda la zona. Las imágenes le muestran diversas sugerencias. Coloque un paño blanco debajo o alrededor de las zonas por tratar para evitar que la solución gotee sobre la ropa, el suelo o los muebles.

Aplicación sobre la piel

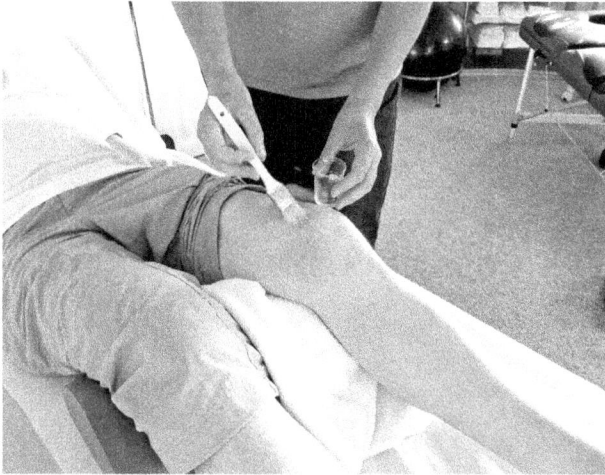

Figura 15: Tratamiento de la rodilla mediante la aplicación externa del DMSO

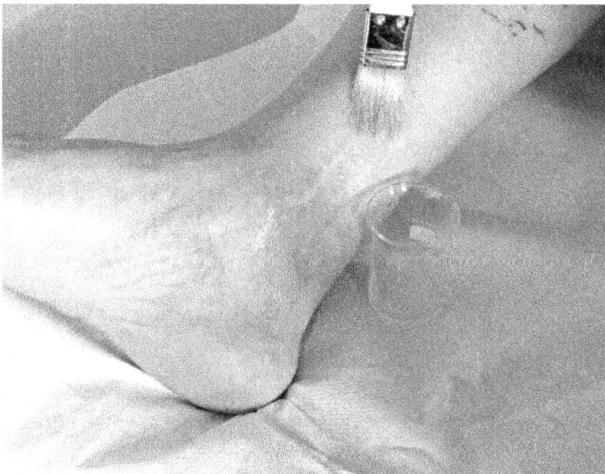

Figura 16: Tratamiento del tobillo mediante la aplicación externa del DMSO

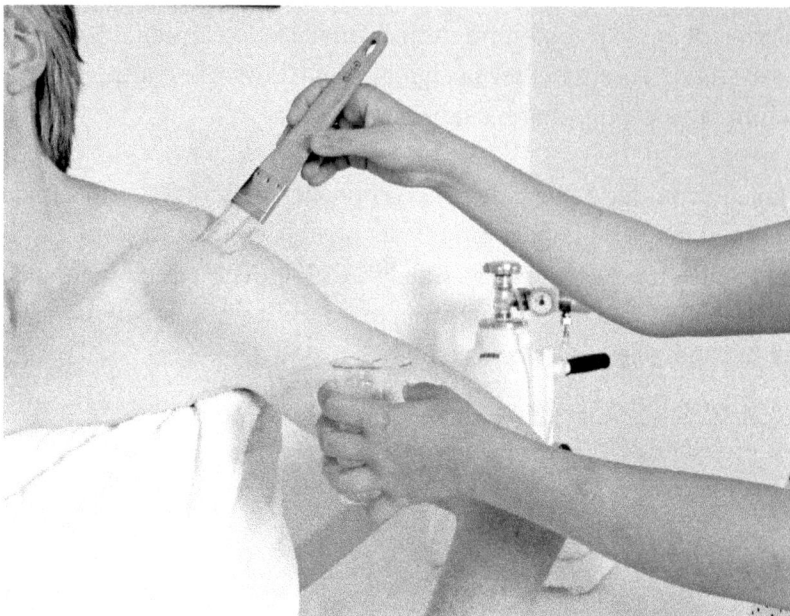

Figura 17: Tratamiento del hombro mediante la aplicación externa del DMSO

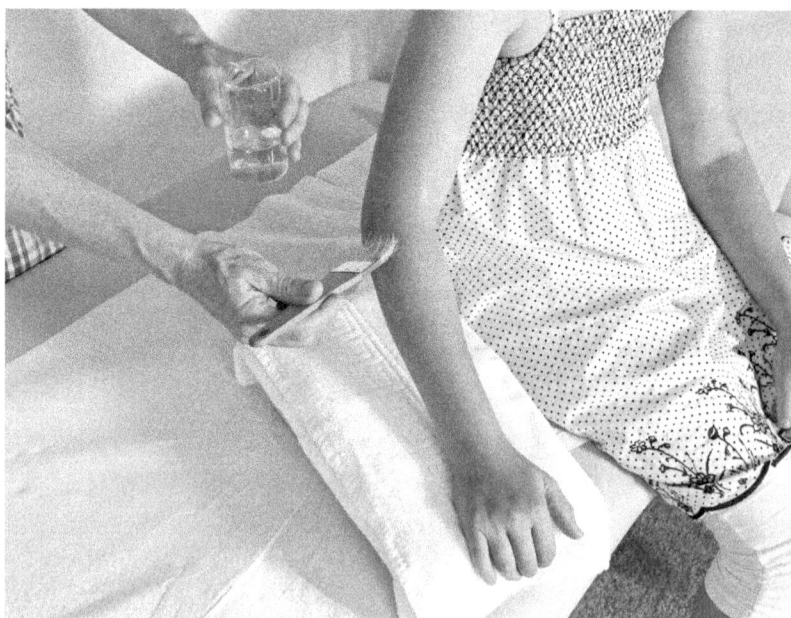

Figura 18: Tratamiento del codo mediante la aplicación externa del DMSO

También es conveniente limpiar la zona de piel con un paño húmedo (sin jabón) justo antes de aplicar. Luego, sumerja el apósito o el pincel en la solución de DMSO que previamente haya preparado en la proporción adecuada, escúrralo en el borde del recipiente y aplíquelo sobre la zona dando toques amplios y en cruz para que toda la piel quede bien impregnada.

Si mediante la aplicación externa solo pretende administrar DMSO, utilice una solución de entre el 70 y el 80 % y úntela varias veces sobre ambas piernas hasta que haya administrado la cantidad total deseada de DMSO. De esta manera, si deja que penetren, por ejemplo, 20 mililitros de una solución al 80 % en la piel, a lo sumo se absorberán 17,5 gramos de DMSO (densidad de 1,1 gramos por mililitro), suponiendo que no hubiese una pérdida notable debido al goteo.

Los aerosoles, disponibles en varios tamaños, desde los 50 hasta los 250 mililitros, son una alternativa a los pinceles. Para volúmenes mayores, pueden utilizarse aerosoles manuales, como los que se utilizan para cuidar las plantas de interior. Pero, si lo hace, debe tener en cuenta que los frascos de plástico también tienen que ser apropiados para llenarlos de DMSO. No todo material lo tolera y puede ser que se disuelva. Aun cuando eso no provoque que el frasco se agujeree inmediatamente, los componentes del plástico pueden transferirse al DMSO en estado líquido. Seguro que no desea que eso suceda, porque, como ya se ha explicado, mediante la aplicación externa del DMSO esas sustancias serían transportadas al interior del cuerpo. Además de los frascos de cristal, los de HDPE también son apropiados para conservar el DMSO.

DMSO en aerosol

Nota:
¡La atomización de una solución de DMSO no debe aspirarse!

La aplicación de atomizaciones –en la dilución recomendada para cada caso– está indicada para el tratamiento de heridas o de otras lesiones cutáneas. En ese caso, deberá asegurarse de utilizar agua esterilizada para preparar la solución y de desinfectar previamente el recipiente del aerosol (por ejemplo, con H_2O_2).

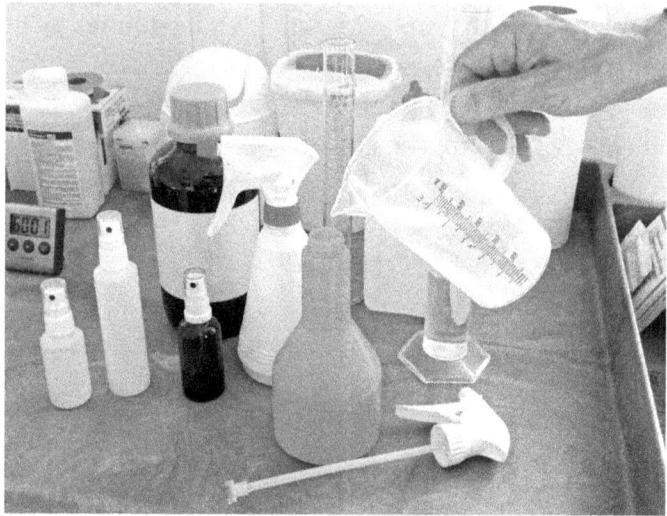

Figura 19: Frascos apropiados para las soluciones de DMSO en aerosol

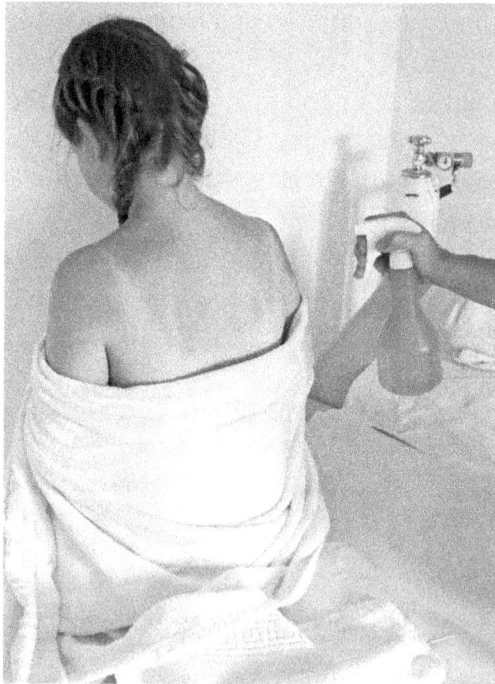

Figura 20: Aplicación mediante aerosol

La absorción de una única aplicación de una solución de DMSO sobre la piel necesita en torno a unos 20 minutos. Para entonces, la zona sobre la que se había aplicado anteriormente se habrá secado y podrá cubrirse con ropa. Si se tiene una buena tolerancia, nada se opone a que vuelva a aplicar nuevamente la solución cuando la piel haya empezado a secarse. Puede repetir este procedimiento varias veces, en cuyo caso necesitará más tiempo del que había planificado de antemano. Sería una lástima que tuviera que poner fin a una aplicación antes de tiempo teniendo que aclarar el DMSO porque le urgiera acudir a otra cita…

Para impregnar zonas pequeñas de piel, como pueda ser el caso del tratamiento de las verrugas, puede emplear simples bastoncillos de algodón. Cuando trate zonas reducidas, también tiene que asegurarse de que se haya absorbido completamente antes de que la ropa entre en contacto con dichas partes.

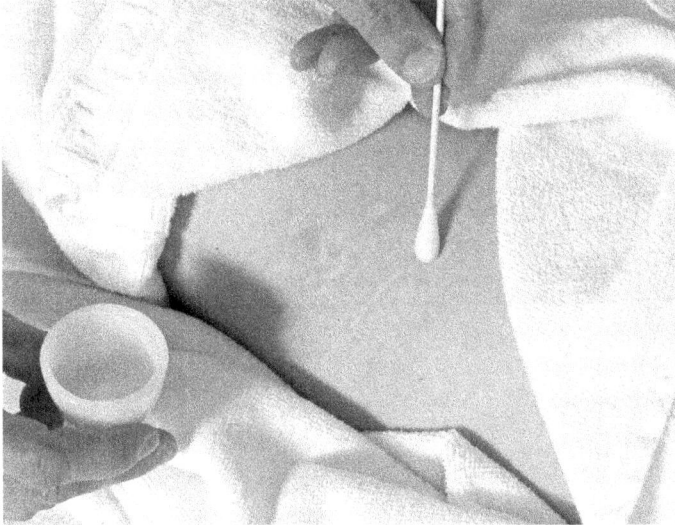

Figura 21: Toques sobre una cicatriz con DMSO al 70 %

DMSO en gotas

Otra magnífica aplicación posible del DMSO diluido es su utilización en forma de gotas para los oídos o la nariz. De este modo pueden tratarse las inflamaciones del conducto auditivo, los senos paranasales obstruidos y otras dolencias. Puede obtener los frascos dosificadores necesarios de cristal marrón, de diversos tamaños, que van desde los cinco hasta los 250 mililitros, en la farmacia o a través de un proveedor de material para laboratorios. Para este tipo de aplicación, mis preferidos son los de 10 mililitros, pero si alguien necesita disponer de una cantidad mayor, también pueden emplearse frascos de 20 mililitros. Dado que estas soluciones en gotas se preparan de manera individualizada y, por lo general, su efectividad es muy rápida, no debería preparar demasiada cantidad innecesariamente.

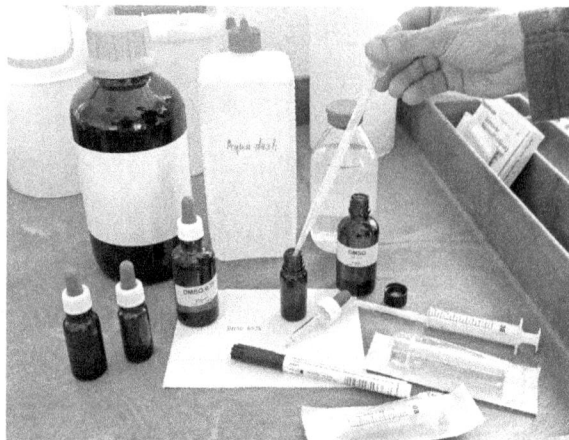

Figura 22: Frascos apropiados para el DMSO en gotas

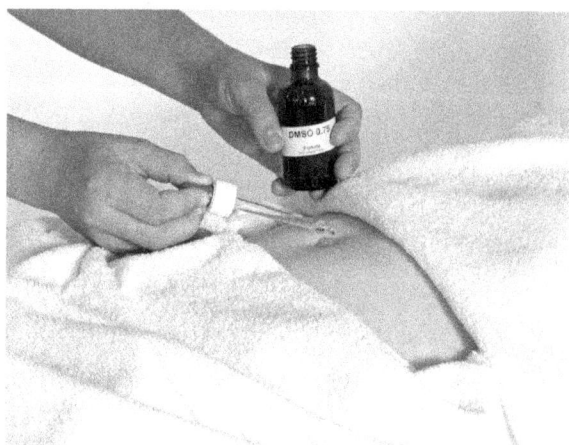

Figura 23: Aplicación de gotas en el ombligo

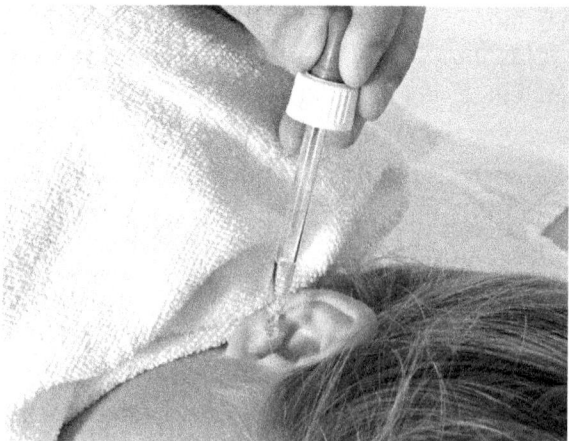

Figura 24: Aplicación de gotas en el oído

Cuando se trata de gotas nasales, ante todo debería ser muy cuidadoso con la dosificación, es decir, preparar una solución más diluida. La mucosa nasal reacciona con mucha sensibilidad y es frecuente que, en un primer momento, la solución de DMSO provoque un extraño cosquilleo o incluso escozor. Puede comenzar con 2,5 mililitros por un mililitro de solución total (= 25 %) e ir aumentando un poco una vez que el usuario se haya habituado a esta concentración. Para ello, vierta, por ejemplo, tres o cuatro mililitros de DMSO en el frasco de cristal marrón con cuentagotas y complételo con agua depurada (= del 30 al 40 %). Para la aplicación, lo mejor es estar tumbado, de manera que puede echarse cómodamente de dos a tres gotas de la solución en cada orificio nasal. Para que el interior de las fosas nasales se impregne debidamente, después puede presionar ambas aletas nasales con la mano y frotarlas entre sí. Por lo general, en el caso de la sinusitis, al cabo de unas pocas aplicaciones ya se produce una clara mejoría de las molestias.

Las gotas para los oídos se emplean para tratar eccemas o inflamaciones de los conductos auditivos, entre otras cosas. Para ello, estando en posición lateral, se vierten de una a dos gotas de la solución preparada de DMSO en el oído afectado. En este caso también puede suceder que en un primer momento el picor, por ejemplo, aumente debido al efecto de activación de la circulación sanguínea. Como sucede en casi todas las aplicaciones externas, también en este caso es, por así decirlo, decisivo «aguantar» el picor durante los primeros minutos y no ceder al impulso de rascarse. Después, cabe esperar que la clara mejoría de las molestias que padecía sea su recompensa.

En las imágenes también puede verse la aplicación de las gotas en el ombligo. El ombligo debe entenderse parcialmente como tejido cicatricial y para muchas personas puede suponer un campo perturbador en potencia, especialmente cuando durante su cicatrización hubo incidencias o cuando esta «puerta» se ha empleado posteriormente como vía de acceso en intervenciones quirúrgicas. Por otra parte, en la medicina tradicional china (MTC) o en el yoga, por ejemplo, el ombligo es un centro terapéutico esencial, una zona energética principal a la que habría que aproximarse con cierto tacto, por lo que es conveniente tratar el ombligo instilando algunas gotas de una solución acuosa de DMSO mientras se permanece tumbado y aguardar a que estas penetren completamente. En el caso de esta aplicación, puede optar por una mayor concentración, ya que, al contrario de lo que sucede con los orificios nasales o con los conductos auditivos, se trata de piel insensible.

La primera cicatriz

DMSO en gel   Son muchos los usuarios a los que les gustaría contar con DMSO en gel para su aplicación externa para que permaneciera sobre la piel mientras es absorbido. Como es natural, las diluciones acuosas de las que hemos hablado hasta el momento tienen una gran fluidez, por lo que en seguida se forman gotas sobre la piel. Dependiendo de la zona del cuerpo de la que se trate, la mezcla gotea rápidamente hacia abajo y cae sobre las toallas. La industria farmacéutica elabora geles consistentes a partir de materias primas tales como los derivados del ácido poliacrílico. Para su elaboración, es necesario disponer de los correspondientes conocimientos y materiales (agitadores automáticos, medidores del pH, etc.). Como es natural, sería posible hacerse con ellos, por lo que me maravilla que dichos geles de DMSO no puedan comprarse en abundancia a través de Internet. Yo mismo rechazo el uso de dichas materias primas para el tratamiento con DMSO. Como ahora ya sabe, el DMSO introduce en el cuerpo todas las demás sustancias con las que esté mezclado. ¿Acaso desea absorber «plástico»?

Una alternativa natural para obtener un preparado viscoso con DMSO es mezclarlo con un gel de aloe vera puro (99,5 % como mínimo). En este caso se aplicarían las mismas sugerencias de dilución que se dieron para la preparación con agua. O sea, que un gel estándar para la aplicación externa contendría un 70 % de DMSO y un 30 % de aloe vera, aproximadamente. Esta fórmula puede completarse con algunas gotas de benjuí (*Styrax benzoin*). No obstante, este tipo de mezclas suelen tener una duración limitada, por lo que deben ser recién elaboradas o deben mantenerse refrigeradas cuando se las quiera utilizar varias veces.

2.3 TOMA ORAL

Cuando fundamentalmente se desea alcanzar una dosis sistémica –es decir, que afecte a todo el cuerpo–, ingerir una solución diluida de DMSO es una alternativa cómoda a su aplicación sobre grandes superficies de piel. Como ya se expuso en el capítulo anterior, la aplicación local externa no puede separarse con claridad de su administración sistémica, ya que el DMSO siempre penetra en todos los tejidos del organismo (salvo en el cabello y en las uñas). Por este motivo, en última instancia, la cantidad total de DMSO que hayamos asimilado será la decisiva a la hora de poder contar con que actúe o no en todas las partes del cuerpo, esto es, de forma global. Quizás este no sea el caso del tratamiento externo de una pequeña cicatriz o de un eccema, pero sí lo será cuando haya que pincelar en abundancia la articulación de una rodilla.

Cuando se trata de la toma oral, hay que tener en cuenta el metabolismo de primer paso anteriormente mencionado. Gracias a este, tras la ingestión de sustancias, en el intestino tiene lugar su desintegración o transformación en las paredes intestinales o en el hígado, ya que estos órganos están conectados a la circulación sistémica, lo cual sucede tanto con los medicamentos como con todos los nutrientes que se metabolizan en el hígado. En el caso de muchos medicamentos, causa una reducción (no deseada) de la efectividad de la sustancia, por ejemplo, porque el hígado intenta mejorar su solubilidad en el agua y, con ello, su eliminación a través de los riñones, algo que puede evitarse utilizando supositorios, parches o inyecciones. En caso contrario, la pérdida de efectividad ha de compensarse aumentando la dosis, lo que suele hacerse con numerosos medicamentos de uso habitual.

Sin embargo, en el caso del DMSO apenas tiene lugar una transformación parcial en MSM, la denominada sulfona, que igualmente posee efectos terapéuticos muy valorados y que, además, es una sustancia natural (véase 1.1).

Una parte aún menor (en torno a un 1 %) también es reducida, ocasionando el conocido olor subsiguiente a la toma de DMSO. Pero tanto el DMSO como el producto de su oxidación, el MSM, tienen una biodisponibilidad de hasta tres días, con lo que el metabolismo de primer paso puede ignorarse más fácilmente. Este también es el motivo de que las tasas metabólicas susceptibles de medirse se desarrollen de una forma muy similar tras la aplicación externa. En todo caso, el hígado debe encargarse de todas las sustancias que circulan por la sangre y, además, la mayor parte del DMSO abandona prematuramente la circulación sanguínea al diluirse a través de todas las barreras biológicas y distribuirse por el cuerpo.

Volvamos una vez más a la cuestión de las cantidades de DMSO que hay que administrar para su toma sistémica. En el apartado 1.2.4, dedicado a la seguridad, se presentó el ensayo clínico llevado a cabo entre los años 1967/68 en voluntarios. Durante un periodo máximo de 90 días, a estas personas se les administró una cantidad de DMSO de un gramo por kilogramo de peso corporal sin que pudiera llegar a detectarse efecto secundario tóxico alguno. Es decir, que un usuario de DMSO que pese 70 kilogramos ¡debía ingerir 70 gramos diarios! Si hablamos de la administración externa u oral, en mi opinión, es poco

La cuestión de la dosificación

realista. En todo caso, una dosis tan elevada solo estaría indicada para su administración por vía intravenosa a través de una solución para perfusión adecuada y debería estar reservada a enfermedades especialmente agudas y graves, así como a profesionales experimentados.

Por ejemplo, para poder llegar a administrar 70 gramos de DMSO aplicándolo externamente con un pincel, sería necesario llegar a absorber completamente unos 100 mililitros de una solución al 70 %, lo cual llevaría muchísimo tiempo y probablemente provocaría evidentes irritaciones cutáneas. Tomar 70 gramos de DMSO a través de una solución bebible tampoco es sensato, del mismo modo que no es necesario comenzar con dosis tan elevadas, ya que, dada su extensa vida media, el DMSO se va acumulando a través de la toma reiterada a lo largo de varios días. Por lo tanto, es razonable comenzar tomando una pequeña cantidad de unos 3,5 gramos disueltos en un vaso de agua e ir observando cómo evolucionan las molestias que queremos tratar. Así, si, por ejemplo, se redujesen los dolores en las articulaciones o en los músculos y hubiese una buena tolerancia, se podría mantener esta dosificación. En caso contrario, naturalmente, puede incrementarse la cantidad –por ejemplo, en dosis de 3,5 gramos diarios–.

Para preparar una solución bebible, también necesitará utensilios con el fin de medir una cantidad de DMSO en mililitros que sea más o menos exacta, para lo que puede utilizar las citadas pipetas, jeringuillas o también pequeños vasos o cucharitas medidoras que vienen con otros medicamentos líquidos. La variante de la cucharilla de café es igualmente válida: una cucharilla de café equivale a unos tres mililitros.

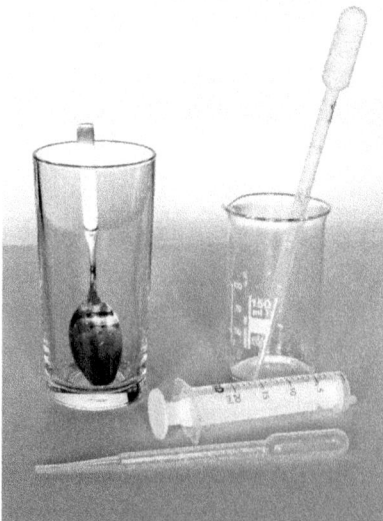

Tomado con agua, el DMSO tiene un sabor amargo. Si le resulta desagradable, puede añadirle zumo o té frío para mejorar el sabor. Walker recomienda, por ejemplo, zumo de uva o de tomate. Seguramente también haya otras propuestas. Personalmente, soy algo crítico con el zumo de tomate, ya que sabemos que el propio DMSO libera la histamina de las células del cuerpo. Busque el sabor que mejor le vaya.

Figura 25: Utensilios medidores para una solución oral

Así pues, disponga de un vaso (de unos 300 mililitros) y vierta la cantidad *DMSO* de DMSO que haya medido –por ejemplo, 3,5 gramos–. A continuación, *bebido* complételo con la bebida que haya elegido hasta que ambos queden bien mezclados. Si invirtiese el orden y vertiese el DMSO en el vaso en segundo lugar, su elevada densidad haría que se hundiese en el fondo del recipiente, causando un sabor extremadamente amargo en el «último trago». Así es que más vale removerlo bien primero para obtener una solución de DMSO de entre un 1 y un 2 %, que debería poder beberse bien.

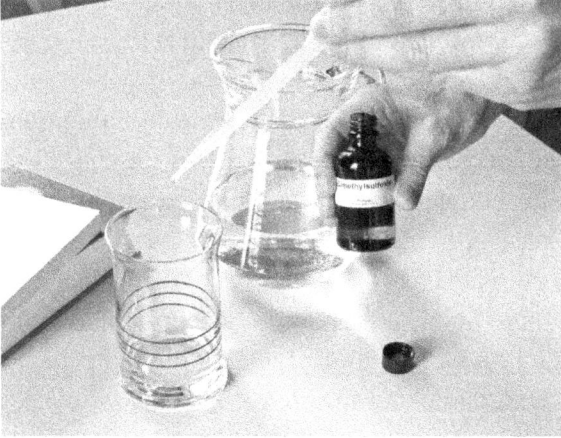

Figura 26: Dosificación del DMSO para una solución oral

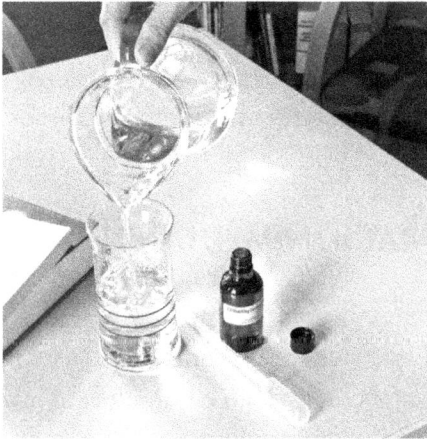

Figura 27: Adición del agua

Después del desayuno ha demostrado ser el mejor momento para tomarlo, aunque igualmente puede hacerlo en cualquier otro momento del día o, incluso, en cuanto se presente alguna molestia que desee tratar de forma inmediata. Solo hay que tener en cuenta que en estas cantidades el DMSO también tiene un efecto diurético, es decir, que drena, lo que significa que durante las horas que siguen a su toma se genera más orina. De ahí que no resulte conveniente su (primera) toma poco antes de irse a la cama, ya que la necesidad de tener que ir al cuarto de baño perturbará el reposo nocturno. Naturalmente, también es aplicable cuando vaya a mantener una reunión importante o a tomar un vuelo.

Con una densidad de 1,1 gramos por mililitro, una porción de DMSO de 3,5 mililitros equivale a 3,85 gramos, lo que quiere decir que, si pesa 75 kilogramos, con esta cantidad de sustancia llega a unos 0,05 gramos de DMSO por kilogramo de peso corporal. Con eso todavía distamos mucho de las cantidades catalogadas como totalmente inocuas por la mayor parte de los ensayos clínicos y de las pruebas de toxicidad. Recuerde que a los convictos voluntarios se les administró un gramo por kilogramo de peso corporal a lo largo de 90 días, ¡equivalente, al menos, equivale a 20 veces más!

Por este motivo puede incrementar la cantidad de DMSO con el objetivo de obtener un efecto mayor. Siete mililitros de DMSO, es decir, el doble de la cantidad inicial, equivalen a una dosis de casi 0,1 gramos por kilogramo de peso corporal, y así sucesivamente. La única limitación que hay que tener en cuenta cuando se incrementa la dosis de DMSO viene dada por la intensificación del sabor de la bebida y por una posible irritación leve de las mucosas de la garganta. Por ello, si desea tomar más de 10 mililitros de DMSO al día (= 300 mililitros, aproximadamente), es aconsejable distribuirlo en varias tomas que puede ir ingiriendo a distintas horas, por ejemplo, después del desayuno y antes del almuerzo.

2.4 ADMINISTRACIÓN MEDIANTE INYECTABLE

Autorización Legalmente, en Alemania solo los médicos y naturópatas están autorizados para administrar perfusiones intravenosas e inyectar dichas sustancias bajo la piel (subcutáneas) o en un músculo (intramuscular) bajo su propia responsabilidad. En que lo respecta a la autorización para hacer un diagnóstico independiente y a la libre elección de un tratamiento, ambos grupos profesionales reciben una misma consideración legal, lo que constituye una situación única en el mundo. Todas las demás profesiones dentro del entorno del sistema sanitario pertenecen a las denominadas profesiones sanitarias auxiliares y, en un sentido estricto, solo pueden desarrollar su actividad siguiendo las instrucciones de un médico o naturópata. Entre ellos están, por ejemplo, los enfermeros de equipos de rescate, los enfermeros en general, los fisioterapeutas, los asistentes técnicos sanitarios o los farmacéuticos (*receta* proviene del latín y equivale a *recipe*, '¡recibe!'). Aun cuando este principio legalmente cimentado con frecuencia se infiltre en la práctica, o sea, que las instrucciones de un médico o naturópata se presupongan implícitamente, llegados a este punto es necesario advertirlo.

Por lo demás, cualquiera que esté interesado en esta profesión y que reúna los requisitos mínimos obligatorios tendrá la posibilidad de formarse como naturópata, por ejemplo, en nuestro centro, *Praxisinstitut Naturmedizin* (Instituto para la Práctica de la Medicina Natural, www.pranatu.de), o en cualquier otro centro. Pero asesórese de manera objetiva y honesta, ya que en este campo hay, naturalmente, ofertas que son inadecuadas. Para nuestro alumnado, es importante poder contar con un grupo de participantes que les resulte familiar y sea constante, con unos docentes que estén profesionalmente «versados» en la sólida transmisión de los principales fundamentos anatómicos y fisiológicos y con la posibilidad de poder profundizar en sus propias tendencias terapéuticas.

Hacerse naturópata

Además de la autorización* para la administración intravenosa, subcutánea o intramuscular de soluciones, todavía hay/habría que cumplir con un segundo requisito oficial para realizar dicha aplicación. Las perfusiones o los inyectables en cuestión tienen/tendrían que contar con el visto bueno de la autoridad competente conforme a la ley aplicable en materia de fármacos. Dicha obligación de autorización existe para toda forma de aplicación de todo principio activo –tanto para su administración en personas como en animales– y no solo en lo que respecta a esta cuestión. Por consiguiente, en el caso del DMSO, de poco sirve que esta sustancia esté disponible en los preparados anteriormente citados, cremas o gotas, y que estas formas de administración estén autorizadas. Naturalmente, estas resultan inapropiadas para su administración mediante perfusión y la «bendición» burocrática no se traslada al DMSO como dilución acuosa.

¿Autorización?

De ahí que semejantes soluciones no puedan recetarse, no sean reembolsables para los contribuyentes del sistema sanitario y que su aplicación se lleve a cabo bajo la responsabilidad del terapeuta y del paciente (por vía privada).

---

* Novedad: desde noviembre del 2015 las ampollas de DMSO están autorizadas y se comercializan en Alemania.

El hecho de que las soluciones de DMSO no estén autorizadas se debe a varios motivos y, como ya se explicó en la introducción, también ha de ser entendida desde el prisma de la política farmacológica. Esta es también la razón por la que los veterinarios y los médicos no hablan abiertamente sobre esta vía de aplicación del DMSO, especialmente cuando se trata de personas que gozan de gran prestigio, a no ser que tengan una relación de mucha confianza con usted.

A pesar de ello, en las consultas privadas de afamados médicos de medicina deportiva y de cirujanos plásticos, así como, lógicamente, de veterinarios y naturópatas, este líquido se aplica con muy buenos resultados. En el caso de deportistas cotizados, de caballos de carreras y de otras «estrellas», se valora especialmente por el efecto que ejerce al reducir el «tiempo de baja», es decir, de mejorar la cicatrización de las lesiones. Si investiga acerca de las perfusiones con DMSO, fundamentalmente se encontrará con sus aplicaciones en caballos de carreras. En este ámbito el tema se trata abiertamente, hasta cierto punto.

El denominado Paravac, una emulsión con una base de DMSO, fue elaborado por la empresa immunA supuestamente para su ensayo clínico en fase III. Entre tanto, no ha vuelto a oírse nada sobre este preparado, que, por desgracia, aparte del DMSO, contenía unos cuantos ingredientes controvertidos, entre los que estaban, por ejemplo, la dimeticona (polidimetilsiloxano) o los denominados adyuvantes oleosos, que también se emplean como supuestos potenciadores en las vacunas. Yo personalmente rechazaría semejante mezcla, ya que, desde mi punto de vista, los preparados que contienen numerosos productos químicos artificiales no tienen razón de ser. Precisamente este es el proceder que caracteriza a los intereses comerciales acentuados de los que los terapeutas verdaderamente independientes se mantienen totalmente apartados.

Simplemente, tenemos que alegrarnos de poder utilizar de manera tan versátil el DMSO puro en sus concentraciones adecuadas, ya sea mezclado con agua pura, ya sea mezclado con isotónica. Cuando alguien no es capaz de hacer acopio de la paciencia y la flexibilidad necesarias para utilizar este líquido natural, cabe preguntarse si realmente está interesado en las terapias alternativas.

Elaboración propia El principal problema a la hora de utilizar el DMSO en perfusión o como inyectable es la ausencia de soluciones preparadas, ya que no están autorizadas (véase la nota de la pagina anterior). Para que una solución se administre directamente en la sangre o en los tejidos, debe cumplir con una serie de requisitos. La observancia de unos criterios de calidad conforme a las prácticas internacionales correctas para la fabricación de productos farmacéuticos y dispositivos médicos desempeña un papel fundamental en la producción industrial de los denominados fármacos parenterales (ampollas y perfusiones, entre otros). En virtud de esta, dichas sustancias deben envasarse sin pirógenos y todo lo estériles que sea posible. Los pirógenos son sustancias que, cuando se administran por vía intravenosa, pueden producir fiebre. Entre ellos no solo están la contaminación microbiológica o los organismos (bacterias, virus, hongos...), sino también los pirógenos de origen no biológico, que pueden ser partículas microscópicas que se originan debido al desgaste de plásticos, metales o caucho (goma), que no deberían ir a parar al medicamento. ¡Cuando se trata de administrar medicamentos por vía parenteral, los juegos con sustancias infectadas no tienen cabida!

Como consecuencia, para descartar semejantes impurezas, la elaboración «artesanal» de soluciones para perfusiones o inyecciones requiere cumplir con unas normas fundamentales de higiene. A mi modo de ver, los informes sobre «reacciones alérgicas» tras perfusiones o inyecciones acompañadas de escalofríos y cosas semejantes con frecuencia son atribuibles a la ignorancia en lo que respecta a la preparación de estas soluciones, lo cual es igualmente aplicable en el caso de las perfusiones con MMS, entre otras. Es preciso adquirir el conocimiento y la experiencia necesarios para manejar soluciones estériles. Si no puede o no quiere permitírselo, lo mejor es que busque la ayuda de un médico o naturópata para que le muestre y explique todos los pasos. Los terapeutas también tienen la posibilidad de encargar la elaboración de perfusiones en pequeñas cantidades y de conformidad con las condiciones de buenas prácticas de elaboración. Dentro de este segmento hay varios proveedores que también ofrecen parcialmente la posibilidad de que uno lleve sus propios ingredientes y elabore las soluciones en condiciones estériles siguiendo las indicaciones correspondientes.

Los requisitos mínimos que debe cumplir el equipamiento adecuado para la elaboración independiente de los preparados para la administración por vía intravenosa son los siguientes:

En primer lugar, se necesita un lugar de trabajo que esté limpio, como pueda ser, por ejemplo, una encimera de laboratorio o de cocina sobre la que pueda aplicarse un producto desinfectante. También es importante disponer de una bata de laboratorio o de médico que esté limpia, de una mascarilla y de unos guantes de un solo uso para manipular los

Equipo mínimo

materiales necesarios. Es conveniente encontrar un proveedor de artículos para laboratorios o de ingeniería médica que sea de confianza y
que a su vez pueda asesorarle.

Para preparar perfusiones con DMSO, necesita, ante todo, la materia
prima apropiada, es decir, DMSO de calidad farmacéutica certificada
(*Ph. Eur.*). Si nos lo solicita, podemos indicarle algunos proveedores
apropiados o también puede buscarlos a través de Internet. Si al igual
que yo tiene la suerte de conocer a personas dentro del ámbito de la investigación científica, tal vez tenga la posibilidad de conseguir que le
destilen DMSO en condiciones de sala limpia en el vacío a través de
hidróxido de sodio y, a continuación, se lo envasen en un frasco con un
septo en una atmósfera protectora.

Filtro para jeringa En caso contrario, deberá trabajar con nanofiltros estériles para pu-
rificar el DMSO antes de agregarlo al fluido para ser perfundido. Cuando
se habló del concepto del mecanismo de envasado hecho por uno
mismo, ya se apuntó indirectamente a esta posibilidad (véase 2.1). Para
ello, necesitará filtros de jeringa estériles –envasados y encapsulados individualmente– que dispongan de una conexión Luer en ambos extremos, lo que permite que puedan utilizarse fácilmente como adaptador
con las jeringas normales de uso médico. Naturalmente, estas también
deben estar en un envase estéril en el que aparezca indicada una fecha
de caducidad válida. Hay filtros de jeringa de diversas dimensiones, tamaños de poro y materiales. Los adecuados son, por ejemplo, aquellos
con un tamaño de poro de 200 nanómetros o menos y cuyo material del
filtro aparezca identificado como PTFE (politetrafluoroetileno) o PA (po-
liamida = nailon). Lo mejor es que pregunte al proveedor cuál es el tipo
más indicado para el filtrado del DMSO. Para «desactivar» una posible
contaminación biológica, es recomendable calentar la cantidad de
DMSO que se vaya a utilizar a entre 70 y 90 °C antes de filtrarla. De esa
manera se desnaturalizarán los microorganismos y las enzimas. Para ello,
puede verterse el DMSO en un recipiente de cristal para laboratorio –
un vaso de precipitados o un matraz Erlenmeyer– o en una jarra para té
o café que haya sido previamente tratada y calentarlo en la cocina. Con
el propósito de controlar el proceso de calentamiento, es aconsejable
emplear un sencillo termómetro de laboratorio hecho de cristal que tenga
un intervalo de medición adecuado (por ejemplo, entre -15 y +150 °C) y
colocarlo en el recipiente. La temperatura también puede medirse sin
necesidad de contacto empleando un termómetro infrarrojo.

Atención: Hay que volver a señalar que el DMSO es combustible

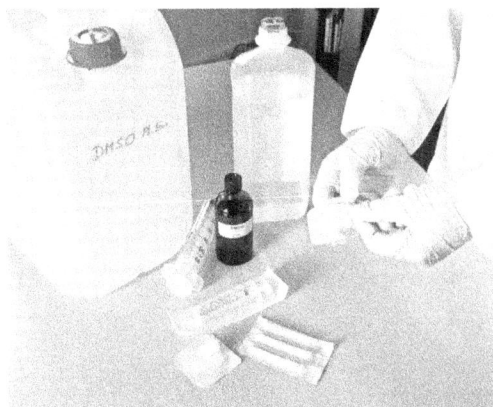

Figura 28: Materiales para la perfusión con DMSO

y que sus vapores se inflaman con facilidad. Por este motivo, ¡no debe calentarse con fuego, no hay que calentarlo en exceso y no debe situarse próximo a un foco de ignición!

¡Este tratamiento previo del DMSO debe llevarse a cabo en unas condiciones de limpieza total!

En el caso de que no desee construir un mecanismo de envasado como el que he sugerido, desde luego también puede colocar una simple jeringuilla con aguja estéril delante del filtro para extraer el DMSO del recipiente. En este caso debe asegurarse meticulosamente de desechar esta aguja del envase tras la extracción del DMSO y de utilizar una nueva para introducirlo en el recipiente para la perfusión. En ambos casos, proceda de la siguiente manera: *Diez pasos para la perfusión*

1. Disponga de una superficie de trabajo que esté limpia y desinfectada.
2. Prepare el material:
   * DMSO *Ph. Eur.* (a ser posible, previamente calentado);
   * jeringas/filtros/agujas del tamaño adecuado;
   * frasco o bolsa para perfusión que contenga 500 o 1000 mililitros de solución salina o electrolítica isotónica;
   * papelera para desechar las agujas utilizadas.
3. Póngase una bata de laboratorio, mascarilla y guantes desechables.
4. Extraiga una jeringa del tamaño deseado de su envoltorio estéril.
5. Extraiga el filtro de jeringa de su envase estéril y adáptelo a la jeringa con el conector Luer hembra.
6. Ajuste el conector Luer macho al mecanismo de envasado o a una aguja hipodérmica (20G amarilla).

7. Extraiga de su recipiente la cantidad necesaria de DMSO con la jeringa a través del filtro.
8. Retire la aguja/filtro de la jeringa y coloque una cánula.
9. Perfore con la aguja el tapón de goma en el sitio indicado en el cuello de la bolsa de perfusión e inyecte el DMSO en la solución para la infusión.
10. Mezcle los fluidos invirtiendo varias veces el recipiente de perfusión.

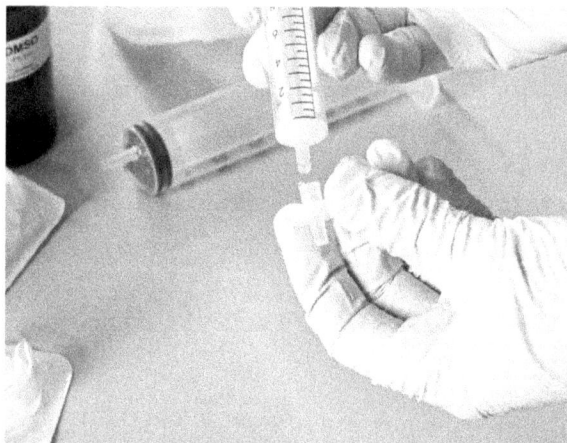

Figura 29: Colocación del nanofiltro

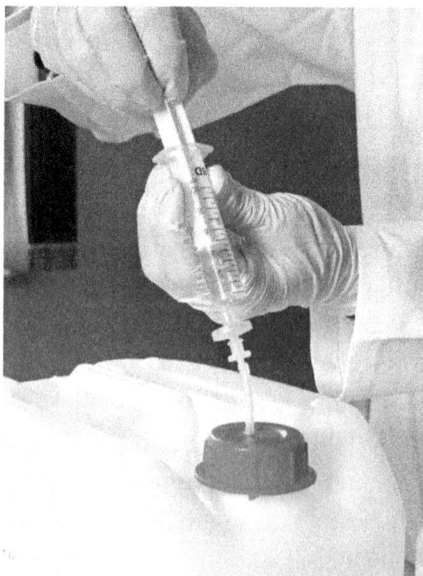

Figura 30: Extracción del DMSO a través del filtro

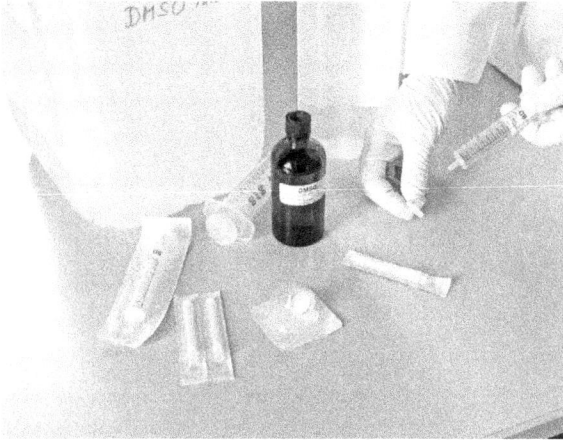

Figura 31: Retiración del nanofiltro

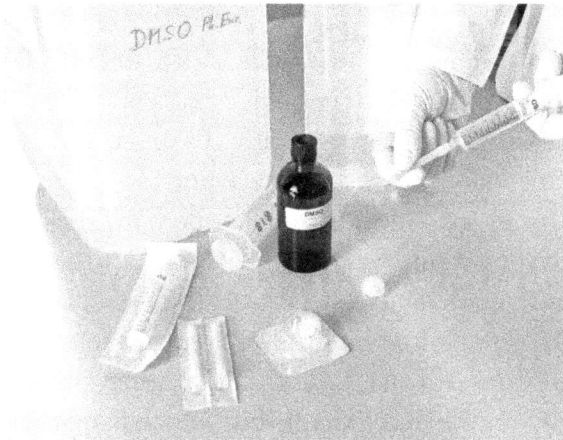

Figura 32: Colocación de la aguja estéril

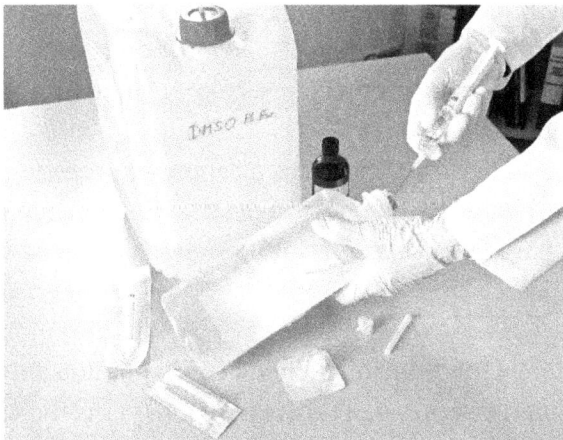

Figura 33: Inyección del DMSO depurado a través del tapón

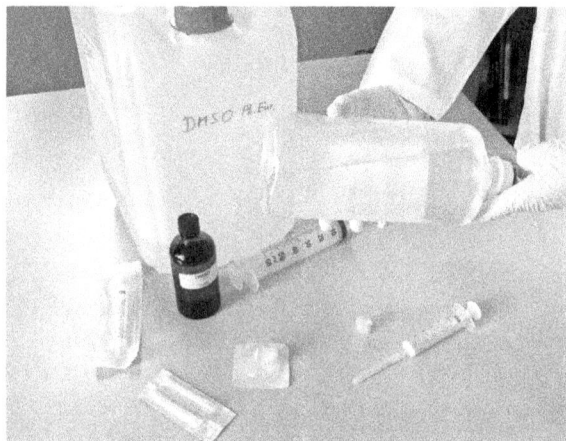

Figura 34: Mezcla de la solución para la perfusión

Alternativamente, también puede extraer en primer lugar el DMSO sin el filtro y colocar el nanofiltro entre la aguja y la jeringa cuando vaya a inyectarlo en la solución para perfundir. Es una cuestión de gustos.

Comprobará que resulta bastante laborioso introducir el viscoso DMSO a través de este filtro de tamaño de poro reducido. Esta parte del proceso puede simplificarse algo si el DMSO se mezcla con una determinada cantidad de agua **esterilizada**. Por ejemplo, con este fin se prepararía una solución de DMSO al 25 % mezclando una parte de DMSO y tres partes de agua. Esta solución es más fluida que una solución de DMSO puro y hace falta menos fuerza para poder filtrarla. En este caso, para obtener una mezcla con la misma concentración de DMSO, bastará con utilizar una cantidad que sea cuatro veces mayor.

Si no precisa utilizar inmediatamente la infusión que ha elaborado, deberá guardarla en un lugar en el que esté protegida de la luz, como, por ejemplo, en un armario.

Tenga siempre presente que lleva a cabo este procedimiento bajo su propia responsabilidad y que debe sopesar si únicamente desea utilizar este remedio para tratarse a sí mismo o si desea hacer su uso extensivo a otras personas.

Cálculos De acuerdo con la información incluida en el apartado anterior –«Toma oral»–, elija la proporción de DMSO para una perfusión en función del peso corporal. Al hacerlo, hay que tener en cuenta que, para evitar una posible irritación de las venas, la concentración total de la solución no debe ser excesivamente elevada. En los caballos, por ejemplo, suele emplearse una solución en torno a un 13 %. Para su uso en personas, ha de ser considerablemente inferior. Si pesa 70 kilogramos y desea perfundir 0,2 gramos de DMSO por kilogramo de peso corporal, deberá introducir 14 gramos de DMSO puro en la bolsa de perfusión, lo que equivale a unos 12,5 mililitros. Si, por ejemplo, se tratase de una infusión de electrolitos de 500 mililitros, de este modo obtendría una concentración con un volumen de apenas un 2,8 %, lo cual es claramente inferior al 13 %.

Si desea administrar una cantidad superior a 25 mililitros de DMSO de una sola vez (= 27,5 gramos), es recomendable que emplee una infusión de 1000 mililitros. Si quiere o tiene que tener cuidado con la cantidad de sal común (NaCl) que ingiere –¡un litro de una solución isotónica de NaCl contiene al menos nueve gramos!–, alternativamente puede utilizar una infusión de glucosa al 5 %.

Con el objetivo de ofrecerle una perspectiva, a continuación encontrará un cuadro sinóptico para el DMSO:

Conversión:

1 ml DMSO = 1,1 g de DMSO → 1 g DMSO = 0,91 ml DMSO
1 g/kg PC ≙ 1 g/k. p.c.
10 ml DMSO:
en 250 ml solución para perfusión → ≈ 3,8 % vol. ≈ 4,2 % de peso
en 500 ml solución para perfusión → ≈ 2 % vol. ≈ 2,2 % de peso
en 1000 ml solución para perfusión → ≈ 1 % vol. ≈ 1,1 % de peso

50 ml DMSO:
en 500 ml solución para perfusión → ≈ 9 % vol. ≈ 9,9 % de peso
en 1000 ml solución para infusión → ≈ 4,8 % vol. ≈ 5,2 % de peso

Al establecer la concentración, debe tener en cuenta que el volumen de DMSO añadido aumenta la cantidad total de infusión preparada. A continuación, podrá calcular la dilución obtenida mediante una sencilla regla de tres, ya sea en porcentaje de volumen, ya sea en porcentaje de peso, según haya utilizado gramos o mililitros. Así, por ejemplo, la fórmula para una bolsa de perfusión que contenga 500 mililitros de solución electrolítica con 50 mililitros de DMSO será la siguiente:

50 ml de DMSO ≙ X %
550 ml en total ≙ 100 % → X % = (50 ml × 100 %) / 550 ml = 9,1 % vol.

Si hubiese que calcularlo todo en porcentajes sobre el peso, en primer lugar habría que multiplicar el volumen en mililitros del DMSO por la densidad de 1,1 gramos por mililitro. Para ello, consideramos que la densidad de la solución para la perfusión es de un gramo por mililitro. En el caso del ejemplo anterior, la fórmula sería la siguiente:

55 g de DMSO $\widehat{=}$ X %

555 g en total $\widehat{=}$ 100 % → X % = (55 g × 100 %) / 555 g = 9,9 % de peso

Velocidad de perfusión Las perfusiones de DMSO pueden administrarse, es decir, inyectarse, con relativa rapidez. Al contrario de lo que sucede con la sustancia oxidativa ClO_2 (principio activo del MMS), cuyo medio de transporte – glóbulos rojos y demás portadores– tiene una capacidad limitada, el DMSO también se disuelve en la sangre de manera óptima en cantidades significativas y cuenta con una elevada velocidad de distribución. Al igual que sucede con las infusiones que tienen un alto nivel de ácido ascórbico, también es conveniente conseguir una tasa elevada de distribución del DMSO en el cuerpo. Una infusión de 500 mililitros, dosificada conforme a las instrucciones anteriores, puede efectuarse con una velocidad de perfusión de 300 gotas por minuto, de tal manera que en poco más de 30 minutos habrá finalizado.

10 pasos para preparar el inyectable Hablemos ahora sobre las inyecciones **subcutáneas** o **intramusculares** de una solución acuosa de DMSO. También en este caso hay que tener en cuenta la concentración de la dilución previamente elaborada. Además, al igual que en la anterior cuestión relativa a las perfusiones, es evidente que para este uso deben aplicarse las mismas normas relativas a la higiene y a la cadena de preparación estéril. La diferencia más importante es el volumen total de la solución inyectable, que, al contrario de lo que sucede con la perfusión, es de apenas unos mililitros. Procedimiento:

1. Disponga de una superficie de trabajo que esté limpia y desinfectada.
2. Prepare el material:
   - DMSO *Ph. Eur.* (a ser posible, previamente calentado);
   - jeringas/filtros/agujas del tamaño adecuado;
   - ampollas o viales que contengan una solución salina isotónica;
   - a ser posible, una válvula con filtro (Mini-Spike®) para el vial;
   - papelera para desechar las agujas utilizadas.
3. Póngase una bata de laboratorio, mascarilla y guantes desechables.

4. Extraiga una jeringa del tamaño deseado de su envoltorio estéril.

5. Extraiga el filtro de jeringa de su envase estéril y adáptelo a la jeringa con el conector Luer hembra.

6. A continuación, ajuste el conector Luer macho al mecanismo de envasado o a una aguja hipodérmica (20G amarilla).

7. Seguidamente, extraiga del recipiente la cantidad necesaria de DMSO a través del filtro utilizando la jeringa. ¡Al hacerlo tenga en cuenta que debe dejar espacio suficiente en la jeringa para el agua esterilizada que se incorporará más adelante!

8. Retire la aguja/filtro de la jeringa e insértelo en el Mini-Spike® que hay en el vial con la solución salina isotónica o inserte una nueva aguja para extraer la solución de NaCl de la ampolla que abrió previamente. Siga llenando la jeringa con la solución salina estéril hasta alcanzar el volumen total deseado.

9. Retire también esta aguja de la jeringa o extráigala del Mini-Spike® e invierta nuevamente la jeringa reiteradas veces para mezclar los fluidos que contiene.

10. Coloque en la jeringa la aguja adecuada para la aplicación prevista. Para las inyecciones subcutáneas, es conveniente optar por una aguja más corta con un calibre pequeño (por ejemplo, violeta o azul, 24/23G) y para las intramusculares, algo más resistente/larga (por ejemplo, negra o verde, 22/21G).

En lo que respecta a la concentración de DMSO de las soluciones inyectables preparadas de esta guisa, las consideraciones del apartado relativo a las perfusiones son aplicables de una manera muy similar. Si, por ejemplo, utiliza una jeringa con una capacidad total de cinco mililitros y mezcla en ella un mililitro de DMSO con cuatro mililitros de solución salina isotónica, conforme al paso anteriormente descrito, obtendrá una dilución al 20 % referida al volumen:

1 ml de DMSO $\hat{=}$ X %

5 ml totales $\hat{=}$ 100 % → X % = (1 ml × 100 %) / 5 ml = 20 % vol.

En el caso de las inyecciones subcutáneas o intramusculares, en general, puede estar indicado administrar directamente en el torrente sanguíneo concentraciones superiores a las empleadas en las perfusiones. En principio, estas inyecciones deben ser entendidas más bien como una aplicación local o tópica, al contrario de lo que sucede con la aplicación general a través de la perfusión. Como ya se ha dicho en reiteradas ocasiones, una cosa no puede separarse completamente de la otra debido a la rapidez con la que el DMSO se propaga por todo el cuerpo. Desde esta perspectiva, una inyección intramuscular (o percutánea o transcutánea) sustituye o refuerza la aplicación externa con un pincel sobre la piel en el mismo sitio. Sin embargo, su distribución y excreción −a través de la orina, por ejemplo− no se desarrolla de un modo muy diferente al de otras vías de administración. En todo caso, las soluciones inyectables empleadas también deberían contener una concentración (localmente) eficaz de DMSO. En el apartado 2.2 de este capítulo ya se ofreció un cuadro con algunas propuestas.

2.5 APLICACIONES DEL DMSO COMBINADO
CON OTRAS SUSTANCIAS

Un compuesto es un medicamento formado por la mezcla de, al menos, dos principios activos diferentes para su aplicación terapéutica. Se trata de un procedimiento muy extendido y, a diferencia de los fármacos compuestos por un único principio activo, ante todo debe favorecer la sinergia entre las propiedades de cada una de las sustancias −es decir, la forma en la que «trabajan juntas»−. Naturalmente, dentro del ámbito de los fármacos ya preparados existe una gran cantidad de combinaciones de principios activos que son absurdas. Con frecuencia, únicamente se crean con base en motivos de mercadotecnia para poder ofrecer algo que tenga el atributo de ser «nuevo».

El gran peligro que se deriva de administrar diversos principios activos simultáneamente es que no puede determinarse con claridad cuál ha sido la implicación de cada uno de los componentes del medicamento en su acción ni en los efectos secundarios. Así mismo, se ignora cuál ha sido la «tecla» que ha tocado en el organismo. Es por este motivo por el que este procedimiento suele carecer de valor para determinar la efectividad y, menos aún, para establecer unas causas globales a través de la respuesta del cuerpo a las medidas terapéuticas. Naturalmente, puede alegarse que con frecuencia nos curamos un «resfriado» febril, una herida o una enfermedad del aparato locomotor gracias a la aplicación simultánea de diversos «remedios caseros» siguiendo nuestro propio criterio. En estos casos actuamos basándonos en nuestra experiencia sobre el propio cuerpo combinando calor, hierbas, luz, reposo,

Buenos motivos para combinarlo

vendajes, agua, oraciones y muchos otros «principios activos» sin que posteriormente podamos determinar qué resultó ser lo más efectivo. Poder establecer este aspecto resulta irrelevante, ya que intuitivamente hemos puesto en juego una «colaboración» –es decir, una sinergia– de diversas sustancias en el cuerpo, la mente y el espíritu.

Analizándolo más detalladamente, al hacerlo no solo utilizamos diferentes materias o sustancias, sino también las diversas propiedades y modulaciones que les son inherentes. Por lo tanto, se trata de combinaciones formadas por combinaciones.

En un sentido figurado, cuando utilizamos el DMSO como preparado formado por una única sustancia, nos beneficiamos de las numerosas propiedades farmacológicas anteriormente descritas que tiene este líquido singular.

Y, sin embargo, en muchos casos existen buenas razones para administrar el DMSO combinado con otras sustancias. La más frecuente es reforzar el efecto de remedios que al disolverse en DMSO penetran mejor o más profundamente en los tejidos. No obstante, considero que previamente debería administrarse el producto solo, al menos una vez, para comprobar la tolerancia y constatar las reacciones que pudiera desencadenar. Solo entonces podrá evaluarse la conveniencia de combinar el DMSO y juzgar su efectividad posteriormente. Cuando en el caso de enfermedades agudas el factor tiempo esté muy limitado y sea preciso disponer rápidamente de todos los «registros» de una terapia que resulte efectiva, naturalmente pueden aplicarse de inmediato combinaciones en las que se tenga experiencia y que hayan demostrado dar buenos resultados. Una vez que el dolor se haya calmado o la inflamación haya remitido, puede trabajarse en las causas.

2.5.1 DMSO con MMS/SDC o peróxido de hidrógeno

Puede informarse detalladamente sobre el MMS/SDC en el libro de la Dra. Oswald *La guía del MMS*. Se trata de una solución de clorito sódico que se activa inmediatamente antes de su aplicación reduciendo su pH, lo que da lugar a dióxido de cloro, un oxidante sumamente efectivo. El norteamericano Jim Humble se ha encargado de dar a conocer este tipo de tratamiento, habiendo obtenido unos resultados sorprendentes, especialmente en infecciones y enfermedades tumorales. Por este motivo, este principio terapéutico se ha extendido muy rápidamente por todo el mundo. Desde un punto de vista químico-fisiológico, se encuadra dentro de los tratamientos denominados *terapias biooxidativas*, a las que, entre otras, también pertenece la archiconocida ozonoterapia. Otros de sus parientes son la oxigenoterapia hiperbárica, la terapia con oxígeno ionizado o la propia aplicación de peróxido de hidrógeno. A continuación, voy a facilitarle algunas aclaraciones para que pueda comprender mejor la utilización de una combinación hecha a partir del antioxidante DMSO con un «oxidante», es decir, el MMS/SDC (ClO_2) y agua oxigenada (H_2O_2).

Fundamentos de la oxidación Desde un punto de vista evolutivo, una de las funciones bioquímicas más significativas del cuerpo humano −así como del resto de mamíferos y organismos superiores− es la capacidad de manejar los procesos oxidativos y, además, utilizarlos con elegancia. Para expresarlo de una forma más sencilla, resulta sorprendente que nos sintamos a gusto en una atmósfera llena de oxígeno (en una proporción de un 21 %).

Y es que, desde un punto de vista químico, el oxígeno (O_2) es una sustancia sumamente agresiva, dotada de un potencial máximo de oxidación positivo de 1,23 voltios (dependiendo del valor del pH)[53]. En comparación, el ozono (O_3), cuyo efecto oxidativo es superior y resulta altamente tóxico para el ser humano al ser respirado, tiene un potencial máximo de oxidación de 2,07 voltios.

Si lo comparamos con el dióxido de cloro (ClO_2) −el auténtico principio activo de la solución de MMS activado−, con un potencial máximo de oxidación de 1,5 voltios, resulta ser un agente oxidante bastante moderado. Este hecho también nos permite comprender la selectividad oxidativa del MMS / solución de dióxido de cloro, que garantiza que los tejidos del paciente sometido al tratamiento permanezcan ilesos. Ahí precisamente radica la diferencia entre la quimioterapia de la medicina convencional y el MMS. O, remitiéndonos a la introducción, el tratamiento con MMS **no** causa la caída del cabello ni otros efectos secundarios desagradables.

Combatir las infecciones En todo caso, los denominados organismos anaeróbicos, entre los que, como su propio nombre indica, se encuentran muchos microorganismos patógenos (virus, bacterias, hongos…), no pueden aguantar el oxígeno debido a su efecto oxidante. Cuando se encuentran expuestos a una atmósfera con oxígeno u otros oxidantes −tales como MMS/SDC, H_2O_2 u ozono−, son destruidos e inactivados porque no son capaces de desenvolverse adecuadamente en un entorno oxidativo. Visto desde el punto de vista de la evolución, se debe a que estos microorganismos poblaban el planeta mucho antes de que hubiese oxígeno en la atmósfera, por lo que no tuvieron ninguna razón para adaptarse.

Hoy en día se considera que todos los seres (celulares) se clasifican en tres categorías: las arqueas, las bacterias y los eucariontes −todos los seres vivos cuyas células están dotadas de un verdadero núcleo celular y, por lo tanto, estamos incluidos−. Con todo, las arqueas y las bacterias primitivas (anaerobias) deben considerarse las precursoras de las formas de vida superior, aquellas que prepararon el camino para las plantas y los animales. Cuando dieron lugar a la vegetación que utilizaba la clorofila, el oxígeno hizo acto de presencia en el mundo. Como es bien sabido, las plantas verdes generan oxígeno como parte de su actividad metabólica a partir de dióxido de carbono, agua y luz.

Solo porque en la actualidad algunos de los múltiples microorganismos bacterianos se encuentren entre nuestros enemigos naturales −es decir, son potenciales agentes patógenos−, no deberíamos menospreciarlos demasiado. Gracias a su aparición en el escenario de la vida sobre la Tierra, hace millones de años, se dieron las condiciones del planeta tal y como las conocemos y apreciamos.

Si se nos acercan y se reproducen excesivamente en nuestro cuerpo provocando una infección acompañada de síntomas de una enfermedad, lógicamente podemos combatirlos mediante la oxidación. Al contrario de lo que sucede con los seres vivos superiores (eucariotas), no están suficientemente dotados de las enzimas protectoras necesarias para hacer frente a estos procesos químicos, lo que también es aplicable a aquellas bacterias que se han adaptado al oxígeno (aerobias facultativas) y a aquellas que incluso necesitan el oxígeno (aerobias), así como a los virus, los protozoos o los parásitos: todos ellos son completamente destruidos por aquellas sustancias cuyo alto potencial oxidativo es superior al del oxígeno.

El arte consiste en saber utilizar dichas sustancias oxidativas de tal modo que dañen lo menos posible las células de nuestro cuerpo. Dicho arte, que lleva ya mucho tiempo practicándose −por ejemplo, a través de la ozonoterapia− ha alcanzado una nueva dimensión gracias a Jim Humble.

Con esta información básica ya puede completar el rompecabezas que la ciencia ha investigado por nosotros. Por un lado, están los organismos superiores, como es el caso del ser humano, que a lo largo de la evolución se han ido adaptando a la «presión oxidativa» de la atmósfera terrestre. Pero eso no es todo. Nuestro organismo, altamente diferenciado, lleva a cabo numerosas reacciones de oxidación como parte del metabolismo y –esta es la auténtica «joya de la corona»– para protegerse

Defensa contra las enfermedades. Nuestro sistema inmunitario –refiriéndonos a
natural los glóbulos blancos (leucocitos)– moviliza sustancias altamente oxidativas en su lucha permanente contra los invasores o los mutantes (microorganismos o células tumorales). Entre ellas están el agua oxigenada, los hipocloritos, el peroxinitrito (ONOO-) o los radicales derivados de otras especies reactivas del oxígeno (ERO), todo lo cual suena a una «munición» bastante agresiva. Los leucocitos aprovechan la capacidad extremadamente destructora de estas moléculas para los mecanismos de defensa y protección. El peróxido de hidrógeno y los hipocloritos forman parte del arsenal permanente de los glóbulos blancos, los cuales los emplean para eliminar las partículas «sospechosas». El agua oxigenada, por ejemplo, se deriva del todavía más agresivo superóxido (O_2-) con ayuda de la enzima superóxido dismutasa (SOD). Los organismos aeróbicos emplean esta enzima, especialmente, para «desactivar» los aniones superóxido, los cuales pueden ocasionar daños en las células debido al estrés oxidativo.

Así pues, los oxidantes, que con frecuencia son radicales libres, son de gran importancia para el funcionamiento del organismo en su conjunto. El radical hidroxilo (HO•), por ejemplo, es capaz de «quemar» virus, bacterias, células tumorales, hongos y similares gracias a su elevada capacidad de oxidación, de 2,3 voltios. Estas sustancias sirven para que nuestros fagocitos, nuestras células citocidas naturales y otras células del sistema inmunitario innato destruyan definitivamente a los enemigos de la salud una vez que los han localizado o incluso los han detenido, lo cual sucede a través de la denominada lisis (ruptura): las paredes celulares son perforadas y, a continuación, toda la célula es despedazada.

No es algo que, ni mucho menos, suceda al fagocitar –es decir, devorar– completamente al enemigo, ya que, si así fuese, este podría atacar «desde dentro» la célula inmunitaria o reproducirse en su interior. No, es preciso efectuar el trabajo completo, la descomposición integral de las partículas enemigas en residuos que sean lo más inofensivos posibles para poder metabolizarlos o excretarlos a continuación. En el transcurso de esta aniquilación final de las bacterias, algunos fagocitos, por ejemplo, perecen desinteresadamente, dando lugar al pus, que es una mezcla de residuos bacterianos y glóbulos blancos consumidos.

Por lo demás, estos conocimientos forman parte de los trabajos de investigación llevados a cabo por los tres ganadores del Premio Nobel de Medicina del año 2011. En el caso del inmunólogo Ralph Steinman, esta notable distinción le fue otorgada a título póstumo al haber fallecido pocos días antes. A partir de los resultados obtenidos por este y otros investigadores, puede inferirse, entre otras cosas, que en lo que respecta al rendimiento fundamental de las células inmunitarias –que comprende la identificación y el combate de las estructuras «extrañas»– es irrelevante que se trate de bacterias, virus, hongos, células tumorales degeneradas, toxinas, polen o cualquier otro antígeno.

Quiero insistir aquí especialmente en ello (y con satisfacción) porque, por ejemplo, la industria farmacéutica o quienes quieran que se dejen instrumentalizar por ella aducen que sería absurdo tratar enfermedades tan diferentes como puedan ser infecciones (virus, bacterias…), procesos autoinmunes o tumores malignos (células degeneradas) por medio de un mismo principio activo (MMS, DMSO).

Sin embargo, desde el punto de vista de nuestro sistema inmunitario, todos los «enemigos sospechosos» implicados en ellos constituyen estímulos –básicamente similares– para la activación de las defensas.

De todas formas, actualmente cada vez más se sospecha que las causas de muchas de estas enfermedades, incluidas las dolencias metabólicas, deben buscarse en infecciones víricas o bacterianas que el paciente en cuestión haya padecido anteriormente. Dichas infecciones pueden remontarse a décadas o haber transcurrido silenciosamente, de modo que ya no nos acordemos porque los síntomas típicos, como la fiebre o los dolores, ni siquiera se manifiestan. Entre tanto, es prácticamente una opinión de libro de texto que las enfermedades autoinmunitarias causadas por el azúcar (diabetes *mellitus* tipo 1), las enfermedades neurodegenerativas como la demencia, la enfermedad de Parkinson o la esclerosis múltiple, así como diversos tipos de cáncer, son debidas a dichas infecciones víricas pretéritas. Es posible que nuestro sistema inmunitario no hubiese sido de capaz de haberlas combatido con éxito y rotundidad. *Las infecciones como causa*

De acuerdo con ello, dentro de la ciencia médica también está tomando cuerpo la idea de que, al menos, la prevención de diversas enfermedades que actualmente están catalogadas dentro de especialidades diferentes probablemente sea, a fin de cuentas, muy similar. De este modo se impone un tratamiento eficaz, fundamentalmente orientado hacia las funciones que faltan en la resistencia inmunitaria natural (oxidación) o en su debilidad (provisional). Estos conocimientos no son nuevos en absoluto; provienen de varios científicos médicos excelentes y al mismo tiempo «explican» la sorprendente efectividad del DMSO, del MMS y compañía.

Absorción segura Una vez hecha la división entre «buenos y malos», la contraposición entre organismos fuertes o sensibles ante la oxidación suena muy bien en conjunto, pero hay algo importante que no debemos olvidar. Por muy elegante que pueda parecer el uso del poder de la química en la defensa contra las enfermedades, es obvio que los «productos químicos desinfectantes» anteriormente mencionados −como el peróxido o el hipoclorito− deben mantenerse bajo control. ¡Esta es la verdadera conquista evolutiva! Al igual que nuestro cuerpo está en condiciones de manejar la cantidad exacta de oxígeno que establece la naturaleza sin sufrir los daños de la oxidación, debe ser capaz de manejar de forma segura los demás oxidantes que produce a modo de munición, lo que, a su vez, requiere que sea sumamente selectivo. En primer lugar, en lo que se refiere a la cantidad que produce de estas sustancias, es bien sabido que tanto el exceso como la falta de oxígeno nos dañan. En segundo lugar, en lo que respecta a los mecanismos de seguridad, garantizan que estas sustancias agresivas puedan volver a ser debidamente aprehendidas y degradadas. Habitualmente este proceso sucede enzimáticamente, es decir, con la ayuda de catalizadores específicos para cada una de las reacciones de descomposición química.

Mecanismos de defensa Llegados a este punto, los antioxidantes aparecen en escena. Como puede imaginarse, se trata de sustancias capaces de deshacer enlaces activos mediante la oxidación −y, por ende, de manera agresiva− o de propiciar su eliminación. Existen muchas sustancias que actúan como antioxidantes. Ya lo sabe gracias a la propaganda de los medicamentos que se venden sin receta o de los complementos alimenticios: siempre intentan convencernos de que consumamos muchos más antioxidantes o de que nos embadurnemos con ellos. Destacan sustancias tan conocidas como el ácido ascórbico (vitamina C), el tocoferol (vitamina E), el betacaroteno (provitamina A) o los flavonoides y el glutatión. Teniendo en cuenta lo dicho anteriormente, estará en condiciones de juzgar por sí mismo si realmente tiene sentido eliminar las sustancias oxidantes −con las cuales combatimos las enfermedades− tomando antioxidantes.

Seguramente también sepa que cuando se padecen enfermedades tumorales, por ejemplo, se recomienda dejar de tomar café. ¡El café es rico en antioxidantes! Como ya se ha dicho, las células tumorales son aquellas que las células del sistema inmunitario innato realmente deben devorar y destruir (fagocitosis y lisis). Su destrucción tiene lugar mediante la oxidación y los antioxidantes pueden frenar este proceso. Estas relaciones también se han demostrado científicamente. Considere ahora si la industria de los antioxidantes debe favorecerse siempre...

Naturalmente, este es un asunto que debe considerarse en detalle, ya que los diversos antioxidantes también son específicos. Pese a ello, debemos tener en cuenta que afortunadamente la naturaleza ha dotado a nuestro cuerpo de los «mecanismos de destrucción» de acción antioxidante necesarios gracias a los cuales es posible hacer frente de un modo seguro a los productos químicos oxidantes agresivos.

Resumiendo una vez más: como seres vivos altamente evolucionados que somos, podemos manejar las sustancias oxidantes y utilizarlas en el metabolismo y en la lucha interna contra las enfermedades. Estos procesos transcurren de manera rutinaria y organizada, sin que tengamos noción de ellos. Actualmente sabemos que en nuestro cuerpo se producen mutaciones celulares con una regularidad estadística de varias veces semanales. El que, en circunstancias normales, estas mutaciones no den lugar a un cáncer y el que toda bacteria patógena invasora no provoque una infección se debe a la actividad oxidativa de las células del sistema inmunitario anteriormente descrita, que en un cuerpo sano destruye inmediatamente a los «sospechosos».

Entonces ¿qué sentido tiene tomar pastillas que carecen de una finalidad concreta solo porque la publicidad nos prometa que tienen un efecto antioxidante? Naturalmente, los procesos normales que hasta ahora se han descrito se vuelven incontrolables cuando se destruye el equilibrio natural que debe haber entre los procesos oxidativos y los de «extinción», con lo que puede producirse un mayor estrés oxidativo debido, por ejemplo, al consumo de estimulantes nocivos (alcohol o tabaco), a los agentes patógenos, a los hábitos alimenticios o a la falta de actividad, lo que provoca una carencia de antioxidantes o una mayor producción de oxidantes.

Las enfermedades típicas de la civilización se producen por la sobrecarga de los procesos normales de reparación o de desintoxicación de los tejidos. Por ejemplo, cuando hay una carencia permanente de oxidantes, se producen infecciones o insuficiencias metabólicas y si, por el contrario, predomina una carencia de antioxidantes disponibles, se presentan molestias articulares y enfermedades por atopía, gastrointestinales o neurodegenerativas. Por este motivo, en estos casos la medicina alternativa también es partidaria de administrar las sustancias deficitarias según lo requiera el cuadro clínico. En este capítulo se trata precisamente de tres de ellas.

Prooxidación   El MMS/SDC tiene un efecto oxidativo selectivo, lo que le permite compensar la carencia de poder oxidante que haya podido dar lugar a la libre reproducción de microorganismos mórbidos (como pueda ser el *Plasmodium* de la malaria) o la proliferación de células degeneradas (por ejemplo, las células cancerosas). Al ser evidente que el sistema inmunitario está demasiado debilitado para combatir las enfermedades, emulan la capacidad oxidativa de las células del sistema inmunitario administrando MMS/SDC. En este sentido, el MMS/SDC apoya a las células inmunitarias ayudándolas en su tarea de «matar» para que el cuerpo solo tenga que ocuparse de las tareas de desescombro. Como ya se ha dicho anteriormente, esto es válido principalmente para todo tipo de antígenos, es decir, partículas, células y moléculas mórbidas.

Anti-   Por el contrario, el DMSO es un antioxidante beneficioso. Es selec-
oxidación tivo, lo que significa que no capta los oxidantes arbitrariamente. Por ello, no debemos temer que al tomarlo, por ejemplo, se atenúe el efecto oxidativo del MMS, como presumimos que en parte sucede con la vitamina C. El DMSO «elimina» principalmente los denominados radicales hidroxilo (HO•), a los que capta químicamente, que se producen en los tejidos, a muy pequeña escala, dentro del proceso de la cadena respiratoria junto con el peróxido de hidrógeno y otras especies reactivas del oxígeno (ERO), concretamente, en las mitocondrias, los centros energéticos de las células, en los que se consumen oxígeno y glucosa, lo que libera energía y da lugar a agua y dióxido de carbono. Se considera que la hipoxia −es decir, el déficit de oxígeno entre las células− es el principal desencadenante del aumento de la producción de radicales hidroxilo. A su vez, la disminución del suministro de oxígeno en las células puede deberse a varios motivos, entre los que destacan la falta de riego sanguíneo (arteriosclerosis…), la apnea del sueño, la anemia o la carencia de hierro, el déficit alimentario, la acumulación de toxinas u otras dolencias.

Una   Ya sabe por qué en el tratamiento de muchos problemas de la salud
combinación resulta sumamente conveniente combinar el antioxidante DMSO con
conveniente un oxidante −como el MMS/SDC (ClO_2) o el peróxido de hidrógeno−. El DMSO se encarga de captar los radicales hidroxilo perjudiciales que hay en los tejidos desabastecidos y enfermos al mismo tiempo que actúa como «transportador» para mejorar la difusión de los oxidantes disueltos en él. Por su parte, el oxidante refuerza la resistencia inmunitaria combatiendo las células o partículas dañinas por medio de la oxidación,

la cual causa, por ejemplo, el deterioro de la pared celular de las bacterias o de las células tumorales. Hay que entenderlo en el sentido de que ambos aspectos del tratamiento –el oxidante y el antioxidante–, cada uno de los cuales es sumamente efectivo, se nutren recíprocamente, constituyendo una única acción.

En el libro *La guía del MMS*, de la Dra. Oswald, encontrará una descripción gráfica de los efectos positivos generales que los agentes oxidantes tales como el MMS/SDC y el H_2O_2 ejercen en nuestro cuerpo, así como en sus efectos inmunológicos. En él cita un resumen de los avances científicos de Thomas Lee Hesselink en esta materia. De ello también se desprende que, entre otras cosas, los oxidantes mejoran la difusión general del oxígeno vital desde los glóbulos rojos a los tejidos, el cual, a su vez, actúa en las células del cuerpo como agente oxidante para la obtención de energía mediante la «combustión de glucosa», para desintoxicar o en los procesos de regeneración y defensa. Por todo ello, se recomienda la utilización simultánea del DMSO con agentes oxidantes –tales como el MMS/SDC o el H_2O_2–, ya que el DMSO favorece la actuación de las propiedades positivas de los oxidantes.

Puesto que en realidad todo ello se debe a la transferencia de electrones y a las equivalencias del oxígeno, podríamos seguir profundizando en estos mecanismos desde un punto de vista bioquímico, pero el capítulo 2 debe estar orientado principalmente a la utilización del DMSO. Sin embargo, quería que comprendiese el motivo por el cual el uso simultáneo de principios activos que aparentemente son opuestos está indicado y con qué base. No puede uno por menos que irse un poco por las ramas…

Para que pueda hacerse una idea general de cuál es el «poder oxidativo» de las diversas sustancias con contenido en oxígeno que hemos descrito, a continuación le ofrezco una tabla con los potenciales de oxidación estimados que se alcanzan en una solución neutra (pH = 7).

Comparación de los oxidantes

También figuran los potenciales estándares de estas sustancias, $_0$, tal y como aparecen en la literatura[53], los cuales se han calculado con la ecuación modificada de Nernst. Hay que añadir que cuando aumenta el valor del pH de la solución acuosa en la que están las sustancias que aparecen en la tabla, se amortigua su intensidad oxidativa. El valor del pH indica, de manera simplificada, lo ácida que es una solución. Los valores por encima de 7 indican una alcalinidad creciente, mientras que por debajo de 7 son progresivamente más ácidos. Con un valor de 7, la solución reacciona con neutralidad. El valor aproximado del pH de la sangre humana –la sangre es igualmente una solución acuosa con diversas sustancias– es de 7,3, lo que significa que nos encontramos en un medio ligeramente alcalino.

Se aplica lo siguiente:

$$\varepsilon_7 = \varepsilon_0 - 0{,}05916 \cdot pH \ \leftarrow \ pH = 7$$

Símbolo	Denominación general	Potencial estándar ε_0	Potencial de Ox. ε_7
O ·	oxígeno atómico	2.4 V	2.0 V
HO ·	radical hidroxilo	2.3 V	1.9 V
O_3	ozono	2.1 V	1.7 V
H_2O_2	agua oxigenada	1.8 V	1.4 V
HOCl	ácido hipocloroso (MMS 2)	1.5 V	1.1 V
ClO_2	dióxido de cloro (MMS/SDC)	1.5 V	1.1 V
O_2	oxígeno	1.2 V	0.8 V
DMSO	dimetilsulfóxido	0.75 V	0.3 V
Vit. C	ácido ascórbico = ¡antioxidante!	− 0.04 V	− 0.8 V

Tabla 2: Potenciales de oxidación de algunas sustancias importantes

Evidentemente, esta aproximación teórica del principio del tratamiento oxidativo basada en estimaciones no refleja la situación real que se da en el cuerpo. Es posible que tengamos que resignarnos a que nunca llegue a averiguarse qué es lo que realmente sucede «allí dentro» –entre los glóbulos rojos, los antígenos y la superficie celular y similares–, entre nuestros principios activos favoritos y estas estructuras. Las posibles mediciones que puedan efectuarse en tubos de ensayo (*in vitro*) no suponen una medida real de los procesos que tienen lugar en la sangre (*in vivo*). En estas condiciones, el potencial de oxidación del dióxido de cloro suele cifrarse en apenas 0,9 V.

En lo que respecta a los dos oxidantes que Jim Humble introdujo en la medicina alternativa –el MMS/SDC y el MMS 2–, apenas serían unos meros transportistas de oxígeno. En las condiciones de pH que se dan en la sangre humana y animal, el ClO_2 (MMS/SDC) es, como puede comprobarse, un agente oxidante «suave» que actúa de una manera muy selectiva (aceptador de electrones). Visto a la inversa, cabe suponer que en un medio que sea localmente ácido, como pueda ser el tejido tumoral, el dióxido de cloro puede resultar altamente agresivo.

Como puede verse en la tabla, el potencial oxidativo máximo del agua oxigenada ya es claramente superior al del oxígeno. Años atrás su aplicación terapéutica también se investigó ampliamente. Entre ellos, recordaré los trabajos anteriormente citados del texano Finney, quien investigó los efectos positivos que un compuesto de DMSO y agua oxigenada tenían en el suministro de oxígeno del músculo cardiaco[43]. Por desgracia, al peróxido de hidrógeno le va igual que al resto de los remedios de los que aquí se trata. Debido a que, por diversos motivos, no puede «hacerse el agosto» a su costa, con el paso del tiempo muchos de los resultados de las investigaciones fueron a parar a un cajón.

Lo mismo sucede con el MMS 2, la solución acuosa de ácido hipocloroso (HOCl). En los primeros años, fueron miles de médicos los que lo aplicaron con buenos resultados, entre otras cosas, para el tratamiento de lesiones agudas o heridas. Anteriormente ya hemos aludido a la importancia de este hipoclorito como munición de nuestros glóbulos blancos, es decir, de las células del sistema inmunitario. Si la naturaleza nos otorga la ventaja de poder utilizar estas moléculas oxidativas para luchar contra las infecciones y las células cancerosas, cabe preguntarse por qué las autoridades y la industria torpedean tan vehementemente el eco renovado que Jim Humble ha dado a este fármaco, ¿o no?

Antes de adentrarnos en las recetas de los compuestos, conviene que recuerde un concepto fundamental del capítulo «¿Qué es el DMSO?»: ¡el propio DMSO es oxidable!

Ceder un átomo de oxígeno da lugar al conocido MSM o metilsulfonilmetano, el denominado *azufre orgánico*, que también tiene aplicación terapéutica, aunque, naturalmente, no muestra las propiedades bioquímicas que esperamos en relación con la elaboración de una solución con otros principios activos. Es por ello por lo que los preparados acuosos con oxidantes (MMS 2 o agua oxigenada) han de diluirse según corresponda o utilizarlos rápidamente nada más prepararlos, tal y como aconseja Jim Humble. Al hacer la dilución es posible que haya que tener en cuenta la adaptación previa del pH del compuesto líquido, ya que, como se ha explicado, la fuerza oxidativa del MMS y del agua oxigenada se debilita en un medio neutro. Una tercera y elegante posibilidad es la «combinación desplazada», consistente, por ejemplo, en tomar primero el DMSO, de tal manera que, cuando posteriormente se administre la sustancia oxidativa, el DMSO ya esté repartido y disponible en los tejidos corporales, lo que da lugar a una dilución fisiológicamente limitada y a una regulación del valor del pH de ambos componentes.

Y ahora, pasemos a los procedimientos concretos para preparar las mezclas del DMSO con los oxidantes adecuados. Tenga en cuenta que, igualmente, se trata de un campo terapéutico experimental, aunque, a decir verdad, en parte podemos recurrir a experiencias y propuestas de recetas que ya se han mencionado aquí. Sin embargo, hay dos remedios que se emplean simultáneamente y que están dotados de una elevada efectividad cuya utilización se ha difundido mayormente de persona a persona. De ahí que le recomiende encarecidamente que, en primer lugar, experimente con cada una de las sustancias por separado y las vaya conociendo con prudencia.

2.5.1.1 DMSO y MMS/SDC

En lo que respecta a las propuestas de combinar el DMSO con lo que Jim Humble dio en llamar MMS —es decir, una solución normalizada y activada de clorito sódico ($NaClO_2$)–, estas pueden encontrarse en *La guía del MMS*, de la Dra. Antje Oswald. Si le gusta experimentar, usted mismo puede mezclar la solución de MMS. Jim Humble ha publicado en Internet las instrucciones precisas para hacerlo, las cuales hay que seguir al pie de la letra. Con ello se garantiza a todos los usuarios utilizar exactamente la misma dosificación.

La emisión de las partículas verdaderamente efectivas de esta «solución madre» que es el dióxido de cloro ClO_2 tiene lugar cuando se añade lo que se conoce como activador. Para ello, pueden utilizarse ácidos inorgánicos u orgánicos que tengan la capacidad de ceder protones, o sea, iones de hidrógeno. Algunos de ellos son, por ejemplo, el ácido clorhídrico, el ácido sulfúrico o sus sales, el ácido cítrico, el ácido tartárico, etc. Si se emplea el ácido tartárico ($C_4H_6O_6$) como activador, la expresión de la reacción química de la formación de ClO_2 puede expresarse como sigue:

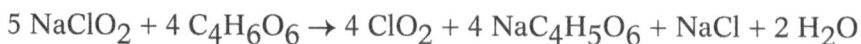

$$5\ NaClO_2 + 4\ C_4H_6O_6 \rightarrow 4\ ClO_2 + 4\ NaC_4H_5O_6 + NaCl + 2\ H_2O$$

Puede adquirir un juego completo con todo lo necesario —el MMS y la solución activadora– en diversas tiendas de Internet y en farmacias. Normalmente viene en frascos de 100 mililitros, que dan para muchas aplicaciones. Si desea emplear otro activador, naturalmente, también tiene la posibilidad de adquirir únicamente la solución de MMS (al 22,4 %).

Dado que es muy frecuente que personas que padecen tumores malignos empleen el MMS, he llegado a la conclusión de que es aconsejable utilizar el ácido láctico dextrógiro como activador. De por sí, el ácido láctico dextrógiro (véase 2.5.4) puede emplearse con fines terapéuticos, con lo que se matan varios pájaros de un tiro. En primer lugar, se trata de un ácido orgánico que activa eficazmente la solución de MMS al mismo tiempo que la estabiliza. En segundo lugar, es una sustancia fisiológica que desempeña múltiples funciones de señalización y eliminación en el cuerpo humano. En tercer lugar, al ser lo que se conoce como prebiótico, refuerza la flora bacteriana, esencial para el sistema inmunitario. Puede adquirir el ácido láctico dextrógiro al 21 % en la farmacia como un preparado listo para utilizar y añadirlo en una proporción 1 : 1, como ya sabe por otros activadores, o añadir mayor cantidad de ácido sarcoláctico (hasta 20 gotas).

Ácido láctico como activador

Contrariamente a lo que sucede con los preparados que contienen ácidos orgánicos (ácido cítrico...), la mezcla de clorito sódico y ácido láctico es más estable en lo concerniente a la descomposición en ácido clórico. La solución 1 : 1, conocida como *dióxido de cloro estabilizado* o *Alcide®*, también es muy efectiva para combatir los virus, la onicomicosis o las verrugas, entre otros muchos, y desde hace ya muchos años se viene utilizando como estabilizante contra los microorganismos[54]. Este es otro de los motivos por el cual también prefiero utilizar el ácido láctico dextrógiro como activador del MMS para muchas de las aplicaciones externas. Con él pueden prepararse magníficamente aerosoles y soluciones para el tratamiento de las afecciones cutáneas, los cuales se conservan muy bien.

Para mejorar la absorción cuando se aplica sobre la piel, Jim Humble recomienda especialmente combinar **MMS/SDC con DMSO**. Yo también aplico este método para tratar las inflamaciones subcutáneas locales. Jim aconseja trabajar de prisa con él para que el poder oxidativo del MMS no se consuma debido a su reacción con el DMSO, por lo que propone la alternativa de vaporizar primero la solución de MMS y luego distribuir el DMSO sobre la zona de piel afectada. Sin embargo, esta desactivación anticipada de ambas sustancias −el dimetilsulfóxido (DMSO) y el dióxido de cloro (ClO_2 = molécula activa del MMS)− depende, en gran medida, de su concentración. Puede demostrarse experimentalmente: una solución concentrada de ClO_2 preparada según las indicaciones de Jim Humble −por ejemplo, con 10 gotas de MMS y

Uso externo

50 gotas de ácido cítrico al 10 %– pierde su característico color amarillo verdoso con relativa rapidez (15 minutos como máximo) cuando se le añaden dos mililitros de DMSO. Por el contrario, en las soluciones diluidas, apenas se produce reacción alguna. Las investigaciones científicas indican que el ClO_2 en una solución acuosa diluida de DMSO no se reduce ni enmascara de ninguna manera[55]. El equipo de investigadores de Noriko Imaizumi, de la Facultad de Farmacia de Niigata, en Japón, no pudo establecer que, tras mezclar la solución previamente acidificada de clorito sódico (MMS) con DMSO, se produjese ninguna influencia en la concentración de ClO_2. Por el contrario, se demostró que, en presencia del agua, el DMSO captaba con suma eficacia los restos de cloro que pudiese haber en las soluciones de clorito o de hipoclorito. Esta reacción entre el DMSO y el indeseable cloro origina una reducción del cloro que da lugar a iones cloro –completamente inofensivos– como los que podemos encontrar en toda agua mineral. Se trata de un proceso químico que precisa de dos electrones. El DMSO, por su parte, se oxida dando lugar a la ya conocida sulfona; dicho de otro modo, puede resultar conveniente añadir una pequeña cantidad de DMSO –inferior a un mililitro– a la solución de MMS para beber con el fin de ingerir ambos principios activos simultáneamente. Los científicos japoneses hablan de un «pequeño excedente». Por ejemplo, para una solución de MMS preparada con tres gotas de cada uno de los componentes estandarizados, y posteriormente completada con agua, supondría una cantidad máxima de DMSO de 30 miligramos, lo que equivale a menos de 0,03 mililitros. Solo se trata de un valor teórico y con estas reflexiones únicamente pretendo mostrar que la mezcla de DMSO y MMS en una solución acuosa debería resultar de utilidad. En primer lugar, debido a la mejor capacidad para penetrar en los tejidos del principio activo oxidante ClO_2 y, en segundo lugar, porque desaparecen los residuos de cloro que pudiera haber. La bebida debe tomarse inmediatamente después de aplicar el DMSO.

En el caso de la utilización combinada de DMSO y MMS/SDC por vía oral, no es necesario tomarlos por separado. No obstante, en el caso de que no desee tomar simultáneamente la solución de MMS/SDC y la de DMSO, no hace falta que se atenga a ningún horario concreto. Como ya se ha dicho, el DMSO tiene la ventaja de seguir circulando por el cuerpo muchas horas después de haberlo tomado, por lo que bien puede ingerir el MMS un poco antes o después. La toma oral del DMSO se describió en el capítulo correspondiente. Yo mismo dejo pasar unos 30 minutos entre ambas tomas.

Entre tanto, los consumidores finales también disponen de soluciones puras de ClO_2 —la denominada SDC o *CDS* (solución de dióxido de cloro o *chlordioxid solution*)— en múltiples comercios. Ventajas: carece de las impurezas que suelen acompañar a la solución de clorito sódico de la solución de MMS, el valor de pH es neutro y puede emplearse directamente sin necesidad de activarla. Además, la SDC tiene una tolerancia mejor y su uso es más seguro, incluso en zonas sensibles como puedan ser las heridas abiertas, las encías o los oídos, por lo que puede aplicarse directamente sobre las picaduras de insectos, por poner un ejemplo. Gracias a su sabor suave, suele ser posible aumentar las dosis, aunque se trate de personas muy sensibles. *Ventajas e inconvenientes de la SDC*

Una desventaja es su menor duración en comparación con el MMS convencional, preparado a partir dos componentes en frascos separados. Para minimizar la pérdida de efectividad, una vez abiertos, los envases de SDC deben volver a cerrarse lo antes posible y guardarse siempre en un lugar oscuro y fresco. Hay varios proveedores que suministran envases con distintas concentraciones de dióxido de cloro. Hay que evitar estas diferencias.

Desde agosto del 2012 existe una SDC disponible en frascos de cristal violeta de 100 mililitros y, con la fotometría, ha podido constatarse que mantiene un contenido de ClO_2 fiable, aunque permanezca un tiempo almacenada.

Al parecer, se trata de una variedad patentada que cuenta con la estabilización que le proporcionan las propiedades del agua —sea lo que sea lo que ello signifique—. Es de suponer que para muchos pacientes este tipo de soluciones sean el futuro, ya que pueden emplearse inmediatamente sin necesidad de activación y el sabor es comparativamente neutro. Gracias a ello, este principio activo ha dado un gran paso para llegar a ser un preparado fácil de utilizar.

Pero para mí y para otros terapeutas que han acudido a mis seminarios, una SDC «hecha por uno mismo» es la mejor manera de elaborar una solución (para perfusión) que sea totalmente pura y tenga un alto contenido en MMS/SDC. Entre tanto, es el único procedimiento que sigo para mis propias aplicaciones. Para ello, se necesita un sencillo «generador de ClO_2» con el que pueda hacer burbujear la sustancia pura en forma de gas en el agua o, con un filtro estéril, en la solución isotónica para perfusión que se desee. Precisamente las perfusiones frescas elaboradas de esta manera son una bendición terapéutica por lo bien que se toleran, porque *Cómo elaborar la SDC* su pH es neutro y porque pueden manejarse con la mayor efectividad. Hasta mis propios estudiantes de naturopatía, aunque estén sanos, suelen ofrecerse voluntarios para tomar parte en la demostración de este procedimiento, porque después se sienten realmente bien...

Al contrario de lo que Jim Humble opina sobre la necesidad de manejar las perfusiones de MMS con precaución porque asegura haber observado supuestas reacciones de Jarisch-Herxheimer, ni yo ni ninguno de los terapeutas o usuarios que conozco hemos observado nunca ninguna de estas manifestaciones, y ello pese a que con frecuencia hemos enriquecido una perfusión con su contenido íntegro de dióxido de cloro con hasta 10 (¡!) gotas de solución madre de MMS. Recientemente, en colaboración con una colega, traté con este procedimiento a una paciente de 84 años aquejada de una infección bacteriana crónica –a continuación, la señora se sintió como si hubiese vuelto a nacer y empezó a hacernos reír con sus anécdotas...–.

Conclusión

Cuando las perfusiones de MMS/SDC se preparan con una alta pureza, resultan altamente tolerables, de lo que deduzco que las reacciones pasajeras que parcialmente se recogen en los libros, tales como escalofríos o fiebre, son debidas a impurezas (pirógenos), por lo que no se trata de «verdaderas» reacciones de Jarisch-Herxheimer. Esto significa que únicamente se debería aplicar este tipo de tratamiento cuando se disponga del equipo técnico bioquímico y de laboratorio necesario, el cual puede conseguirse muy fácilmente. Cumpliendo con este requisito, no quiero prescindir de aplicarme las perfusiones de SDC, ya que, al utilizarlas, incluso en dosis muy elevadas, no se padece ningún trastorno gastrointestinal, lo que suele ser muy habitual con la solución para beber. Posteriormente, uno se lleva las manos a la cabeza y se pregunta cómo es que no se nos ocurrió antes esta idea, ya que funciona con los medios más simples. También enseñamos y probamos este método en nuestros seminarios.

Dosificación de la SDC ¿Cómo debe considerarse la relación de la dosificación o la potencia respectiva entre la nueva SDC y el MMS clásico? Según las indicaciones del fabricante, la SDC contiene un máximo de un 0,3 % de ClO_2 –lo que equivale a tres gramos en un litro de agua (como ya se ha dicho, en muchos casos se tiene incertidumbre sobre el contenido)–. Por consiguiente, en un mililitro de una solución semejante habría disueltos tres miligramos de dióxido de cloro. Si suponemos que el volumen estándar de una gota es de 0,05 mililitros, podríamos considerar que en una gota de SDC a lo sumo hay 0,15 miligramos de ClO_2.

Según cálculos estequiométricos, con base en la fórmula química de la formación del ClO_2 y suponiendo que la reacción transcurra en condiciones óptimas, en teoría, una solución estándar de MMS ($NaClO_2$ al 22,4 %) aporta, como máximo, unos 6,5 miligramos de ClO_2 por gota, lo que viene a ser unas 40 veces más y significa que si el contenido de la SDC al 0,3 % fuese fiable y la solución de MMS clásica reaccionase íntegramente a ClO_2, deberíamos dosificarla de tal manera que dos mililitros de SDC (40 gotas) ¡¿equivaldrían a una gota de MMS?!

Esa es la teoría… Sin embargo, a partir de diversas mediciones fotométricas tomadas en laboratorio, sabemos que la reacción de activación de la solución estándar de clorito sódico (MMS), tal y como la realizamos habitualmente en un vaso y con un ácido, no transcurre de manera óptima en lo que al contenido resultante de ClO_2 se refiere.

¿Qué quiere decir eso? Pues bien: estamos acostumbrados a verter en un vaso la cantidad de gotas deseada de una solución de clorito sódico al 22,4 % y mezclarla con el número de gotas «indicado» del activador adecuado. Se trata de un ácido que transforma el valor del pH de las gotas de MMS de intensamente alcalino a ácido. La reacción química que da lugar a la formación del auténtico principio activo −el dióxido de cloro− comienza con un pH inferior a 7. A temperatura ambiente, está en estado gaseoso e inmediatamente comienza a escaparse en el aire. Si miramos con atención, podremos verlo en las burbujitas de gas que se forman en la mezcla. Luego, añadimos agua al vaso. Al hacerlo, la solución se diluye considerablemente y la reacción de activación, que tras haber aguardado los segundos oportunos no se ha completado, se ralentiza claramente. Al mismo tiempo, el ClO_2 que ya se ha formado y aún está en la mezcla se «liga» al agua que se ha añadido. La solubilidad del dióxido de cloro en el agua a 4 °C es de 20 partes por una parte de agua, lo que equivaldría a 20 mililitros de ClO_2 gaseoso (unos 50 miligramos) en un mililitro de agua. A temperatura ambiente esta solubilidad es proporcionalmente peor. En todo caso, esta solución de MMS lista para beber tiene un tono más o menos amarillo verdoso, ya que es el color que le aporta el ClO_2. Las dos soluciones originales −el clorito sódico y el activador− son prácticamente incoloras. Las soluciones de colores pueden examinarse atendiendo a su absorción de la luz cuando se sabe cuál es la longitud de onda que la sustancia «se traga», lo que se conoce como absorción máxima. El ClO_2 está en una longitud de onda de 360 nanómetros, es decir, en el intervalo espectral ultravioleta. Al medir la atenuación de la emisión de esta longitud de onda tras el recipiente de cristal (cubeta) en el que la solución está contenida, puede determinarse la concentración de la sustancia absorbente que hay en el agua.

De esta manera puede observarse que al mezclar, por ejemplo, seis gotas de MMS con el mismo número de gotas de ácido tartárico al 50 % y, transcurridos 30 segundos, añadirle 250 mililitros de agua, el contenido de ClO_2 de esta solución bebible será de 4,8 miligramos (valor de la medición: 19 miligramos de ClO_2 por litro), ¡muy inferior a los 6,5 miligramos de ClO_2 por gota de solución estándar de MMS que cabría esperar teóricamente! ¿Cuál es la explicación? Bien, por un lado, como ya se ha dicho, una parte del ClO_2 generado se disipa en el aire antes de que se añada el agua, de ahí que podamos olerlo en la habitación. Por otro lado, cuando se añade el agua, la reacción de clorito sódico a dióxido de cloro todavía no se ha completado, es decir, que las soluciones bebibles están sujetas a cierta «posmaduración». Pero, dado que sigue disipándose en el aire y que se descompone por la acción de la luz, el fotómetro no puede establecer un aumento apreciable de la concentración. Así pues, nos encontramos ante cierto dilema, ya que un tiempo de activación superior daría lugar a una pérdida de gas todavía mayor.

En *La guía del MMS*, de la Dra. Oswald, se mencionan una serie de formas de elaboración que evitarían esta dificultad, como, por ejemplo, la solución Gefeu, a lo que hay que añadirle que las reacciones químicas que tienen lugar «en la probeta» casi nunca terminan con un rendimiento del 100 %. Teóricamente, según la ecuación química, cinco partículas de clorito sódico dan lugar a cuatro partículas de dióxido de cloro. Según nos indican las mediciones fotométricas, siguiendo el método de mezclar las gotas, esta cantidad no se consigue ni por aproximación. En comparación con una solución predeterminada de un principio activo en cuyo porcentaje de contenido podamos confiar –como pueda ser una solución de H_2O_2 al 3 %–, en la preparación de la solución normal de MMS se producen diversas «pérdidas» e influyen varios factores.

Además, las mediciones fotométricas han mostrado que si se añaden seis gotas de SDC estabilizada (declarada inferior al 0,3 %) a 250 mililitros de agua, da como resultado un contenido de 5,7 miligramos de ClO_2 por litro de agua. Así pues, en comparación con el valor anteriormente indicado de 19 miligramos por litro por seis gotas del MMS clásico activado, obtenemos un factor de 3,3.

Conclusión

Al comparar una SDC de un 3 % como máximo con una solución clásica de MMS, el resultado es una relación de aproximadamente 3,5 a uno para la dosificación:

de tres a cuatro gotas de SDC = una gota de MMS.

Tanto mis experiencias a este respecto como las de otros terapeutas todavía son irregulares. Sin embargo, con frecuencia oigo decir que se «intuye» que la SDC es menos efectiva. Es de suponer que se deba a una dosificación errónea o excesivamente baja o a un contenido escaso, ya que la SDC «hecha por uno mismo» anteriormente descrita ha demostrado sobradamente que es un remedio sumamente potente a través de la práctica.

Las mediciones fotométricas llevadas a cabo en diversas SDC, que hasta el momento estaban a la venta, han demostrado que el supuesto contenido en ClO_2 de un 0,3 % no siempre es real. Esperemos que los fabricantes de estas soluciones adopten unos criterios de calidad homogéneos. La estupenda innovación que suponen las soluciones preparadas de dióxido de cloro y el éxito que se obtiene con su aplicación no deberían resentirse porque haya «aficionados» que intenten subirse al tren de las ventas a costa de una mercancía con una concentración insuficiente. Como usuario, desea adquirir una sustancia fidedigna y, como ya se ha dicho, puede evitar este hecho familiarizándose con materiales de confianza.

Hasta el momento, en los libros no existen unas instrucciones uniformes para la combinación de **DMSO y MMS 2**, o sea, para una solución diluida de hipoclorito de calcio $(Ca(ClO)_2)$ que dé lugar al denominado ácido hipocloroso como compuesto activo. Sin embargo, los usuarios están continuamente compartiendo sus experiencias y recetas en los foros de Internet. En este aspecto, con algo de práctica y autoobservación, también debería ser capaz de encontrar su propio camino de una manera responsable.

En medicina las soluciones de hipoclorito se emplearon y se emplean de buen grado para la desinfección de heridas porque son un oxidante muy eficaz. También es una práctica habitual utilizar este remedio para lavar el conducto dental durante los tratamientos endodóncicos. En estos casos, se emplean soluciones con unas concentraciones relativamente elevadas de un 5 %, aproximadamente. Para la utilización del hipoclorito en el marco de las aplicaciones terapéuticas de las que tratamos aquí, deben utilizarse concentraciones mucho más bajas. Para la utilización del MMS 2, Jim Humble sugiere que se rellenen cápsulas con 400 miligramos de hipoclorito de calcio de una calidad próxima al 70 %. ¡Se aconseja beber tres vasos de agua al tomar una de dichas cápsulas! Dependiendo del tamaño del vaso, equivale a entre unos 0,6 y 0,9 litros. Aunque consideremos solo 0,5 litros de agua, con una cápsula de 400 miligramos obtendríamos una concentración reducida de un 0,08 %. Para su aplicación externa, se encuentran recomendaciones de concentraciones máximas de un 0,5 % para el lavado de heridas y de hasta un 0,005 % para baños terapéuticos en caso de dermatitis atópica.

Basándonos en las numerosas experiencias que se han hecho con el MMS/SDC, podemos aproximarnos a una concentración adecuada para una solución de hipoclorito de calcio mediante los siguientes cálculos:

Dosificación del MMS 2 Jim Humble definió la solución de MMS como una mezcla al 28 % de clorito sódico al 80 %, aproximadamente, y agua. Por consiguiente, 100 mililitros de dicha solución contienen 22,4 gramos de $NaClO_2$ puro. Supongamos que hay que imitar una dosis de cinco gotas de MMS 1. En general, cinco gotas corresponden a 0,25 mililitros (50 micrómetros por gota). Si 100 mililitros de la solución estándar contienen 22,4 gramos de clorito sódico, en 0,25 mililitros habrá 0,056 gramos = 56 miligramos. Dado que los enlaces químicos del hipoclorito de calcio son completamente diferentes, con un peso molecular distinto al del clorito sódico, todavía tenemos que tener en cuenta el peso para el cálculo. El peso molecular del $NaClO_2$ es de M = 90,4 gramos por mol, mientras que el del $Ca(ClO)_2$ es de M = 143 gramos por mol. Si ejecuta una sencilla regla de tres, verá que 56 miligramos de MMS 1 equivalen a 88,6 miligramos de MMS 2. Nuevamente, esta cantidad se refiere a la sustancia pura. Dado que lo habitual en el comercio es que haya hipoclorito de calcio al 70 % (el resto es principalmente hidróxido de calcio), tenemos que dividir esta cantidad entre 0,7 y obtendremos 126,6 miligramos. Por lo tanto, esa sería la cantidad de MMS 2 con la que podríamos esperar obtener un efecto oxidativo similar al de cinco gotas de solución de MMS 1. Este planteamiento está bastante simplificado, ya que, según la fórmula química, en una solución acuosa, el hipoclorito de calcio da lugar a dos partículas de ácido hipocloroso:

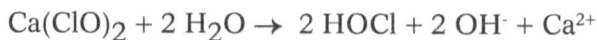

$$Ca(ClO)_2 + 2\ H_2O \rightarrow 2\ HOCl + 2\ OH^- + Ca^{2+}$$

Estos, a su vez, son comparables con una partícula de ClO_2, la cual puede transferir dos átomos de oxígeno o un total de cinco electrones. No obstante, los 125 miligramos de hipoclorito de calcio que indican los cálculos son un valor orientativo adecuado. En vista de que este cálculo se basó inicialmente en cinco gotas de MMS, a partir de él podemos deducir que 25 miligramos de polvo de MMS 2 equivalen a una gota de MMS en lo que a su efecto oxidativo respecta. En consecuencia, cuando se trata de hacer una primera prueba de tolerancia bajo la propia responsabilidad, la Dra. Oswald recomienda en su libro una dosis inicial de 50 miligramos de polvo de MMS 2, lo que, en un sentido figurado, equivaldría a tomar dos gotas de MMS en una primera toma.

Una combinación de DMSO con una solución diluida de HOCl ha demostrado ser beneficiosa, ya que, en las soluciones puras de hipoclorito, como la anteriormente mencionada, también puede haber trazas de cloro elemental. Este hecho resulta inquietante en lo que a su toxicidad se refiere, como es bien sabido por los informes críticos sobre las piscinas públicas –que en los países «ricos» se desinfectan con dióxido de cloro, es decir, con MMS/SDC, en vez de con cloro, entre los que, a la vista de esta definición, resulta evidente que Alemania no debe contarse…–. Sin embargo, al añadir DMSO, el cloro que pudiera estar presente en una concentración mínima quedará «enmascarado» al ser reducido a iones cloruro. Así pues, en este caso el DMSO no solo mejora la capacidad de penetración del hipoclorito en los tejidos, sino que además dota a la solución de una inocuidad adicional, tanto para su uso externo como interno. En todo caso, el ácido hipocloroso HOCl también puede oxidar el DMSO en soluciones diluidas con un pH bajo. Por lo tanto, la mezcla directa de DMSO con soluciones de cloruro de calcio solo es conveniente cuando el pH no sea muy inferior a siete o cuando la solución esté muy diluida. Solo entonces no se observará reacción alguna entre el DMSO y el HOCl. *DMSO y MMS 2*

Así es que si desea combinar grandes cantidades de DMSO con MMS 2 para uso interno, debería tomarlos separados por grandes intervalos de tiempo, tal y como se describió en el anterior apartado acerca del MMS y el DMSO. Es decir, conforme a la sugerencia de Jim Humble, primero se toma la cantidad deseada de cápsulas de hipoclorito de calcio, ¡bebiendo mucha agua con ellas!: dos vasos antes y otro después. Las cápsulas de MMS 2 pueden abrirse con facilidad, de manera que puede ingerir, por ejemplo, una cuarta parte de la cantidad de hi- *Modo de tomarlo* poclorito de calcio que contiene, extrayendo cuidadosamente tres cuartos del polvo y volviendo a cerrar la cápsula a continuación. Cuidado: ¡en estado puro el polvo es muy agresivo! Lo mejor es que lo vaya vertiendo en una cantidad de agua mayor para que pueda eliminar esta solución diluida sin que el polvo le queme la piel. Luego puede tomar el DMSO de la manera habitual, por ejemplo, 3,5 mililitros diluidos en 300 mililitros de líquido.

También puede hacerse a la inversa: o sea, primero tomar el DMSO diluido y después la cápsula de MMS 2 con mucha agua. Puede que en conjunto le resulte una cantidad de líquido muy elevada: los cuatro vasos de agua pueden llegar a sumar hasta 1,2 litros. Es posible reducir algo este volumen de agua si, por ejemplo, disuelve el DMSO en el primer vaso de agua que se toma antes de la cápsula de MMS 2 o en el que se toma a continuación, lo que, además, contribuiría a «enmascarar» las posibles trazas de cloro, tal y como se describió anteriormente. Si esta cantidad de líquido fuese excesiva para usted, también cabe la posibilidad de administrar el DMSO paralelamente mediante perfusión. La ventaja que cabe esperar de administrar el DMSO y el HOCl en paralelo puede deducirse mediante la lógica. El DMSO se encarga de que el ácido hipocloroso penetre más de prisa y más profundamente en los tejidos, haciendo que los procesos de defensa estén disponibles.

Para el uso externo de soluciones acuosas más concentradas de hipoclorito (MMS 2 en agua, por ejemplo, del 0,5 al 1 %) con DMSO, se aplicaría la misma secuencia que en el caso de la aplicación de DMSO y MMS/SDC. Para ello, primero se emplea la solución oxidativa –en este caso el hipoclorito de calcio– y luego la solución de DMSO. Como ya hemos visto, si se deja actuar una mezcla concentrada a base de ácido hipocloroso (HOCl) oxidativo y DMSO, este último se oxida dando lugar a MSM y el hipoclorito se descompone antes de que pueda surtir efecto. Si desea que alcance su plena efectividad –para el tratamiento de una herida, por ejemplo–, debe evitar que esto suceda.

2.5.1.2 DMSO y peróxido de hidrógeno

El peróxido de hidrógeno (H_2O_2, agua oxigenada o «superóxido») también es una sustancia oxidante. Se ha empleado y se emplea para múltiples propósitos, tanto técnicos (agente decolorante) como médicos (desinfectante). Seguramente también le resulte familiar su aplicación en las peluquerías para aclarar el cabello o para blanquear los dientes.

Hasta los años 80 era muy frecuente encontrarlo en botiquines y consultas médicas –por ejemplo, en soluciones al 1,5 %– para la desinfección de las heridas. ¿Desinfección de las heridas? ¡Eso significa que, por lo visto, resulta muy efectivo para eliminar microorganismos, parásitos, etc.!

El agua oxigenada tuvo un destino similar al de otros principios activos de los que ya hemos hablado. Pese a haberse utilizado hace muchos años con muy buenos resultados terapéuticos, el grupo de presión de la industria farmacéutica le dio la espalda porque carecía de interés económico. Por este motivo no se llevaron a cabo investigaciones clínicas. Sin embargo, gracias a las contribuciones de médicos que trabajan con un enfoque holístico y de otros terapeutas, hay una gran cantidad dc cfcctos y dcscripciones de sus aplicaciones que resultan sorprendentes. En lo que respecta al uso terapéutico de soluciones acuosas de H_2O_2, esta sustancia ofrece las siguientes singularidades en comparación con el MMS o el MMS 2. Por un lado, dependiendo de su concentración, es inodora e insípida. Por otro lado, transcurrido cierto tiempo desde la administración interna, puede detectarse un incremento en la concentración de oxígeno en la sangre o en los tejidos. Más adelante volveremos a tratar sobre este efecto, que se produce como consecuencia de que nuestro cuerpo está dotado de abundantes enzimas capaces de transformar rápidamente el H_2O_2 en oxígeno y agua.

Características del superóxido

Recuerde que las células de nuestro sistema inmunitario producen peróxido de hidrógeno, por lo que el cuerpo tiene que disponer de mecanismos eficaces para regular semejantes agentes oxidantes. En todo caso, este hecho produce dos reacciones bioquímicas de descomposición del agua oxigenada simultáneas. En un caso (I) da lugar a la formación de átomos de oxígeno oxidativos capaces, por ejemplo, de acabar con los microorganismos. En el otro caso (II), a través de la acción de enzimas específicas, se origina oxígeno molecular «normal», el cual contribuye a un mejor abastecimiento de los tejidos. En ambos casos el «subproducto» resultante es exclusivamente agua (H_2O).

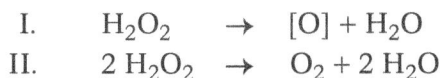

$$\text{I.} \quad H_2O_2 \quad \rightarrow \quad [O] + H_2O$$
$$\text{II.} \quad 2\,H_2O_2 \quad \rightarrow \quad O_2 + 2\,H_2O$$

Como muestra la tabla 1 de los potenciales estándares, el poder oxidante del H_2O_2 es superior al del MMS/SDC y al del MMS 2. Al igual que la SDC, el agua oxigenada no precisa de activación mediante la adición de un ácido (pH bajo) para ser reactiva. De ahí que nada se oponga a preparar una solución para la aplicación de este superóxido de pH siete o algo inferior, de modo que se encuentre dentro de los límites del pH normal de la sangre. Ello reduce la capacidad de oxidación del H_2O_2 a 1,4 V, lo que la «suaviza» y hace que la solución bebible se tolere mejor. En general, los valores del pH de las soluciones acuosas pueden aumentarse –es decir, «volverlas más básicas»– añadiendo, por ejemplo, una pequeña cantidad de bicarbonato sódico.

El agua oxigenada puede adquirirse en la farmacia como solución diluida, por ejemplo, al 3 %. Los proveedores de material de laboratorio o las tiendas de acuariofilia disponen de un concentrado estabilizado con un contenido de H_2O_2 del 30 al 35 % en botellas de un litro, el cual puede diluirse y utilizarse para su aplicación externa. Si, por ejemplo, toma un mililitro de una solución al 30 % con la ayuda de una pipeta o jeringa y le añade 10 mililitros de agua, obtendrá una solución de peróxido de hidrógeno al 3 %. Tome 8,6 mililitros de una solución inicial al 35 % y dilúyala con agua hasta los 100 mililitros para obtener una solución al 3 %.

Atención

¡El peróxido de hidrógeno en una concentración del 30 o del 35 % es muy cáustico! ¡No debe entrar en contacto con la piel ni con los ojos y no debe ingerirse! Siempre que lo transvase o manipule de toda manera, debe llevar ropa protectora, consistente en unos guantes apropiados, una bata de laboratorio y **gafas protectoras**. Es de rigor que los frascos estén siempre etiquetados. Debe mantenerse fuera del alcance de los niños. Siga todas las indicaciones de la ficha de datos de seguridad adjunta. Especialmente, debe evitarse que entre en contacto con metales.

En el caso del agua oxigenada, también hay que tener en cuenta la calidad y, siempre que sea posible, debe adquirirse la de calidad farmacéutica con la abreviatura *Ph. Eur.* La de niveles de pureza inferiores puede contener estabilizadores. Utilice la cantidad de agua depurada necesaria para diluirlo dependiendo de su finalidad. También es apropiado emplear una solución salina isotónica estéril.

Dosificación del H_2O_2 ¿Cuál es la dosificación adecuada para el H_2O_2? Si volvemos a fijarnos en la capacidad oxidativa del MMS y tomamos como base las recomendaciones de uso dadas, hay que tener en cuenta que el agua oxigenada tiene un peso molecular muy inferior al del dióxido de cloro (67,5 gramos por mol), a saber, apenas 34 gramos por mol. Por la «cuenta de la vieja», significa que con el peróxido de hidrógeno solo tendremos que utilizar la mitad de la cantidad equivalente de MMS. Recordemos que, según las mediciones fotométricas, una gota de MMS (= 0,05 mililitros) genera unos 0,4 miligramos de ClO_2 en la solución bebible, equivalente a unos 0,2 miligramos de H_2O_2. Si se añade una solución al 3 % para su uso, estos 0,2 miligramos de H_2O_2 estarían contenidos en 0,007 mililitros, o sea, aproximadamente la séptima parte de una gota. Cálculo:

$$100 \text{ ml de una solución al 3 \% de } H_2O_2 \mathrel{\hat{=}} 3000 \text{ mg de } H_2O_2$$
$$X \text{ ml} \mathrel{\hat{=}} 0,2 \text{ mg de } H_2O_2$$
$$\rightarrow X = 0,007 \text{ ml}$$

Como el ingrediente activo de la solución de MMS activada –es decir, el dióxido de cloro– puede ceder dos átomos de oxígeno, mientras que el H_2O_2, por el contrario, solo uno debido a su descomposición, este resultado ha de duplicarse.

Por lo tanto, en teoría, el efecto oxidativo de una gota de solución de MMS equivaldría al de un cuarto de gota de solución de H_2O_2 al 3 %. O dicho a la inversa, una gota de esta solución de peróxido de hidrógeno tiene un efecto oxidativo similar al de cuatro gotas de MMS.

Con esta información puede darle al agua oxigenada los mismos usos múltiples que suele darle a la solución de MMS. En su libro[56], Josef Pies ofrece numerosas recetas y aplicaciones sorprendentes que pueden llevar a cabo aquellos que no son profesionales de la medicina –tanto en personas como en animales y plantas–. Entre otras muchas cosas, se incluye la composición de un aerosol para uso externo con H_2O_2 y DMSO que propicia una mejor absorción. Según Pies, los tratamientos mediante perfusión de peróxido de hidrógeno –que han de estar reservados a médicos o naturópatas– ya se han aplicado en muchas enfermedades graves con muy buenos resultados, entre las que están la artritis, la candidiasis, la esclerosis múltiple, las varices, el síndrome de fatiga crónica, el reuma o el cáncer.

En lo que respecta a la combinación de H_2O_2 con DMSO, hay un último *Comprender* aspecto que resulta especialmente interesante. Las células cancerosas se *el cáncer* diferencian de las células sanas o «normales», entre otras cosas, por dos características. La primera es que adaptan su metabolismo principalmente al aprovechamiento anaerobio –es decir, «carente de oxígeno»– de la glucosa. Por lo tanto, gestionan la fermentación con prodigalidad en el cito-plasma, de una manera relativamente ineficiente, sin que se produzca una oxidación optimizada dentro de las mitocondrias (la denominada hipótesis de Warburg, de Otto Warburg [1883-1970], Premio Nobel de Medicina en 1931). Las mitocondrias son un elemento de la célula (orgánulo) que puede calificarse como «central energética», porque suministra energía a partir de glucosa y oxígeno por medio de la respiración celular, lo que «solo» produce dióxido de carbono. La segunda es que la paralización de las mitocondrias da lugar a la pérdida de la capacidad de apoptosis. La apoptosis es lo que se conoce como muerte celular programada. Normal-mente, la célula es capaz de identificar cuando algo no va como debiera o va mal y entonces programa su propia decadencia. Entre las sustancias transmisoras que desencadenan este suceso, también se encuentran las es-pecies reactivas del oxígeno (por ejemplo, el peróxido). A través de este mecanismo, la naturaleza impide que las células degeneradas se sigan re-produciendo. Debido a este conocimiento, muchos terapeutas sostienen que la causa del cáncer proviene del déficit de oxígeno en los tejidos, o, visto de otro modo, que las células cancerosas parecen no sentirse muy cómodas cuando la concentración de oxígeno aumenta en su entorno o en las propias células. Y precisamente esto es lo que puede conseguirse administrando H_2O_2. Cuando se añade DMSO, el peróxido de hidrógeno se transporta todavía mejor hasta el interior de la célula.

Perfusiones con superóxido Si con esta idea en mente volvemos a mirar la investigación de Fin-ney —la que llevó a cabo en la Facultad de Medicina de la Universidad de Dallas junto con sus trabajadores[40] —, podremos señalar mejor las conexiones. Los científicos estudiaron el rendimiento muscular cardiaco de los cerdos a los que, entre otras cosas, habían tratado con una per-fusión de H_2O_2 al 0,06 % y DMSO al 10 % en una solución de electro-litos. Atribuyeron los resultados positivos a que precisamente esta com-binación de sustancias ocasionaba un mejor suministro de oxígeno al tejido (muscular), ya que el DMSO transportaba el H_2O_2 al interior del grueso músculo cardiaco, pues los resultados eran considerable-mente peores en aquellos casos en los que solo se perfundía una de las dos sustancias: DMSO o peróxido de hidrógeno.

Suponiendo que se trata de un litro de solución para perfusión, según esta fórmula contendría ¡0,6 gramos de H_2O_2 y 100 gramos de DMSO!, que equivalen a 0,6 gramos de agua oxigenada en unos 20 mililitros de la solución habitual al 3 % —sin tener en cuenta las diferencias de den-sidad—. ¡Son 400 gotas! Los cerdos toleraron estas perfusiones pese a que semejantes cantidades eran muy superiores a las que puedan inferirse a partir de las experiencias con agentes oxidantes en personas. Según Ed McCabe©, para tratar a pacientes adultos se utiliza una perfusión isotónica de 500 mililitros con un máximo de cinco mililitros de peróxido de hidrógeno al 3 %, método que resulta especialmente efectivo aplicado sobre la piel para su rejuvenecimiento.

Dado que, en principio, el agua oxigenada es un agente oxidante más potente que el MMS, después de haberlo mezclado con DMSO habría que comprobar el valor del pH. El H_2O_2 se estabiliza mejor en un medio ácido (pH $<$ 7) que en uno básico. Pueden hacerse correcciones utilizando, por ejemplo, $NaHCO_3$ (bicarbonato de sodio) hacia un pH $>$ 7 o cloruro de magnesio ($MgCl_2$) hacia un pH $<$ 7. Así podrá evitarse que el poder oxidativo del H_2O_2 se consuma antes de tiempo reaccionando con el DMSO. En el caso de las perfusiones de electrolitos que Finney utilizó para elaborar las mezclas de H_2O_2 con DMSO, las diversas sales que contenían actuaban como amortiguadoras del pH.

Para la elaboración de perfusiones con la mezcla del DMSO y el peróxido de hidrógeno, habría que volver a tener en cuenta los procedimientos básicos que se dieron en el apartado 2.4, «Aplicación por perfusión». En lo referente a las cantidades que utilizar, la información sobre las sustancias individuales es también válida. ¡Antes debe tener en cuenta las correspondientes pruebas de tolerancia!

Las soluciones para perfusión con agentes oxidativos y DMSO deben prepararse poco antes de su aplicación y mientras se utilizan han de protegerse de la luz con un paño o algo similar. Para evitar irritaciones en las venas, la velocidad del goteo debe ser lenta y hay que supervisar al paciente continuamente. Como ve, este tipo de aplicaciones, sumamente activas, deben dejarse en manos de terapeutas experimentados –médicos o naturópatas– que cuenten con la autorización legal para ello. Para una perfusión de 500 mililitros con una solución salina isotónica, puede empezarse, por ejemplo, con 0,1 gramos de DMSO por kilogramo de peso corporal del paciente y 10 gotas de solución de agua oxigenada al 3 %. Este tratamiento se aplicará una vez cada dos días a lo sumo. Si la tolerancia es buena, las cantidades de los principios activos pueden duplicarse, por ejemplo, a 0,2 gramos de DMSO por kilogramo de peso corporal y 30 gotas de H_2O_2 (un mililitro). En todo caso, lo importante es mantener la cadena de esterilidad y filtrar todas las soluciones de principios activos antes de administrar la perfusión estéril.

En resumidas cuentas, en el caso de la combinación del DMSO con el peróxido de hidrógeno, también podemos partir de que ambas sustancias se complementan en su acción terapéutica. Mientras que el H_2O_2 combate principalmente los microorganismos y aumenta el suministro de oxígeno a los tejidos, el DMSO se encarga de mejorar su disponibilidad y actúa favoreciendo la circulación sanguínea, como antiinflamatorio y neutralizando los radicales. Así, al administrarlos simultáneamente, se mejora su acción terapéutica en casi todas las enfermedades que hasta ahora se trataban utilizando ambos principios activos por separado.

2.5.2 DMSO y procaína

La procaína es lo que se conoce como un anestésico local. El químico alemán Alfred Einhorn la sintetizó por primera vez en Múnich, a finales del penúltimo siglo, y, a partir de 1905, la empresa Höchst comenzó a comercializarla como Novocaína®. Antiguamente se empleaba la cocaína como anestésico local y Alfred Einhorn se había propuesto encontrar una sustancia que tuviese una tolerancia mejor.

Descubri- Con total independencia de su aplicación como anestésico dentro de
miento la medicina (dental), en 1925 los médicos Ferdinand y Walter Huneke descubrieron casualmente que esta sustancia tenía unas propiedades terapéuticas de gran alcance. Posteriormente, desarrollaron la denominada terapia neural y, especialmente, la terapia de la zona de interferencia, en la cual se aplican soluciones de procaína sobre potenciales campos de interferencia, tales como cicatrices o sinusitis. Mediante el «efecto a distancia» postulado, se pudieron curar enfermedades crónicas que habían sido propiciadas por este campo de interferencia presente en el cuerpo. La historia de los hermanos Huneke y el desarrollo de sus métodos terapéuticos constituyen una parte emocionante de la historia de la medicina cuya lectura le recomiendo.

Efectos La procaína como principio activo y su uso dentro de la terapia neural resultan sumamente interesantes en combinación con el DMSO. Las investigaciones demostraron que la procaína interrumpía la transmisión de los estímulos de los axones neuronales bloqueando los canales iónicos de la membrana celular[59]. Dado que el impulso doloroso, por ejemplo, se transmite «eléctricamente» a lo largo de las fibras nerviosas por medio de diferencias de potencial, al impedir la migración de los iones —entre otros, de los iones de sodio— a través de estos canales se produce una merma reversible de la función y, por ende, la «anestesia» o desaparición del dolor en el tejido afectado. De este modo es, en cierto sentido, posible efectuar una especie de «reinicio» de la función nerviosa, efecto al que, entre otros, los hermanos Huneke atribuyeron el asombroso fenómeno en segundos dentro de la efectiva terapia neural.

Además de su efecto anestésico, la procaína tiene otras propiedades típicas de esta clase de fármaco. Ejerce un efecto antiespasmódico, es decir, alivia la tensión de la musculatura lisa como la que se encuentra, por ejemplo, en los vasos sanguíneos, en el tracto gastrointestinal, en las vías de la vesícula biliar o en las urinarias. Actúa como simpaticolítico, con lo que inhibe temporalmente la parte simpática del sistema nervioso vegetativo. De esta manera es posible, por ejemplo, aumentar el riego sanguíneo en los brazos o en las piernas. La procaína también actúa como antihistamínico −es decir, como inhibidor de las reacciones alérgicas− y como antiarrítmico −o sea, compensando las arritmias cardiacas−.

La destacada posición que la procaína ocupa frente a otros anestésicos locales se basa en sus importantes efectos biológicos, no habiendo ningún otro medicamento que los aúne como ella. Entre ellos destacan el efecto vasodilatador, el cual mejora el riego sanguíneo incluso en los capilares finos (= mejora de la perfusión), así como el efecto antiinflamatorio, sus cualidades antioxidativas y la capacidad de economizar el oxígeno.

Al ejercer una acción inhibitoria en la monoaminooxidasa (MAO) −un grupo de enzimas que, entre otras cosas, degradan la serotonina y la dopamina−, la procaína también puede ejercer una acción moduladora en los neurotransmisores, con lo que puede, por ejemplo, suprimir los síntomas psicogénicos. En resumen, puede decirse que la procaína es sumamente beneficiosa, tanto en la terapia neural regulada anteriormente descrita como en el tratamiento sistémico de inflamaciones y enfermedades dolorosas crónicas graves −nuevamente para aquellos médicos que trabajen con un enfoque holístico−.

El único inconveniente importante que presenta la procaína como *El DMSO* sustancia es su deficiente cualidad de distribución en los tejidos, de ahí *elimina el* que en la medicina (dental) suela emplearse acompañada de otros fár- *inconveniente* macos para mejorar su penetración. El concepto de distribución en los tejidos ya debe «sonarle» sin necesidad de que vuelva a repetirle la importante propiedad que el DMSO tiene como «transportador» de otros medicamentos. Si valoramos los resultados farmacológicos de la procaína, pero (solo) tenemos dificultades para distribuirla en los tejidos, al mezclarlo con DMSO obtenemos el beneficio apropiado.

La procaína requiere un pH elevado

Otro aspecto de las propiedades farmacológicas de la procaína es el hecho de que esta molécula solo puede atravesar la pared celular en su forma carente de carga —como partícula neutra— y, una vez allí, desarrolla su efecto en los susodichos canales iónicos «desde dentro». En presencia de ácidos capaces de ceder iones de hidrógeno, o dicho en términos más generales, en un medio con un pH bajo, se produce el acoplamiento de un ion hidrógeno al átomo de nitrógeno (N) de la procaína, la cual pasa a convertirse en un ion, es decir, en una partícula con carga. El pH bajo impera, por ejemplo, en los tejidos inflamados. Precisamente dentro de la terapia neural el tratamiento con procaína resulta muy beneficioso para las inflamaciones. Dependiendo de la temperatura y de la concentración de electrolitos, lo que se conoce como constante pK_a (= constante de disociación de un ácido), la procaína es de 8 a 9,60, de tal manera que incluso con un pH neutro de 7 el 99 % de las moléculas de procaína están como catión procaína H+.

De la relación matemática de las reacciones de equilibrio entre ácidos y bases se deduce que cuando el pH está en torno a un punto por encima de la pK_a, aproximadamente el 90 % de la procaína libre carece de carga, es decir, ¡entre 9 y 10!

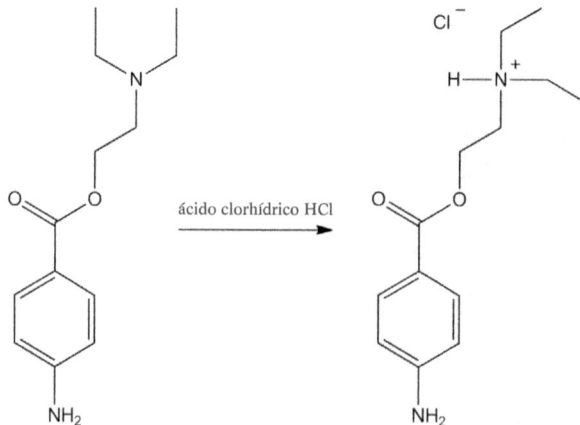

Figura 35: Transformación de la procaína en una partícula cargada (catión) mediante la acción de un ácido (en este caso, el ácido clorhídrico HCl)

De hecho, la forma iónica de la procaína —o sea, la partícula con carga, denominada procaína hidrocloruro– es la forma en la que habitualmente se administra el principio activo. Con tal fin, las ampollas contienen ácido clorhídrico al 10 %, el cual disminuye el valor del pH. Para que la acción anteriormente descrita pueda tener lugar de manera óptima en el interior de las células, una vez que la procaína hidrocloruro se ha administrado en una zona del cuerpo, ha de volver a ser transportada (parcialmente) en su forma neutra a través del correspondiente pH básico (> 8), lo que quiere decir que, por ejemplo, el tratamiento de una cicatriz que esté inflamada crónicamente por solo infiltración de procaína puede no tener éxito porque el principio activo no consiga penetrar dentro de las células nerviosas afectadas. ¿Cómo podemos encontrar la solución a este dilema? Recordemos la figura 8 que aparece en el capítulo 1. El DMSO consigue precisamente que los cationes –o sea, las partículas con carga positiva–, como pueda ser el catión-procaína, atraviesen las membranas biológicas. De ahí que una combinación de procaína con DMSO resulte de lo más conveniente, puesto que este, como ya hemos aprendido, actúa a su vez como antiinflamatorio y, además, es capaz de construir una «funda» alrededor de la procaína y, de este modo, con la ayuda de este «vehículo», consigue entrar tranquilamente en las células. Otra vía para aplicar la procaína con éxito, que es muy del agrado de los médicos orientados hacia la medicina alternativa, es mezclarla con hidrogenocarbonato de sodio (= bicarbonato de sodio) en las concentraciones adecuadas. El bicarbonato sódico provoca una alcalinización local de los tejidos, es decir, aumenta el pH, gracias a lo cual son más las moléculas de procaína sin carga que pueden atravesar las membranas celulares. De esta manera también se consigue un efecto mejor y más duradero[61].

Químicamente, la procaína se considera un éster del ácido 4-aminobenzoico (PABA). Al ser un elemento de la síntesis del ácido fólico en las bacterias (intestinales), este compuesto es biológicamente significativo. El PABA también se utiliza con muy buenos resultados añadiéndolo a los protectores solares como agente para la absorción de los rayos UV o como complemento alimenticio («vitamina B10»). Lo menciono porque con frecuencia surge la pregunta de cómo es posible que un principio activo sintético, en este caso la procaína, pueda considerarse inocuo desde el punto de vista de la medicina alternativa. En el caso de la procaína, tras administrar una enzima (pseudocolinesterasa) en los tejidos o en el torrente sanguíneo, vuelve a descomponerse en PABA y dietilaminoetanol –el DEAE también actúa como vasodilatador–.

Esta enzima, de la que el ser humano dispone en abundancia, suele ser necesaria para la transformación del neurotransmisor acetilcolina.

No obstante, hay que tener en cuenta que se han descrito algunos casos aislados de reacciones alérgicas a la procaína. Para evitar todo riesgo potencial, antes de utilizar la procaína, al igual que antes del utilizar el DMSO, en todos los casos deberá realizarse una prueba individual de tolerancia, que puede llevarse a cabo, por ejemplo, mediante una pequeña punción de la solución de procaína del 0,5 al 2 % –la cual puede adquirirse libremente– en el antebrazo. Normalmente, esta debería desaparecer transcurridos unos 20 minutos sin dejar signos de irritación, aunque este intervalo de tiempo puede variar mucho de una persona a otra.

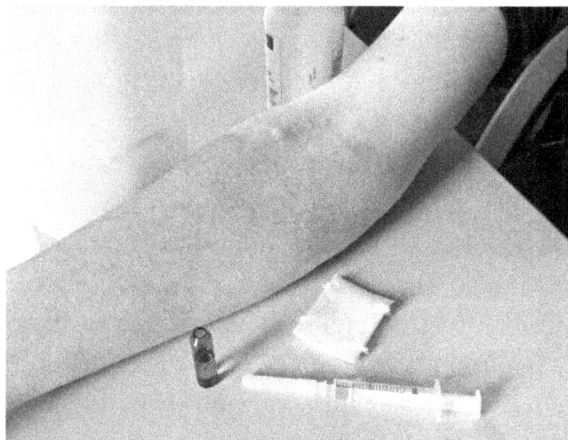

Figura 36: Punción cutánea en el antebrazo con procaína al 1 %

En el artículo que ya se ha citado de Reuter y Oettmeier[61], al igual que en sus publicaciones, afortunadamente se indica que la opinión, antiguamente generalizada, sobre el peligro de las reacciones alérgicas a la procaína ha de relativizarse. Durante mucho tiempo se consideró que este tipo de enlaces intermoleculares (como el del PABA) podía causar dichos síntomas. Hoy en día, por el contrario, se considera que la procaína es un remedio muy seguro. La cantidad de sus aplicaciones dentro de la terapia neural es enorme y su tendencia es creciente.

Fórmulas Si ha superado la prueba de la punción, puede centrar su atención en la aplicación de la combinación de DMSO con procaína. Lo más sencillo es mezclar dos mililitros de una ampolla (del 0,5 al 2 %) de una solución de procaína de uso corriente con la misma cantidad de DMSO. Así obtendrá una solución de DMSO al 50 % con un contenido de hidrocloruro de procaína de entre 10 y 40 miligramos. ¿He ido demasiado rápido? Veamos:

1 ampolla de solución de procaína al 1 % contiene 2 ml de agua

→ 1 % de 2000 mg = 20 mg de procaína

2 ml de solución acuosa de procaína + 2 ml de DMSO

→ solución acuosa de DMSO al 50 %

Si desea obtener una concentración mayor de DMSO, añada, por ejemplo, tres mililitros de este a los dos mililitros de la solución acuosa de procaína. De este modo tendrá una solución de DMSO al 60 %, y así sucesivamente.

Puede utilizar esta mezcla para uso externo aplicándola directamente sobre inflamaciones dolorosas, cicatrices irritadas o contracturas musculares (miogelosis), entre otras cosas. A la vez que el DMSO despliega su acción beneficiosa, transporta la procaína a las capas más profundas de la piel y de los tejidos.

Si está facultado para ello, también puede utilizar la mezcla que ha elaborado –conforme a las normas de higiene correspondientes (véase 2.4)– para su aplicación subcutánea o intramuscular. Para ello, en primer lugar tome dos mililitros de la solución de procaína con una jeringa de cinco mililitros y, tras colocar un filtro apropiado para jeringa estéril, añada la cantidad deseada de DMSO (por ejemplo, un mililitro).

Si desea aplicar una perfusión de DMSO-procaína en una dosis elevada, puede proceder conforme a las indicaciones que se dan en el apartado 2.4. Una vez que ha incorporado el DMSO a la solución para perfusión –manteniendo la cadena de esterilidad–, añada la cantidad necesaria de la solución de procaína. También puede añadir solución de bicarbonato sódico, es decir, una sal básica. Como ya se ha explicado, esta aumentará el pH de la solución que perfundir, con lo que se darán las condiciones favorables para la acción optimizada de la procaína en los tejidos.

Un ejemplo: tome una bolsa de perfusión de 500 mililitros con una solución salina isotónica y vierta en ella consecutivamente el volumen calculado anteriormente de DMSO (de 0,1 a 0,5 gramos por kilogramo de peso corporal), de 0,1 a 0,5 gramos de solución al 2 % de procaína y de 10 a 120 mililitros de la solución que habitualmente se encuentra en los comercios de $NaHCO_3$ al 8,4 %. Si quiere comenzar con prudencia y se trata de un paciente que pesa 70 kilogramos, la fórmula será como sigue:

> 500 ml de solución isotónica de NaCl
> 7 ml de DMSO (0,11 g/kg de peso corporal)
> 5 ml de solución de procaína al 2 % (= 100 mg de procaína)
> 50 ml de solución de $NaHCO_3$ al 8,4 %

Ámbitos de aplicación Estas perfusiones se utilizan en serie, por ejemplo, diariamente durante una o dos semanas. Los ámbitos de aplicación más comunes son la optimización de los procesos de recuperación posoperatorios (también se emplea con anterioridad), las enfermedades dolorosas tras la cirugía de la columna vertebral, las neuralgias, las distrofias (por ejemplo, la atrofia de Sudeck), el reuma, las enfermedades inflamatorias crónicas del intestino, las pancreatitis, el síndrome de abstinencia, los trastornos circulatorios, los ictus o infartos, etc. Supone un verdadero enriquecimiento del repertorio terapéutico que hay que tener en cuenta para el tratamiento de enfermedades graves y dolores. No obstante, debe estudiar y practicar la forma segura de manejar estos remedios. Evidentemente, tanto el facultativo como el paciente actuarán bajo su propia responsabilidad. Por lo tanto, si padece alguna de estas enfermedades y espera obtener alivio o curación a través de las combinaciones de las sustancias que aquí se han citado, debe buscar un terapeuta con experiencia. Por el momento, puede probar las recetas y las aplicaciones que se dan «para uso doméstico», para las cuales no necesita esgrimir la aguja de la jeringuilla. Por lo menos se hará una idea de si el DMSO y la procaína funcionan conjuntamente en usted y cómo lo hacen.

2.5.3 DMSO y hematoxilina

La hematoxilina es una «[…] sustancia incolora que se extrae del palo campeche y que, cuando se expone al aire (o a la acción de oxidantes), se oxida fácilmente y da lugar a la hemateína, un colorante rojo»[62]. Las soluciones de hematoxilina o de hemateína llevan más de 150 años utilizándose en histología para tintar las muestras de tejidos que se ven bajo el microscopio. Desde hace mucho tiempo, también se conocen sus aplicaciones médicas, como puedan ser la de actuar como astringente o como antiinflamatorio. Otro ejemplo del uso de la hematoxilina es su utilización en algunos métodos de valoración específicos para determinar los componentes vegetales.

Según su estructura molecular, este colorante vegetal natural contiene cinco de los denominados grupos hidroxilo (OH-). Estos componentes estructurales con oxígeno hacen que una sustancia se disuelva bien en el agua, como es el caso de las moléculas de azúcar, pero en las partículas de hematoxilina también se encuentran los denominados componentes no polares, que reducen la solubilidad. En seguida volveremos a estas propiedades.

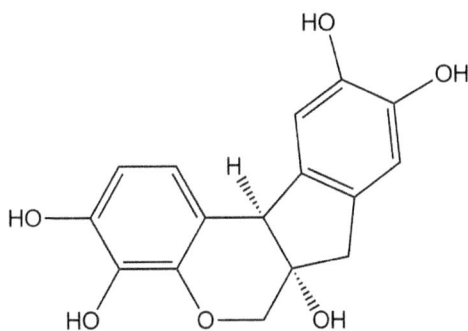

Figura 37: Representación gráfica de una molécula del tinte vegetal hematoxilina

Su peculiaridad consiste en que este colorante se acumula sobre todo *Tratamiento del cáncer* en las estructuras celulares ácidas y, por así decirlo, las marca. Este procedimiento, habitual en el laboratorio, también puede llevarse a cabo *in vivo*, es decir, que pueden marcarse directamente en el cuerpo las zonas de tejido más ácidas a través de su combinación con DMSO. El Dr. Walker menciona este procedimiento en su libro[19], *The DMSO-Cancer Connection* («La conexión entre el DMSO y el cáncer»), a partir del cual se infiere que la mezcla de DMSO y hematoxilina puede aplicarse para combatir el cáncer. El Dr. Walker se remite a los trabajos que el Dr. Eli Jordon Tucker llevó a cabo en los años 60 y 70 y que, hasta el día de hoy, han sido ignorados por el «*establishment* oncológico»[63].

Describe el caso de un gerente de Exxon Oil que por aquel entonces contaba 56 años y padecía un carcinoma colorrectal en un estadio avanzado. El diagnóstico se realizó en abril de 1974, después de que el paciente hubiese observado que tenía hemorragias intestinales. El paciente rehusó someterse a la quimioterapia habitual y acudió al Dr. Tucker, quien le trató con perfusiones a base de DMSO-hematoxilina. Al cabo de 18 meses, el estado de salud del hombre era tan bueno que se consideró que estaba curado. El habitual marcador tumoral CEA ya no era detectable.

En 1978, después de que el Dr. Tucker hubiese descrito muchos casos semejantes, la FDA mostró interés por este tipo de tratamiento oncológico. Salvo por una invitación a facilitar más resultados de la investigación, no pasó nada. El Dr. Walker sospecha que el asuntó quedó en agua de borrajas por motivos político-económicos.

Historia del descubrimiento El Dr. Tucker descubrió la mezcla de DMSO-hematoxilina por casualidad. Era un médico muy respetado y distinguido que estaba a cargo de las investigaciones sobre la técnica para el trasplante de tejido óseo. Para sus experimentos, utilizaba huesos de terneros provenientes de un matadero próximo. A principios de los años 60, comenzó a buscar –por pura curiosidad– «anticuerpos del cáncer» en la sangre de aquellas reses evidentemente habían padecido cáncer antes de ser sacrificadas. A continuación, inyectaba la gammaglobulina obtenida en ratas y ratones con cáncer. Llevaba bastante tiempo buscando un colorante que fuese idóneo para poder seguir en el microscopio los efectos que se producían en el tejido animal y la hematoxilina mostró la reacción que buscaba para que las células tumorales apareciesen tintadas de un color específico. Sin embargo, posee una solubilidad muy mala, por lo que Tucker acabó topándose con el DMSO fluido. En él, la hematoxilina se disuelve de maravilla y además el DMSO no altera la tinción. Combinada con el DMSO, la hematoxilina penetra directamente en las células tumorales y una vez allí se distribuye y fija de forma químicamente estable a las estructuras celulares con cargas múltiples, como pueda ser el ADN del núcleo celular. Debido al bajo pH que hay en ese entorno, las estructuras aparecen bajo el microscopio de un color violeta azulado.

Tratamiento de un perro En ensayos posteriores, Tucker pudo establecer que, sorprendentemente, si se administraba una perfusión mediante una solución de electrolitos con una mezcla de 25 gramos de hematoxilina y 75 mililitros de DMSO a perros sanos, estos la toleraban estupendamente. También las ratas toleraron considerablemente mejor la mezcla que la sustancia aislada. En vista de ello, comenzó a probar esta solución para perfusión en animales enfermos de cáncer. Entre otros, trató al perro de un amigo suyo. El animal padecía un linfoma maligno de células B grandes (cáncer linfático) y presentaba múltiples tumores por todo el cuerpo. La inflamación del cuello estaba a punto de causarle la asfixia. El amo del perro le preguntó al Dr. Tucker si podría hacer algo por él o si debía sacrificarlo. Tras dos semanas administrándole diariamente una perfusión con DMSO-hematoxilina, todos los tumores habían desaparecido y, después de someterlo a múltiples exámenes, ¡el cuadrúpedo fue dado de alta! Después de haberse curado y después de una recuperación excelente, por desgracia comió un gran trozo de carne envenenada y murió, lo cual le brindó a Tucker la extraordinaria ocasión de poder estudiar muestras de tejido bajo el microscopio. No encontró ni una sola célula tumoral identificable, solo las denominadas células fantasma, vestigios de células cancerosas necrosadas.

Muchos otros experimentos posteriores demostraron que no todos los tipos de tumores malignos responden igual de bien a este tratamiento. Sin embargo, Tucker continuó con sus trabajos de investigación sistemática y estructuradamente, llegó a establecer una dosis estándar *Aplicación* para el ser humano y comenzó a tratar a pacientes con cáncer. A partir *sistemática* de la página 186[19], Morton Walker publicó los protocolos y los resultados del tratamiento en un total de 37 pacientes de los primeros años de la investigación. En aquella época los resultados del tratamiento dependían, en gran medida, del tipo de cáncer. El método de aplicación –perfusión, solución bebible, aerosol– iba en función de la localización del tumor y de otros factores.

Por desgracia, a partir de 1968, el Dr. Tucker dejó de publicar los resultados de sus tratamientos porque temía las consecuencias que pudiera tener en su actividad profesional. Sin embargo, Walker continuó ilustrando casos de pacientes en los que había tenido éxito, según los cuales el linfoma maligno, especialmente, tiene buenas perspectivas de curación con este método. También obtuvo muy buenos resultados en el tratamiento de tumores de células gigantes (fémur), melanomas cutáneos o carcinomas de cérvix (cáncer de cuello uterino). El Dr. Tucker, muy afectado por la cantidad de críticas e incluso amenazas que recibía de sus colegas, acabó por tratar únicamente a unos pocos enfermos graves que acudían a él. Les cobraba unos honorarios escasos o nada en absoluto y no quería seguir atrayendo la atención pública sobre su tratamiento contra el cáncer. Toda la información de la que hoy en día disponemos tenemos que agradecérsela a Morton Walker, después de que Eli Jordon Tucker falleciese poco antes de la publicación de su libro.

Ahora seguramente se esté preguntando cómo funciona realmente la *Mecanismo de* hematoxilina. ¿Qué hace que la administración de este colorante orgá- *acción* nico-biológico provoque la decadencia de las células cancerosas? Walker[19] informó de los trabajos de investigación al Dr. Rogers, de la Northwestern Texas State University. Bajo la dirección del Dr. Scholes, este científico había llevado a cabo estudios histológicos de linfomas en ratones por medio de microscopia óptica y electrónica. Tras inyectarles una mezcla de DMSO y hematoxilina por vía intraperitoneal (en la cavidad abdominal), se hicieron dos descubrimientos importantes. En primer lugar, que la afinidad de la hematoxilina con el tejido tumoral era tan pronunciada que conseguía llegar desde la cavidad abdominal hasta las células cancerosas situadas bajo la piel. No había ningún órgano o tejido sano que apareciese marcado. En segundo lugar, las imágenes del linfoma de células grandes a través del microscopio electrónico mostraban, sorprendentemente, que el líquido intersticial era destruido. Esta matriz extracelular tiene una importancia determinante para el abastecimiento

Las células cancerosas mueren de hambre   y la interacción de las células (cancerosas). La desaparición de esta estructura integradora nutritiva provoca la escisión y la muerte por inanición del tejido maligno. Dado que es evidente que la mezcla de DMSO y hematoxilina solo interrumpe el suministro al tejido tumoral, implica la supervivencia del individuo.

A partir de los trabajos de Rogers puede inferirse que la mezcla de DMSO y hematoxilina desencadena una reacción de oxidación en las células tumorales «ácidas» de funcionamiento anaeróbico, la cual desactiva la sustancia fundamental que hay entre las células, y las partículas cancerosas mueren por falta de nutrientes. En este proceso, el DMSO asume nuevamente su importante función vehicular para que la hematoxilina pueda ser introducida en los tejidos.

Un genio desconocido   Y así, Tucker, que había sido tachado de hereje y charlatán por muchos de sus colegas, fue ascendido a héroe por sus pacientes. Morton Walker compara su valor por haberse enfrentado a la ira de los demás con los actos históricos de Louis Pasteur o de Ignaz Semmelweis a mediados del siglo XIX.

Ante la burla de sus contemporáneos, Pasteur postuló que las bacterias eran la causa de enfermedades graves. Actualmente todos sabemos que tenía toda la razón. No podemos ni imaginarnos que la medicina convencional de aquella época pudiera ser tan tonta como para no entenderlo.

Cuando Semmelweis dio la nueva orden de que en su clínica los obstetras tenían que lavarse las manos –nacimiento de las normas sobre la higiene–, redujo considerablemente la mortalidad de las madres jóvenes como consecuencia de la fiebre puerperal. Actualmente, una entrada de la Wikipedia dice al respecto[64]: «En vida [de Semmelweis], sus avances no le fueron reconocidos y se rechazaron como "tonterías especulativas", especialmente por parte de los críticos y de sus colegas de tendencia positivista. Solo le apoyaron unos pocos médicos, ya que la higiene se consideraba una pérdida de tiempo y era incompatible con las teorías vigentes por aquel entonces sobre las causas de la enfermedad».

Posteriormente, el caso de Semmelweis fue tan significativo dentro *Reflejo de* de la historia de la medicina que se concedió su nombre a lo que ac- *Semmelweis* tualmente que se denomina reflejo de Semmelweis, el cual describe los fenómenos humanos que provocan un desprecio espontáneo hacia las innovaciones pioneras y sus descubridores. En la misma fuente se dice lo siguiente al respecto: «El "reflejo de Semmelweis", que da lugar a que la consecuencia de las innovaciones científicas sea el castigo en vez del reconocimiento correspondiente porque contradicen los paradigmas y patrones de comportamiento, fue acuñado por Robert Anton Wilson en honor a Semmelweis».

Gracias a su mezcla de DMSO y hematoxilina, Tucker pudo salvar la *Una fórmula* vida, entre otros, de un niño de tres años que padecía un grave endote- *que salva* lioma metastásico, un tumor en la pared interna (endotelio) de los vasos *vidas* sanguíneos y linfáticos. Exasperados, los otros médicos habían rehusado tratar al niño porque padecía una enfermedad adicional. Tucker ayudó gratuitamente al niño y los demás pacientes reunieron el dinero para el medicamento, el cual tuvo que comprar la propia madre después de que la hubiesen echado de la clínica. En este caso, la solución de DMSO-hematoxilina se administró por vía oral. Cada mañana, antes del desayuno, al niño se le administraban cinco gotas disueltas en agua purificada.

Así es que, por lo que se ve, el compuesto a base de DMSO y hematoxilina parece ser un potente remedio contra el cáncer. Vale la pena que se lo tenga en cuenta como una posible alternativa económica y carente de los conocidos efectos secundarios que tiene la quimioterapia de la medicina convencional.

Tucker hizo las siguientes recomendaciones para la dosificación y ad- *Composición* ministración de su mezcla:

Disolver 25 gramos de hematoxilina en 75 mililitros de DMSO. Remover la mezcla hasta que dejen de depositarse partículas sólidas en el fondo. A continuación, la solución madre está lista para su consumo.

Como la hematoxilina es un colorante celular utilizado en microscopia, puede adquirirse a través de proveedores de material para laboratorio o de aficionados a la microscopia. No obstante, hay que asegurarse de que se adquiere como sustancia pura en polvo y no como solución ya preparada, ya que esta suele contener ingredientes adicionales.

Inyección/perfusión: Como dosis inicial para la administración intravenosa, se calculará un mililitro del remedio por cada 34 kilogramos de peso corporal, pero lo mejor es comenzar el tratamiento con una perfusión de 0,5 mililitros de la mezcla de DMSO y hematoxilina en una bolsa de perfusión con una solución de glucosa al 5 %. Para evitar la flebitis o la formación de coágulos, la velocidad de goteo debe ser inferior a 50 gotas por minuto. Si la tolerancia es buena, la dosis puede incrementarse diariamente un 10 %. Según Tucker, el límite de tolerancia se alcanza cuando, tras haber aumentado la dosis, aparece fiebre al cabo de unos 30 minutos de la administración. Este es otro motivo más por el que la administración de este tratamiento contra el cáncer debe estar reservada a médicos y naturópatas que cuenten con la suficiente seguridad y experiencia frente a este tipo de situaciones. La fiebre pasajera, según Tucker, puede mitigarse administrando un comprimido de 50 miligramos de Benadryl®, un antialérgico y sedante cuyo principio activo es la difenhidramina. Algún nombre comercial es, por ejemplo, Dormutil®. En todo caso, si se toman estos medicamentos, hay que tener en cuenta sus efectos secundarios y contraindicaciones.

Toma oral: La mezcla de la solución madre anteriormente descrita con una solución glucosada al 5 % también puede beberse. Únicamente no debe beberse en caso de padecer cáncer de estómago, ya que, en este caso, el tratamiento implicaría que el tumor desapareciese con demasiada rapidez, dejando un agujero en la pared gástrica. ¡El cáncer de estómago debe tratarse mediante perfusión! Para la solución bebible, se recomiendan unos 60 mililitros (dos onzas) de solución glucosada y la cantidad habitual correspondiente de solución original de DMSO-hematoxilina (un mililitro por cada 34 kilogramos de peso corporal). Esta bebida debe tomarse por las mañanas estando en ayunas. Después, no debe beberse ni comerse nada durante, al menos, 30 minutos. No solo para los diabéticos, sino también para todos los demás pacientes que cuiden su alimentación, es conveniente sustituir la glucosa por alguna otra sustancia que suavice el sabor, como añadir algo de xilitol o una pizca de extracto de estevia a la solución acuosa de DMSO-hematoxilina.

Inhalación: Para el tratamiento del cáncer de pulmón, Tucker recomienda verter una mezcla de dos mililitros de solución salina y cuatro gotas de la solución original de DMSO y hematoxilina en un inhalador y hacer inhalaciones dos veces al día durante 10 minutos. El intervalo mínimo que debe mantenerse entre dos aplicaciones debería ser de, al menos, dos horas.

Uso externo: A modo de ejemplo, Tucker explica la aplicación local en un cáncer cutáneo en la cara. Para ello, se mezcla una pequeña cantidad de la solución madre con el mismo volumen de agua destilada, de modo que la concentración de ambos principios activos se divida entre dos. Esta solución se aplicará dos veces al día sobre la zona de piel afectada dando unos toques con un bastoncillo. Si no se observa ninguna reacción alérgica, puede irse aumentando gradualmente la concentración.

Tucker aconseja realizar las correspondientes aplicaciones o tomas diariamente y comprobar los valores del CEA en la sangre una vez al mes, en el caso de que al principio hubiese sido elevado. Se trata del denominado antígeno carcinoembrionario, el cual puede utilizarse como marcador tumoral general para ver la evolución de la enfermedad. El tratamiento debería continuar hasta que el paciente tenga un valor de este por debajo del valor límite (< 4,6 nanogramos por mililitro; en fumadores, < 10 nanogramos por mililitro). Tucker advirtió que durante el tratamiento hay que renunciar completamente al alcohol y la nicotina. Además, la persona afectada debe beber en abundancia y asegurarse de ingerir la cantidad apropiada de vitaminas.

2.5.4 DMSO y otros remedios contra el cáncer

Las posibilidades de combinar el DMSO con otras sustancias activas de uso terapéutico son prácticamente ilimitadas. Las aplicaciones combinadas más corrientes dentro de la medicina convencional son con cortisona, antibióticos, analgésicos y anestésicos locales.

No solo refuerza la acción de los antibióticos −o sea, los medicamentos contra las bacterias−, sino también la de los antivíricos (contra la propagación de los virus) y la de los antimicóticos (contra los hongos), así como la de sustancias que combaten otros microorganismos. Al contrario, un aumento del efecto significa que pueden tratarse empleando una dosis menor. De por sí, este efecto es muy buscado cuando se trata de minimizar los efectos secundarios de las sustancias enumeradas, en la medida de lo posible.

De este modo, en muchos casos da buen resultado administrar cortisona durante un periodo prolongado reduciendo la cantidad conforme al umbral de Cushing, es decir, aquella cantidad de cortisona que, si se ingiere durante más de dos semanas, puede producir efectos secundarios graves. Existen, además, varias alternativas a los efectos secundarios de la cortisona cuya acción es antiinflamatoria. Entre ellos están el ácido lipoico, el ascorbato, el bicarbonato de sodio / procaína, la vitamina B12 y el propio DMSO.

La función vehicular del DMSO no tiene parangón y hace posibles algunos conceptos terapéuticos que son completamente nuevos. Así, por ejemplo, el tratamiento de la otitis media infantil a través de la administración sistémica de antibióticos o penicilinas en jarabe −extremadamente insatisfactorio, si bien muy extendido− es verdaderamente innecesario. En algunos países europeos está incluso mal visto debido al riesgo que comporta de desarrollar resistencia a las bacterias, aparte de que, dentro de la medicina convencional, cada vez es más frecuente adoptar una actitud de espera ante estas infecciones y tratarlas con el antiinflamatorio ibuprofeno; en casos particulares o procesos crónicos, puede ser conveniente administrar antibióticos. La solución: mezclar el principio activo antimicrobiano con DMSO y aplicarlo localmente en el conducto auditivo. ¡El DMSO es capaz de transportarlo a través del tímpano hasta el oído medio! También el MMS/SDC o el agua oxigenada tienen una acción antimicrobiana, por lo que pueden combinarse sin más con el DMSO para este tipo de aplicaciones.

Sustancias anti-cancerosas Desde la perspectiva de los conceptos terapéuticos alternativos, además de las mezclas con DMSO −de las que hasta ahora se ha tratado detalladamente junto con sus correspondientes principios activos−, existen otras opciones interesantes que citaremos brevemente. Estas posibles combinaciones con principios activos se refieren, principal y nuevamente, al tratamiento del cáncer. Investigaciones muy recientes muestran, de una manera verdaderamente impresionante, que hay otras moléculas −desde un punto de vista bioquímico, pequeñas y conocidas desde hace mucho– de las que cabe esperar muy buenos resultados en el tratamiento de tumores malignos. Todas ellas, sin excepción, pueden comprarse libremente, motivo por el cual la industria farmacéutica no invierte dinero en investigarlas, ya que resulta más conveniente «invertir» en los fármacos para quimioterapia. Entre ellas se encuentran el DCA (ácido dicloroacético), el ácido láctico dextrógiro o el ácido lipoico (una coenzima de las reacciones de oxidación).

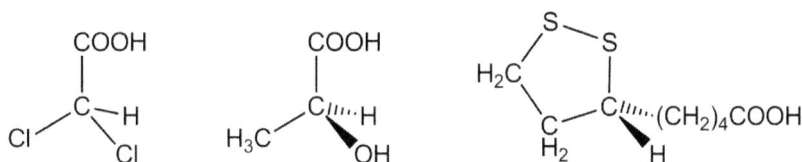

Figura 38: Estructura molecular del DCA, ácido L-(+)-láctico y R-(+)-ácido lipoico

En un artículo que sobre este tema apareció en la versión en línea del *Neuen Zürcher Zeitung* (2 de abril del 2007), se publicaron los resultados en una forma resumida que resultaba de fácil comprensión. Hace ya tiempo que estas tres sustancias se emplean parcialmente para el tratamiento de otras dolencias: el DCA, en el tratamiento de la enfermedad metabólica acidosis láctica; el ácido-L-(+)-láctico, contra la disbacteriosis (una alteración de la flora intestinal), y el alfa ácido lipoico, para la polineuropatía diabética (daños en las células nerviosas), enfermedades hepáticas o para la eliminación de metales pesados (terapia de quelación). Es decir, que se dispone de amplia experiencia en la aplicación de estos tres principios activos en el ser humano.

Aun cuando entre los ámbitos de aplicación que se han citado no se identifique ningún denominador común, es posible que con lo que ha aprendido hasta ahora pueda comprender cuál es la explicación de la efectividad de estas sustancias para combatir el cáncer: intervienen en el metabolismo celular favoreciendo o haciendo posible la normalización de la función mitocondrial en lo que a la respiración celular normal y a la muerte programada de la célula respecta, de ahí que su posición en el tratamiento alternativo del cáncer se haya reforzado en poco tiempo. Los informes oficiales sobre los efectos perjudiciales de estas tres sustancias o las advertencias relativas a su uso bajo la propia responsabilidad han de verse, según mi experiencia, desde una «perspectiva empresarial». ¿A quién puede interesarle que se trate a sí mismo y, además, lo haga de una forma económica?

Reguladores mitocondriales

Si se siguen las dosis recomendadas y las pautas de aplicación, se trata de tres medicamentos seguros. A fin de cuentas, el ácido láctico y el ácido lipoico llevan muchos años utilizándose y vendiéndose farmacéuticamente. ¿Por qué estas sustancias habrían de resultar súbitamente peligrosas por el mero hecho de tomarlas para combatir otras dolencias?

Pero volvamos a la verdadera cuestión de la combinación de estos principios activos con el DMSO. Es posible que estas sustancias, en sí mismas, no produzcan el efecto esperado y se pregunte si debería aumentar la dosis o si habría otras posibles vías para mejorar su efectividad. ¡Ya puede responderse usted mismo! Se trata de sustancias que, para que puedan desplegar sus propiedades farmacológicas, han de ser transportadas al interior de las células del tejido afectado. Solo entonces podrán intervenir en el desarrollo del metabolismo mitocondrial, por poner un ejemplo. ¿Y quién puede llevarlas hasta ahí? Naturalmente, el DMSO, como «transportador» universal.

Ácido dicloro-acético La aplicación del **ácido dicloroacético** como remedio contra el cáncer está fundamentalmente respaldada por los estudios que –tanto *in vitro* como en animales– ha llevado a cabo Evangelos Michelakis, quien considera conveniente una dosis inicial de 10 miligramos diarios por kilogramo de peso corporal (por ejemplo, 0,7 gramos diarios para una persona que pese 70 kilogramos). El ácido dicloroacético tiene una duración biológica media de un día, por lo que no debe administrarse diariamente. En el sitio web www.thedcasite.com («La web del DCA», no disponible en español), hay infinidad de consejos, protocolos para su administración y fórmulas de personas que lo han aplicado. Se habla, por ejemplo, de tomarlo durante cinco días y descansar dos. Para su toma, se recomienda disolver el DCA en agua y bebérsela a continuación.

Sin embargo, ahora sabemos que, en primer lugar, el ácido dicloroacético no se disuelve especialmente bien en el agua y que, en segundo lugar, en esta forma resulta bastante corrosivo, puesto que puede permanecer como ácido libre en el estómago sin absorberse. ¿Existe una solución? Hay que introducir el DCA dentro del tejido y de las células. En el DMSO se disuelve muy bien. ¿Alguna pregunta más?

En algunos medios se previene contra la toma del DCA porque, tras un uso prolongado o si se toma en grandes cantidades, puede causar temblores, una disminución del rendimiento o dolores. Estos síntomas no aparecen en todos los casos y, hasta donde se ha observado, son completamente reversibles. Observándose a sí mismo, podrá contribuir a establecer cuál es la dosis apropiada en su caso y su umbral de tolerancia.

En principio, el **ácido láctico dextrógiro** lleva miles de años utilizándose *Ácido láctico* con fines terapéuticos. Como un subproducto de los procesos de fer- *dextrógiro* mentación, tales como la conservación del chucrut, sus efectos positivos sobre la digestión y sobre el estado inmunitario son conocidos desde antiguo. El ácido láctico se origina como consecuencia de la actividad metabólica de las llamadas lactobacterias, entre las que hay algunas cepas tan conocidas como el *Lactobacillus casei* o el *Lactobacillus bulgaricus*. Estos procesos naturales no dan lugar al ácido S-láctico (también llamado L-(+)-ácido láctico), sino a una mezcla de las formas S- y R-(también denominado ácido D-(-)-láctico). Ambas se diferencian en la disposición de los ligandos alrededor del átomo central C, al igual que una imagen y su reflejo en un espejo. ¿Recuerda la estructura piramidal de los sulfóxidos que expliqué en el capítulo «Propiedades químicas»? Siempre que hay un átomo de carbono en el centro de un tetraedro (pirámide) semejante rodeado por cuatro ligandos distintos –es decir, por otros átomos o grupos de átomos–, se produce el fenómeno conocido como quiralidad o isomería especular.

El término *quiralidad* proviene del griego y suele traducirse como *«Derecha e* 'lateralidad', lo cual quiere decir que ambas formas de la molécula del *izquierda»* mismo compuesto difieren entre ellas como lo hacen la mano izquierda y la derecha de una persona. Pese a tratarse de una misma estructura geométrica y de una misma sustancia, si se sobreponen, no encajan. En comparación: dado que la molécula de DCA tiene dos átomos idénticos enlazados al átomo central de carbono, no hay ninguna imagen invertida (véase figura 38).

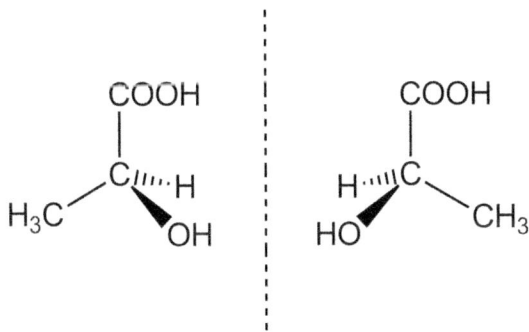

Figura 39: Ácido S-(+)- y R-(-) láctico

Los dos planos estructurales diferentes de las moléculas de ambas imágenes especulares presentan diferencias cuantificables en sus propiedades fisiológicas y bioquímicas. El nombre proviene de la capacidad que estas sustancias tienen de cambiar el nivel vibratorio de lo que se denomina luz polarizada dentro de una solución, ya sea en el sentido de las agujas del reloj, ya sea en el sentido inverso, de ahí que se hable de levógiro y de dextrógiro. Con una lámpara adecuada y dos láminas de polarización, resulta relativamente sencillo determinar esta variación. Estos experimentos resultan excelentes para las clases de biología y de física.

Para En la naturaleza, este fenómeno de la quiralidad está muy extendido,
asombrarse es decir, que las sustancias orgánicas –los compuestos de carbono– con frecuencia aparecen en su forma pura R- o S-, lo que se conoce como enantiómeros quirales. Entre ellos están el ADN, los aminoácidos y las proteínas o los hidratos de carbono (celulosa, almidón...). En este sentido, la evolución ha optado por seleccionar o favorecer en gran medida a una sola de las dos imágenes especulares, algo que podemos apreciar a nivel macroscópico, por ejemplo, en las conchas de los caracoles, que habitualmente describen una espiral que gira hacia la derecha. Y con frecuencia sucede que las sustancias –de origen animal o vegetal– solo se toleran o son efectivas en una de estas dos formas naturales: la diestra o la siniestra. En última instancia, todos los seres vivos son estructuras enantiómeras, ya que están selectivamente compuestos por moléculas quirales. De ahí que las partículas especulares de las sustancias también puedan provocar el reconocimiento de las células sensoriales. Un buen ejemplo de ello es el aceite esencial de alcaravea. Su forma S- dextrógira huele a comino y su valor DL_{50} es de 3,6 gramos por kilogramo (en ratas). La forma R- levógira huele a menta y su valor DL_{50} es de 1,6 gramos por kilogramo (en ratas), con lo cual es considerablemente más tóxico.

Esta «amarga» enseñanza se extendió a sustancias artificiales de «laboratorio» cuando, dolorosamente, se advirtió que la talidomida levógira (Contergan®) ocasionaba malformaciones en los fetos, no así su forma dextrógira. Como el producto se elaboraba sintéticamente, ambas variantes se produjeron mezcladas al 50 %, lo que recibe el nombre de mezcla racémica. Separar (posteriormente) dichas sustancias –producidas químicamente en laboratorio– en sus dos enantiómeros puros suele ser muy costoso en términos de tiempo, materiales y dinero. De ahí que en el mundo entero se investiguen con el mayor empeño las síntesis selectivas, es decir, las formas de producir los compuestos de cada una de las formas puras, R- o S-.

Cuando se trata de la producción de medicamentos sintéticos, ni siquiera hoy en día se escatiman esfuerzos por lograr la separación de las mezclas al 50 %. Así, por ejemplo, el protector estomacal pantoprazol, que se ha hecho muy popular y que pertenece al grupo de los inhibidores de la bomba de protones gástrica (IBP, tales como el pantoprazol, el omeprazol y el lansoprazol), es una mezcla al 50 % de los enantiómeros de ambas imágenes especulares. Y estos medicamentos se venden libremente y se recomiendan para tratar la úlcera gástrica y el reflujo gastroesofágico. A excepción del Nexium®, la separación no se lleva a cabo.

¿Cómo he llegado a este medicamento? Pues bien, desde un punto de vista químico, el IBP también pertenece al grupo de los sulfóxidos, al igual que el DMSO. En todo caso, esta es la única e irrelevante coincidencia que comparten estas dos clases de sustancias, ya que el IBP está compuesto por moléculas considerablemente mayores y más complejas. También hay que prevenir enérgicamente contra el uso imprudente de estos inhibidores de la bomba de protones gástrica (IBP). Aunque hayan introducido furtivamente el inofensivo nombre de *protector gástrico* –¿quién lo ha maquinado…?–, en realidad es un ataque masivo a la regulación del sistema digestivo y al equilibrio general entre ácidos y bases. Sería bastante estúpido suponer que la única «bomba de protones» del cuerpo se encontrara precisamente en la pared gástrica… Nuestro cuerpo se encarga de facilitar el equilibrio en muchos tejidos y órganos mediante el transporte activo de los iones de hidrógeno (H+). Gracias a ello, los aniones bicarbonato (HCO_3) se desplazan contracorriente al otro lado de las membranas biológicas y los aniones cloruro (Cl-) se difunden de manera pasiva –una interacción extremadamente importante y compleja de interdependencias de la concentración que no debería ponerse en peligro a la ligera y, mucho menos, a largo plazo–.

¡La naturaleza es sabia! Las enzimas quirales –nuestros catalizadores biológicos– dirigen las síntesis biológicas y los procesos metabólicos, por lo que habitualmente transcurren de una manera sumamente selectiva. De ahí que en el cuerpo humano solo esté disponible la variedad natural y tolerable del ácido S-(+)-láctico, que también se origina como producto metabólico, por lo que, en este contexto, también recibe el nombre de eutómero. *La naturaleza como maestra*

Nuestro cuerpo, por el contrario, tiene problemas con el ácido R-(-)-láctico fisiológico (distómero), cuya descomposición es lenta, tarda mucho en eliminarse y puede acumularse en los tejidos. Así mismo, tiene un efecto coagulante, por lo que incide negativamente en la fluidez de la sangre y de la linfa y para su trabajosa eliminación del cuerpo, tiene que combinarse, por ejemplo, con valiosos minerales, tales como el calcio, el hierro o el selenio, que se pierden en el proceso. Las combinaciones también posibles con el ácido úrico o con el colesterol dan lugar a complejos moleculares que tienen una mala solubilidad y que, al depositarse, pueden ocasionar trastornos reumáticos y arterioescleróticos. Por este motivo, como parte de una alimentación consciente, hay que asegurarse de que los productos –por ejemplo, los suplementos alimenticios– contengan la máxima cantidad de ácido láctico dextrógiro posible.

Lamentablemente, en la producción de ácido láctico a partir de lactobacterias no se aplica la selectividad anteriormente descrita. Dependiendo de la cepa bacteriana, se producen entre un 50 y un 90 % de S-concentrados que, a continuación, han de ser depurados. Las formas comerciales más comunes del ácido láctico dextrógiro son soluciones acuosas al 20 %, que se venden en farmacias y tiendas de productos dietéticos. Al tomar dichos concentrados, hay que tener en cuenta que se trata de un ácido orgánico muy fuerte que puede ocasionar daños en la dentadura, por lo que previamente hay que mezclarlo, muy diluido, con otra bebida (agua, zumo, té). En los libros pueden encontrarse recomendaciones de dosificación muy variadas. Cantidades diarias iniciales de un mililitro de estas soluciones al 20 %, tres veces al día –un tercio o la mitad en el caso de los niños–, parecen razonables.

Los efectos terapéuticos que cabe esperar son muy variados. Entre ellos, mejora la eliminación del ácido láctico levógiro, aumenta la actividad de la adrenalina, favorece el equilibrio ácido-básico y mejora el flujo de la sangre y de la linfa.

Efectivo inhibidor del cáncer Precisamente las células cancerosas, debido a su producción anaerobia de energía, generan una gran cantidad de ácido láctico levógiro, el cual debilita el tejido circundante propiciando que el tumor maligno se extienda. Por el contrario, el ácido S-láctico fisiológico favorece los procesos metabólicos aeróbicos, gracias a lo cual las células rebeldes pueden volver a desarrollar una actividad mitocondrial normal y la muerte celular programada vuelve a activarse. Todavía está por averiguar si esto puede deberse directamente a la influencia del ácido S-láctico reabsorbido. También el premio nobel Warburg auguró que era probable que el ácido S-láctico que se tomaba con la alimentación desarrollase su acción positiva a través de la mejora de las condiciones del intestino grueso. Actualmente se da por supuesto que las bacterias intestinales «buenas», como los lactobacilos o el bífidus, producen butirato –un efectivo inhibidor del cáncer–. Además, una flora intestinal sana incrementa las funciones de desintoxicación y de desacidificación, con lo que la presión de las toxinas sobre nuestro hígado, permanentemente sobrecargado, disminuye.

Todos estos procesos dependen de que funcione el intercambio de sustancias entre la matriz y las células. La aplicación paralela de DMSO puede favorecer o incluso posibilitar los procesos de difusión necesarios. La combinación del DMSO con el ácido S-(+)-láctico resulta conveniente porque mejora la absorción del principio activo y el intercambio de sustancias en los tejidos, aumentando la presión sobre las células enfermas.

El **ácido lipoico** también es una sustancia quiral de origen natural y forma parte del metabolismo mitocondrial de todas las especies superiores. Así es que las centrales energéticas celulares dependen de la presencia de esta sustancia, a cuyo efecto solo el enantiómero R-(+) –denominado ácido alfa-lipoico– es biológicamente activo. En las reacciones de oxidación actúa como coenzima. A través de la disociación del enlace azufre-azufre (disulfuro) se reduce a ácido R-dihidrolipoico y, a continuación, vuelve a adquirirlo mediante un paso de reciclado. La efectividad terapéutica del ácido dihidrolipoico parece ser mayor si se administra externamente. *Importante coenzima*

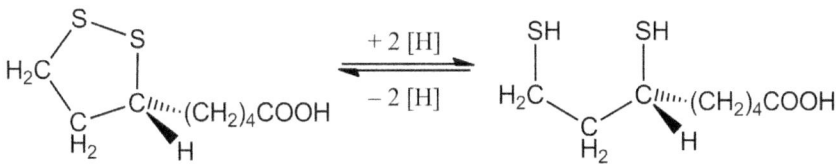

Figura 40: Equilibrio redox entre el ácido R-lipoico y el ácido R-dihidrolipoico

El cuerpo necesita el ácido alfa-lipoico, entre otras cosas, para renovar los captadores de radicales y los antioxidantes consumidos, como puedan ser la vitamina C, la vitamina E, la coenzima Q10 o el glutatión. También puede utilizarse para la formación de quelatos, que se utilizan en el tratamiento del mismo nombre en la intoxicación por metales pesados. El ácido alfa-lipoico también estimula la síntesis y la liberación del factor de crecimiento nervioso, es decir, de las células nerviosas. Es por ello por lo que se aplica en caso de lesiones de los nervios periféricos producidos por la diabetes u otras causas.

Conmutador mitocondrial Pero, en este sentido, es mucho más importante la influencia que ejerce en la actividad mitocondrial de las células cancerosas o en la regeneración de dicha actividad. Como ya se ha mencionado, esto motiva el retroceso de los procesos celulares anaeróbicos y la estimulación de la decadencia programada de las células enfermas. Las ulteriores investigaciones clínicas por parte de universidades o de la industria farmacéutica son dudosas, ya que hace tiempo que el ácido lipoico es de libre acceso y no está sujeto a patente, de ahí que podamos aplicarlo en todo momento y mostrar que tanto la medicina experimental como la investigación institucionalizada de medicamentos han hecho una gran contribución a la salud pública, también con esta sustancia.

La demostración científica de la acción que el ácido lipoico desarrolla en el proceso metabólico de las mitocondrias provino, por ejemplo, de la publicación en el año 2005 de la Prof.ª Dra. Hannelore Daniel (Universidad Técnica de Múnich, cátedra de Fisiología de la Nutrición) en colaboración con el Prof. Dr. Uwe Wenzel, investigador y docente del Instituto para la Investigación de la Nutrición Molecular de la Universidad Justus-Liebig de Giessen[66]. En él se aprecia claramente el «encendido» de las centrales energéticas que se han detenido en las células cancerosas –en el sentido de la respiración celular fisiológica– y la subsiguiente activación del «reloj vital».

El ácido alfa-lipoico puede adquirirse en toda farmacia en comprimidos o cápsulas. La acción terapéutica comienza a partir de la administración diaria de unos 50 miligramos. Generalmente se recomienda más bien una dosis diaria de 250 a 750 miligramos. Lo habitual son los comprimidos o las ampollas para inyecciones de 600 miligramos de ácido R-lipoico, aunque las ampollas resultan considerablemente más caras. A través de Internet, pueden adquirirse comprimidos de un gramo de ácido lipoico por unos 0,60 euros al cambio. Los comprimidos de 600 miligramos deben tomarse por la mañana, media hora antes del desayuno. Si desea combinarlos con DMSO, puede tomarlos después del desayuno, disueltos en agua o con lo que acostumbre a tomarlos.

2.5.5 DMSO y ácido ascórbico

Déficit natural El ácido ascórbico es más conocido como vitamina C. Tiene una importancia enorme para el cuerpo humano, la cual, hasta hace muy poco, no se había comprendido en toda su magnitud. El torrente de investigaciones científicas y de informaciones aparecidas en la prensa –parcialmente mal interpretadas– es verdaderamente incalculable. El hecho es que los primates, y por ende también el ser humano, al contrario de lo que sucede con la mayoría de seres vivos, no pueden sintetizar por sí mismos la vitamina C, esencial para la vida. Incluso la absorción de los nutrientes a través de la mucosa del intestino es limitada, por lo que no pueden llegar grandes cantidades de esta (> 200 miligramos) al torrente sanguíneo. Su tasa de reabsorción en los túbulos renales también es bastante baja.

Teniendo en cuenta que un déficit prolongado resulta letal, en conjunto es una situación algo incómoda para nosotros. Por el contrario, el metabolismo de las bacterias, los vertebrados y las plantas hace posible la transformación de los omnipresentes elementos glucosa o galactosa en ácido ascórbico a discreción. También se han llevado a cabo estudios en varios animales que demuestran que la producción de ácido ascórbico o la cantidad de vitamina C disponible en la sangre –concentración plasmática– aumentan con el incremento del estrés, lo que indica que esta sustancia influye y favorece de manera decisiva la capacidad de rendimiento de un organismo.

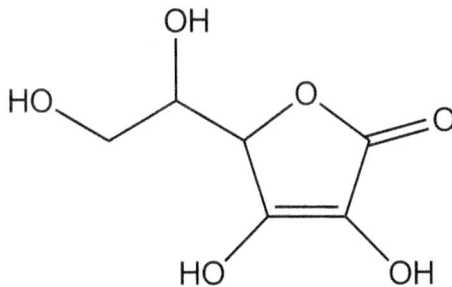

Figura 41: Ácido ascórbico o vitamina C

Los excelentes resultados terapéuticos obtenidos con la administración *Vitamina C:* dc dosis altas de ácido ascórbico que actualmente se conocen solo son *el multitalento* posibles mediante perfusión, lo que elude el tracto gastrointestinal. Estas perfusiones se aplican, por ejemplo, para combatir los síntomas de la vejez, dolores en el aparato locomotor, infecciones, sobrecargas, agotamiento, inflamaciones, alergias, tumores, así como después de intervenciones quirúrgicas y en deportistas de competición. Por desgracia, con mucha frecuencia, solo pueden beneficiarse de ellas los pacientes privados con recursos o los deportistas famosos, ya que los servicios públicos se niegan a asumirlas. Sin embargo, por fortuna, las perfusiones de ácido ascórbico son relativamente económicas, por lo que esta efectiva medida está al alcance de la mayoría de los ciudadanos medios.

La lista de sus ámbitos de aplicación todavía puede prolongarse con base en las numerosas experiencias de terapeutas especializados, de manera que solo por ello ya puede verse que, al igual que el DMSO, se trata de una sustancia moduladora universal para el cuerpo. A diferencia del DMSO, existe una enfermedad originada por el déficit de ácido ascórbico: el escorbuto, caracterizado por la debilidad del sistema inmunitario y del tejido conectivo, lo cual se traduce en una reducción del rendimiento, dolores articulares, predisposición a contraer infecciones, cicatrización lenta y pérdida de flexibilidad en los vasos sanguíneos. Así mismo, sobreviene anemia, que en el laboratorio se identifica como anemia ferropénica. En el hemograma aparecen pocos glóbulos rojos, que, además, son demasiado pequeños y «pálidos» (anemia microcítica hipocrómica). En casos extremos, la fragilidad de los vasos sanguíneos causa lesiones en sus paredes, dando lugar a hemorragias internas.

Así pues, ya puede deducir el motivo por el cual la vitamina C se emplea terapéuticamente para combatir las enfermedades anteriormente citadas o para regenerar y aumentar el rendimiento. La empresa Pascoe, de Giessen, Alemania, se ha dedicado y se dedica a la investigación y enseñanza de este concepto del tratamiento en especial. Su preparado Pascorbin® es la única solución con una dosis alta de vitamina C autorizada para el tratamiento mediante perfusión del que disponemos en Alemania como preparado que se puede adquirir sin receta médica. Contiene 7,5 gramos de ácido ascórbico diluidos en 50 mililitros de líquido.

Los terapeutas también pueden encargar envases específicos en algunas farmacias especializadas. Lo interesante del caso es que, a través de la cantidad total que se administra y de la velocidad de perfusión, podemos controlar el espectro farmacológico. Este conocimiento es especialmente necesario para el tratamiento de enfermedades muy graves.

Acción prooxidante Llegados a este punto, la combinación de ácido ascórbico y DMSO aparece en el plan. Ambas sustancias están clasificadas, ante todo, como antioxidantes, pero mientras que el DMSO favorece los principales procesos oxidativos inmunitarios gracias a su facilidad para atravesar barreras y a sus propiedades de modulación, el ácido ascórbico, a partir de una determinada cantidad, también puede actuar impulsando la oxidación. Así pues, gracias a estos dos protagonistas, disponemos de una gran cantidad de efectos terapéuticos, ya que en conjunto pueden emplearse como favorecedores de la oxidación y, al mismo tiempo, como regeneradores. Simbólicamente supone que para poder recuperar el estado natural inicial, en la medida de lo posible, primero hay que ganar una batalla (contra los microorganismos, las toxinas, las células cancerosas…), pero después también es importante llevar a cabo unos trabajos de desescombro bien organizados. Las «cicatrices», en todas sus dimensiones y manifestaciones –desde un punto de vista holístico– pueden y deben permanecer, pues representan algo así como una memoria estructural del plano corporal. La palabra cicatriz siempre me hace evocar la imagen de grandes ballenas, cuya superficie corporal visible con frecuencia aparece cubierta por incontables «marcas de lucha». Narran heroicas batallas por la supervivencia en las profundidades marinas y me parece que son una especie de *curriculum vitae* que, en vez de en un soporte digital, estuviese grabado en el propio tejido.

Pero volvamos al uso simultáneo del DMSO y del ácido ascórbico. *Sinergias* Mientras que para la administración de la vitamina C con una finalidad determinada solo es apropiada la perfusión, tal y como se ha dicho anteriormente, el DMSO puede aplicarse sobre la piel, como solución bebible o, también, mediante perfusión. Juntos, favorecen los procesos de curación, desintoxicación y regeneración a partes iguales, a la vez que se refuerzan recíprocamente. Hasta donde sé, todavía no se ha investigado científicamente cómo pueden influirse recíprocamente en lo que respecta a su absorción celular, metabolización y grado de excreción. Por lo tanto, su uso simultáneo, al igual que los anteriores ejemplos de combinaciones, sigue formando parte de la medicina experimental. Y dado que disponemos de una enorme cantidad de datos científicos sobre ambas sustancias, bien pueden valorarse sus potenciales interacciones. Sabemos, por ejemplo, que la forma oxidada del ácido ascórbico, el ácido deshidroascórbico (DHA), suele utilizar el mismo sistema de transporte para su absorción celular que la glucosa. Como consecuencia, un nivel elevado de glucosa en la sangre disminuye su absorción, lo que evidentemente agrava el problema en el caso de la diabetes y, en general, de la sobrealimentación actual. Al combinarlo con el DMSO, se facilita su penetración en las membranas. El ser humano dispone de proteínas específicas para transportar la sal de sodio del ácido ascórbico, el ascorbato de sodio. Al mejorar su solubilidad, el DMSO también facilita la excreción a través de los riñones del ácido ascórbico, del ascorbato y de otros metabolitos, tales como el DHA o el ácido oxálico. Otro ejemplo más de los efectos complementarios del DMSO y de la vitamina C es su importancia en la síntesis del colágeno y del control de esta. Como ya se dijo en el capítulo 1.2.3, «Propiedades farmacológicas», el DMSO modula la actividad de la colagenasa, por lo que pudiera influir positivamente en las reparaciones excesivamente potentes del tejido conjuntivo. Por su parte, el ácido ascórbico es indispensable para la composición estructural selectiva del colágeno, ya que hace posible la transformación de un aminoácido (prolina) en su forma oxidada, que es el que confiere la disposición espacial tridimensional fija a las macromoléculas de colágeno. La combinación de ambas sustancias −el ácido ascórbico y el DMSO− resulta de utilidad tras haber sufrido lesiones u operaciones, o para combatir los signos del envejecimiento.

Para corroborar todas estas propuestas y ejemplos de combinaciones, debe hacerlo mediante el principio de su propia experiencia con el DMSO. Con el tiempo, empleará este elemento terapéutico a su manera, pero no querrá prescindir de él. Siempre y cuando tenga presentes las advertencias de seguridad que se han repetido reiteradamente, podrá dar rienda suelta a su deseo de experimentar, al igual que ya han hecho otros muchos usuarios y terapeutas. Hay algunos que, por ejemplo, utilizan el DMSO combinado con principios activos homeopáticos o fitoterapéuticos. Otros emplean la mezcla de procaína (o lidocaína, entre otros) y DMSO como una alternativa sin agujas en tratamientos neurales o con acupuntura. Los hay que combinan el DMSO con fuentes naturales de aminoácidos, tales como algas u hojas de cereales, lo que ofrece nuevas perspectivas a niños hiperactivos o con algún retraso en su desarrollo. También es conocida la mezcla con un preparado habitual de diclofenaco (por ejemplo, Voltaren® en gel) para reforzar la aplicación externa de este antirreumático (véase «Espolón calcáneo»). ¡Sea creativo!, con usted mismo o con sus pacientes.

CAMPOS DE APLICACIÓN Y EJEMPLOS

En este capítulo vamos a tratar sobre numerosas enfermedades y trastornos cuyo tratamiento con DMSO ha dado muy buenos resultados. El que a primera vista muchas de estas dolencias no parezcan tener un denominador común es algo que forma parte de las asombrosas propiedades del DMSO como principio terapéutico superior. Como es natural, esta lista está incompleta y continuamente están apareciendo nuevos campos de aplicación para la acción del DMSO y de sus extraordinarias propiedades farmacológicas. Si lleva a cabo alguna experiencia con el uso del DMSO, estaremos encantados de que nos lo haga saber y me gustaría disponer de ese tipo de información para incluirla en una edición posterior de este libro. Tenga en cuenta que los resultados terapéuticos positivos de otras personas no siempre pueden extrapolarse sin más al resto de pacientes. Tómese en serio la responsabilidad que tiene para consigo mismo o para con otros y busque la ayuda de médicos o naturópatas experimentados que puedan proporcionarle un diagnóstico de las enfermedades graves a través de una anamnesis y pruebas diagnósticas, así como asesoramiento. Antes de utilizar el DMSO por primera vez –en usted mismo o en otras personas–, no olvide llevar a cabo la prueba de tolerancia obligatoria.

En lo sucesivo, cuando se mencionen las diversas formas de aplicación –sean para el uso tópico o para el oral–, puede consultar en el capítulo 2 cuál puede ser el procedimiento que seguir y qué dosis inicial se recomienda. También estos valores son fruto de la experimentación y no tienen por qué ser válidos para todos los afectados. Con algo de práctica establecerá su propio «estilo» y procederá de manera independiente.

Accidente / latigazo cervical

Incluso aunque no se produzcan lesiones visibles, los accidentes con colisión por alcance pueden ocasionar graves problemas de salud. Las secuelas que abarca el concepto de latigazo cervical pueden afectar, en primer lugar, a la cabeza, al cuello, a los hombros y al tronco. La fuerza del impulso que se genera en los accidentes (de circulación) provoca movimientos de partes del aparato musculoesquelético que superan su radio de movilidad habitual, a lo que hay que añadir contusiones y magulladuras. A la larga, las lesiones articulares son solo una de las posibles complicaciones, especialmente en la zona cervical. En primer plano destacan dolores muy intensos que duran días y que están parcialmente relacionados con el movimiento, a los que pueden unirse síntomas neuropatológicos, tales como dolor de cabeza, vértigo, inestabilidad o trastornos del habla. El cuerpo trabaja a toda marcha en la reparación y regeneración de las estructuras sobrecargadas o lesionadas. Los afectados se sienten algo febriles y muy cansados.

Dentro de la bibliografía científica, el número de aquellos que desarrollan molestias crónicas varía mucho. Algunos hablan de más del 60 %, otros aseguran que algunos de los muchos casos en los que (presuntamente) no se produjo una curación sin secuelas fueron debidos a los «especuladores de las indemnizaciones o de las horas de trabajo perdidas».

Entre tanto, se ha sabido que, al parecer, la colocación de un collarín cervical y la posición antálgica o la limitación de los movimientos asociadas a largo plazo suelen causar más problemas que cuando la cinesiterapia se aplica lo antes posible. Los relajantes musculares que con frecuencia se recetan en paralelo entrañan un alto riesgo de dependencia (término: dependencia de tranquilizantes). En la posible cronificación del síndrome del latigazo cervical –es decir, cuando la presencia de los trastornos excede los seis meses–, la completa asimilación psíquica del accidente y de las lesiones es decisiva. En este sentido, puede decirse que una atención afectuosa por medio de conversaciones es mucho más beneficiosa que dedicarse a recetar los analgésicos habituales.

El DMSO nos proporciona la posibilidad de tratar de manera efectiva y al mismo tiempo integral el latigazo cervical y otras contusiones o similares derivados del accidente. Alivio del dolor, relajación muscular, regeneración, desintoxicación de los tejidos, estabilización celular…, todo esto nos lo proporciona este líquido con su estupenda tolerancia. Si se aplica a tiempo, las posturas antálgicas o inadecuadas no permanecerán y se recuperará el movimiento natural. También hace posible prescindir del collarín cervical y mantener los temores a raya. Lo mejor es que se aplique localmente por vía tópica, combinado con su uso interno mediante solución bebible o perfusión.

Caso[19]: Marvin Combs, quien a sus 66 años continuaba siendo un constructor y contratista muy activo, tuvo un accidente de coche y sufrió un latigazo cervical. Sentía fuertes dolores en la nuca y en ambos brazos, así como debilidad en las piernas. Además, otros problemas de salud, como su artritis, empeoraron a raíz del accidente. Los analgésicos que le recetaron en un primer momento no surtieron el efecto deseado. El DMSO le proporcionó una mejoría definitiva, tanto del dolor en la nuca como de los demás problemas. Dado que el caso fue a los tribunales, tuvo que volver a someterse al tratamiento médico inicial y, por no estar oficialmente autorizado, dejó el DMSO. El paciente estaba molesto por los elevados costes (privados) y por la ineficacia de las numerosas pastillas que le recetaron. En cuanto terminaron las negociaciones, retomó el tratamiento con DMSO. Más tarde, pudo leerse en el informe diagnóstico que a los cinco días de someterse al tratamiento con DMSO por vía intravenosa los dolores habían desaparecido completamente y dormía como un bebé. Anteriormente, había seguido teniendo grandes problemas a causa del accidente. Tras una semana de tratamiento, pudo regresar a su rutina de trabajo habitual.

Acné

Estas pústulas inflamatorias, que no aparecen únicamente durante la pubertad, pueden «apaciguarse» muy bien aplicando unos toques de solución de DMSO. La piel de la cara reacciona al DMSO con mayor sensibilidad que la de otras zonas, por lo que hay que comenzar aplicando una solución al 50 %. Si el cosquilleo o el picor inicial se toleran bien, puede aumentarse la concentración al 75 %. Por lo general, bastan unas pocas aplicaciones para frenar la aparición de los granos. Nosotros hemos tenido muy buenas experiencias con nuestros hijos.

También cabe la opción de combinar estas aplicaciones locales de DMSO con soluciones de agua oxigenada y con el uso por vía oral de preparados a base de bacterias lácticas o de microorganismos eficientes (EM). Así mismo, soy partidario de la aplicación tópica de suspensiones hechas con las cepas bacterianas apropiadas junto con porciones fermentadas, lo que también produce unas mejoras asombrosas del acné y de otras inflamaciones cutáneas. En este sentido, es una lástima que actualmente casi se haya perdido la costumbre de hacer chucrut casero. El líquido excedente que resultaba sería —evidentemente, una vez enfriado— un efectivo medio fermentativo con un abundante contenido en bacterias «buenas» y ácido láctico. Como niño criado en provincias, formé parte de aquella generación que «podía» colaborar en la tradicional elaboración anual del chucrut en grandes ollas esmaltadas. Por aquel entonces originaba un entusiasmo bastante escaso –actualmente, ese conocimiento se ha perdido–.

Adicciones (véase «Síndrome de abstinencia»)

Afecciones discales

Los discos intervertebrales –esa es su denominación correcta– están formados por un anillo fibroso y lo que se conoce como núcleo pulposo, que desempeña una función similar a la de un colchón de agua, pues amortigua los impactos. Cuando termina el crecimiento longitudinal del cuerpo –en torno a los 20 años–, los discos intervertebrales dejan de recibir suministro directo de los vasos sanguíneos y pasan a alimentarse indirectamente por medio de un proceso de difusión pasiva, de ahí que, para la alimentación y eliminación de desechos de estos elementos de la columna vertebral, la alternancia entre sueño y vigilia sea muy importante. A lo largo del día, mientras se está de pie o sentado, la fuerza de la gravedad ejerce presión en el núcleo pulposo y, como consecuencia, este elimina agua con sustancias diluidas, lo que origina el famoso fenómeno de «haber menguado» de uno a tres centímetros al llegar la noche, durante la cual, estando tumbado, el disco puede volver a llenarse, es decir, a regenerarse. En el caso de los adultos, el transporte de nutrientes y desechos ha de llevarse a cabo mediante este intercambio de agua, lo que es un proceso delicado. Es bien sabido que las lesiones en los discos intervertebrales se deben a cargas excesivas o inadecuadas a largo plazo, pero también pueden aparecer espontáneamente tras una «gripe» o durante el embarazo. Se traducen en inflamaciones, deformaciones o liberación del núcleo pulposo, algo que, a su vez, estimula las estructuras de la médula espinal, lo que puede manifestarse a través de síntomas conocidos, tales como dolor, sordera o incontinencia. Entre tanto, por lo que estoy oyendo de osteópatas y fisioterapeutas, pero también de médicos con un enfoque holístico, ha cobrado fuerza la opinión de que, en principio, las hernias discales pueden curarse de manera espontánea, salvo unas pocas excepciones. De ahí que una intervención quirúrgica, sea del tipo que sea, resulte completamente innecesaria. Para que se produzca una cicatrización espontánea, hay que garantizar la capacidad de regeneración, para lo que aligerar la carga de los discos intervertebrales por medio de medidas pasivas, manuales y gimnásticas resulta decisivo. Como ya sabe, la regeneración tiene lugar a través de los procesos de difusión con el medio acuoso. Mediante dicho proceso, los nutrientes/electrolitos disueltos son transportados al interior y aquellos que son innecesarios se devuelven al exterior. Y ¿cuál es el principio activo que favorece el transporte a través de las membranas biológicas de manera destacada? Correcto: el DMSO es capaz de atravesar el anillo fibroso hasta llegar a la estructura –dotada de un alto contenido en agua– del núcleo pulposo, modulando el conjunto estructural y transportando las partículas disueltas.

Si ya se ha sometido a una intervención quirúrgica –haya sido o no de manera precipitada–, igualmente puede utilizar el DMSO como regenerador: podrá reducir el tiempo de recuperación y la cicatriz mejorará considerablemente.

Tratamiento con DMSO: Las hernias discales pueden tratarse con DMSO externa e internamente al mismo tiempo. Para ello, la zona afectada se humedecerá, diariamente y en toda su extensión, con una solución de DMSO al 70 %, aproximadamente. Para administrar al cuerpo una cantidad todavía mayor de DMSO, puede recurrirse a la toma oral o a la perfusión. Entre los veterinarios, es muy habitual efectuar perfusiones de DMSO a caballos que tengan problemas de columna vertebral. El caso real de un paciente servirá para ilustrar el tratamiento.

Caso: El señor M. F., varón, de 31 años, desarrolló un problema discal en la zona lumbar después de que hubiese tenido lugar un «gran acontecimiento» en su vida –¡uno realmente feliz!–. Él lo atribuía a que desarrollaba su actividad predominante en un despacho y a la falta de movimiento. El asunto se agudizó rápidamente y mostraba el cuadro sintomático completo de una compresión, con la ansiedad correspondiente. El médico que le trataba le aconsejó operarse inmediatamente. La intervención se llevó a cabo en el transcurso de una semana y se desarrolló según lo previsto. La fase de rehabilitación que la siguió resultó ser variable y lenta. En esta situación, aconsejé al afectado el empleo simultáneo de DMSO por vía tópica y oral. Tras dos semanas tomando diariamente de cinco a 10 mililitros de DMSO y de aplicárselo sobre el sitio en que se había efectuado la intervención, se produjeron grandes avances en la curación. El joven describió el proceso de regeneración con las siguientes palabras: «Para mi sorpresa, me doy cuenta de que he vuelto a encontrar mi forma natural de moverme y el modo de poder caminar sin miedo. La cicatriz también es mucho más flexible ahora».

Aftas

Son úlceras, generalmente menores de un centímetro, que aparecen en las mucosas de la cavidad bucal o en la zona genital, cuyos bordes presentan una inflamación enrojecida y tienen una cubierta membranosa blanquecina. Muchas personas se quejan de dolor intenso y, a menudo, también de inflamación de los ganglios linfáticos asociados, unido a una verdadera sensación de malestar. Se barajan varios factores como posibles causas, entre los que están el virus (herpes simple), déficit vitamínico, estrés, lesiones, cambios hormonales o procesos crónicos como puedan ser la celiaquía o una enteropatía inflamatoria crónica.

Tratamiento con DMSO: Se emplea una solución estándar de DMSO del 65 al 80 % y se aplica varias veces al día sobre la zona afectada dando unos toques con un bastoncillo de algodón. A ser posible, la solución debería poder actuar durante unos minutos antes de eliminarla con la lengua o con saliva. En casos muy persistentes, también puede combinarse con MMS o con agua oxigenada. Para ello, prepare un enjuague bucal con las concentraciones habituales (por ejemplo, 15 gotas de MMS o una solución de peróxido de hidrógeno al 1,5 %) y utilícelo poco antes del tratamiento con DMSO. También puede mezclarlos en una huevera y aplicarse unos toques inmediatamente. En este caso, deberá prepararlo en el preciso momento en el que vaya a utilizarlo. Entre tanto, hay muchos informes positivos de pacientes sobre el éxito del tratamiento que indican que las aftas y otros focos inflamatorios en la boca se curan considerablemente más de prisa y resultan mucho menos dolorosos con ayuda del DMSO.

Alergias

Según el desarrollo de los procesos inmunitarios, estas enfermedades se clasifican en cuatro tipos (I al IV) con sus respectivos subtipos, como la inmediata, la de complejos inmunitarios o la retardada. Si se especificasen, habría tantas enfermedades diferentes como trastornos atópicos: enfermedades de la glándula tiroides / enfermedad de Graves-Basedow, fiebre reumática, la PTI, de la que se hablará más adelante, el «pulmón del granjero», el asma del panadero o la alergia al níquel. En última instancia, todas se deben a reacciones inapropiadas (excesivas) de los componentes de nuestro variado sistema inmunitario, que habitualmente puede diferenciar con toda exactitud entre «propio» y «extraño» y que dispone de estrategias defensivas ajustadas o «dosificadas». Igualmente importantes son los elementos que, al mismo tiempo, se encargan de que las medidas defensivas en funcionamiento retrocedan de manera controlada. En la mayoría de las reacciones alérgicas, son precisamente estos los que muestran un funcionamiento defectuoso.

Sin necesidad de tener que profundizar en estos conocimientos científicos, podemos recurrir al hecho de que el DMSO también actúa como modulador, lo que en este caso significa equilibrando y regulando los procesos inmunológicos. Este rasgo lo vemos también claramente en el consultorio, cuando las enfermedades alérgicas, tales como la dermatitis atópica (véase), responden bien al uso del DMSO. Esta influencia positiva en las reacciones inmunitarias excesivas también se da en los procesos muy agudos (véase «Picaduras de insectos»), así como en las afecciones crónicas, entre las que se encuentran las conectivopatías («reumatismo de los tejidos blandos», véase «Esclerodermia»). A lo largo de todo el capítulo 3, se citan muchas enfermedades que causalmente se entienden como procesos alérgicos. Deberá consultarse la aplicación recomendada de DMSO en cada una de las secciones correspondientes.

Angina de pecho (véase «Arteriosclerosis»)

Arteriosclerosis

Actualmente se considera que se trata de depósitos en los vasos que pueden ser de distinto tipo y composición, como grasa, células sanguíneas, sales de calcio o tejido conjuntivo. Estos procesos reducen la luz del vaso sanguíneo y pueden provocar hipertensión y un abastecimiento deficitario de los órganos y tejidos. Las consecuencias más conocidas son el infarto de miocardio (estrechamiento de los vasos coronarios), el ictus (estrechamiento de las arterias cerebrales) y la arteriopatía periférica (EAP) (estrechamiento de las arterias de las piernas). Cuando los depósitos se extienden al corazón, también pueden producir lesiones en las válvulas cardiacas. Normalmente, hasta que esta conocida enfermedad –que supone un riesgo para la vida– no se presenta, no se toman las medidas oportunas para combatirla mediante una alimentación natural, ejercicio y un estilo de vida adecuado. El DMSO actúa como vasodilatador, disuelve la grasa y otras sustancias, relaja el tejido conectivo y se infiltra en los depósitos. Por este motivo, está igualmente indicado tanto en la prevención de la arteriosclerosis como en el tratamiento de las enfermedades que se derivan de ella. El tratamiento con DMSO también resulta beneficioso para aquellos pacientes que padecen complicaciones cerebrales relacionadas con la arteriosclerosis, el ictus, la senilidad, heridas en la cabeza o enfermedades cerebrales neurodegenerativas (véanse). Encontrará información detallada al respecto en el apartado «Trastornos y retrasos en el desarrollo infantil».

Para el tratamiento de la arteriosclerosis, lo más indicado es administrar el DMSO mediante perfusión según las dosificaciones recomendadas del capítulo 2. Como alternativa, el DMSO también puede administrarse a través de la piel o como solución bebible. El estrechamiento de los vasos sanguíneos provoca un déficit de oxígeno permanente que se manifiesta, sobre todo, en los órganos que más consumen, como puedan ser el corazón, el cerebro o los riñones, de ahí que esté indicado el uso simultáneo de principios activos oxidativos capaces de mejorar el suministro de oxígeno a los tejidos o la captación de este por parte de los glóbulos rojos. Este tipo de combinación del DMSO con principios oxidativos (SDC, H_2O_2) puede utilizarse para el tratamiento de todos los trastornos circulatorios relacionados con la arteriosclerosis, como la angina de pecho, la hipertensión, la arteriopatía periférica o los trastornos cerebrales. Dependiendo de la concentración, el DMSO no debería administrarse en una misma perfusión junto con la SDC o el H_2O_2: es más sencillo separar las aplicaciones.

Otros elementos terapéuticos que pueden resultar beneficiosos son el ácido láctico dextrógiro, el cloruro de magnesio o el MSM. Los pacientes que tienen arteriosclerosis, y muy especialmente aquellos que desarrollan una enfermedad grave como consecuencia del estrechamiento de los vasos sanguíneos, deben tener muy claro que hacer sus propios «deberes» es tan importante o más que las acciones terapéuticas de los principios activos que se han descrito. Entre ellos está perseverar en modificar la alimentación con alimentos naturales, así como un cambio completo del modo de vida. Deben evitarse todos los estimulantes nocivos −azúcar incluido−, así como la carne (de cerdo) y la leche. Cuando usted o sus pacientes estén preparados para ello, las aplicaciones que se han recomendado también pueden contribuir a mejorar el estado general del riego sanguíneo.

Artritis/artrosis

Hasta el momento es uno de los principales ámbitos de aplicación del DMSO. Con frecuencia, dentro del concepto de la artritis se engloban diversos procesos patológicos de las articulaciones, aunque (en alemán) solo se refiere a aquellos procesos que realmente son de tipo inflamatorio (terminación '-itis'). Entre estas, destacan las inflamaciones de las articulaciones de origen microbiano (fundamentalmente bacterias como los estafilococos y los estreptococos) y las formas reumatoides (procesos autoinmunitarios). En el uso internacional del término también se incluyen las enfermedades articulares no inflamatorias que se originan, por ejemplo, por causas degenerativas (artrosis). Si recuerda las propiedades farmacológicas del DMSO (capítulo 1, apartado 1.2.3), se dará cuenta inmediatamente de que su uso está indicado en todas las enfermedades de las articulaciones, puesto que tiene un efecto antiinflamatorio y antimicrobiano, modula la función inmunitaria y, como principio regenerador, evita los procesos de degradación, es decir, degenerativos. Además, al asumir la función de taxi para el transporte de las sustancias, el DMSO mejora la nutrición del tejido cartilaginoso −con frecuencia, deficitariamente abastecido−. Es irrelevante de qué articulación se trate. Hasta el momento, en mi consulta se tratan mayormente articulaciones de rodilla, hombro, tobillo, dedos y columna vertebral.

Tratamiento con DMSO: Cuando se trata de articulaciones aisladas, puede empezarse por el uso tópico, ya que suele dar buenos resultados; a ser posible, humedeciendo completamente las articulaciones afectadas en toda su extensión con una solución acuosa de DMSO de entre el 60 y el 80 % utilizando un pincel o aerosol. Tenga en cuenta que, por lo general, la piel de la mitad superior del cuerpo reacciona con mayor sensibilidad que la inferior, lo que significa que para tratar una articulación del hombro debería comenzar con una concentración menor −por ejemplo, del 60 %−, mientras que para el tobillo podrá comenzar directamente aplicando una solución al 75 %. Con frecuencia, una aplicación diaria propicia una rápida mejoría de los síntomas. Dependiendo de la necesidad, las aplicaciones diarias pueden aumentarse a dos, tres o incluso más. En caso de enfermedades graves que afecten a muchas articulaciones, se conseguirá una mayor concentración de DMSO en la sangre mediante su uso interno (oral o perfundido). Dichos tratamientos pueden comenzarse, por ejemplo, con entre 0,05 y 0,1 gramos de DMSO por kilogramo de peso corporal, aumentando la dosis gradualmente en función de la evolución hasta llegar a entre 0,5 y 1 gramo por kilogramo de peso.

Caso[19]: Ruth Lewis, quien contaba 64 años, llevaba más de 20 años padeciendo artritis reumatoide y solo podía caminar utilizando un andador. Tampoco podía cerrar la mano derecha debido al dolor. Había acudido a numerosos especialistas y clínicas de diagnóstico y se había sometido a diversos tratamientos sin haber obtenido ninguna mejoría. Tras habérsele producido una lesión de espalda adicional, el médico le dijo que debería guardar estricto reposo en cama durante un mínimo de seis meses. Como Ruth Lewis temía no volver a ser capaz de caminar después de aquello y tener que pasarse el resto de su vida en la cama, dejó que su marido y su hijo la llevasen a una clínica para someterse a un tratamiento con DMSO. Tras apenas dos semanas y media administrándosele diariamente una perfusión de DMSO, abandonó la clínica caminando sin ningún tipo de ayuda ni bastón. Afirmó: «No puedo describir con palabras lo que este remedio ha hecho por mí. Lo recomiendo encarecidamente. Mientras estuve ingresada en la clínica, vi a muchas personas llegar y marcharse. Todos lo hicieron sanos».

Asma

El asma puede considerarse tanto una reacción inflamatoria de la mucosa bronquial de tipo alérgico (variedad atópica) como crónica y no alérgica, si bien lo más frecuente es que se trate de forma combinada. Lamentablemente, tanto ahora como antes, la fracción de la medicina convencional pura sostiene que el asma es incurable, de ahí que los pacientes, niños en su mayoría, se vean amenazados por la perspectiva de tener que cargar durante décadas con los habituales «inhaladores», entre los que destacan en primera línea la cortisona y los betamiméticos, con sus efectos secundarios a largo plazo. Si se trata de su hijo, no debe consentirlo. La primera prioridad del tratamiento consiste en evitar las sustancias y factores desencadenantes, que pueden ser medicamentos (por ejemplo, analgésicos como el ácido acetilsalicílico), el aire frío (cuando se practican actividades deportivas en invierno siempre debe respirarse por la nariz), disolventes orgánicos (uso de lacas [de uñas], adhesivos, selladores, ambientadores, productos de limpieza…), las partículas de polvo, la contaminación atmosférica urbana o el pelo de los animales, así como otros alérgenos de origen animal o vegetal. Igualmente, está indicado tratar en primer lugar una posible afección desencadenante como pudiera ser, por ejemplo, una infección o el reflujo gastroesofágico (acidez de estómago). También debe tener en cuenta que el asma, al igual que el resto de enfermedades atópicas –la dermatitis atópica y la rinitis alérgica– posee un importante componente psicógénico. En el caso de los niños, los problemas escolares o las crisis familiares pueden actuar como desencadenantes. Desde mi punto de vista, además del tratamiento con DMSO (antialérgico y antiinflamatorio), el tratamiento del asma debe contemplar la modulación inmunitaria (el cuidado intestinal, las sales básicas, el ácido láctico…), la alimentación y la terapia respiratoria.

Tratamiento con DMSO: El asma se trata sistémicamente, lo que quiere decir que el DMSO puede administrarse por vía oral, por perfusión o aplicándolo mediante pinceladas sobre grandes áreas de piel. Después de haber hecho la prueba obligatoria de tolerancia, puede comenzarse, por ejemplo, tomando 3,5 mililitros de DMSO una vez al día (los niños, la mitad) diluido en un vaso (con agua, té templado o zumo de fruta diluido con agua). Posteriormente, esa cantidad puede aumentarse hasta llegar a los 10 mililitros, aproximadamente. Cantidades superiores deben repartirse en varias tomas diarias o administrarse mediante perfusión. Debido a la acumulación del principio activo, también hay que intercalar «días de descanso» o limitar la toma a 14 días. Dependiendo de cómo avance el tratamiento o de la mejoría de los síntomas, se admite cierta flexibilidad.

Caso: L. S., de ocho años, tenía el típico «historial de pulmón». Procesos infecciosos y alérgicos combinados reiterados a lo largo del año daban lugar al uso de inhaladores contra el asma. Su aplicación resultaba difícil e inefectiva, ya que carecía de la técnica respiratoria necesaria. A su vez, los médicos que le trataban lo contrarrestaban con un aumento de la dosis. El niño, que de por sí era muy activo, mostraba los clásicos efectos secundarios, tales como temblores y ansiedad. Su capacidad respiratoria seguía siendo muy limitada y sensible frente a los alérgenos. Siguiendo mi consejo, la madre lleva una semana dándole una toma diaria de DMSO según la dosis recomendada. La idea inicial era poder reducir el fármaco contra el asma en la medida de lo posible; sin embargo, también se aprecia una estabilización de la mucosa bronquial, que es claramente atribuible al efecto antialérgico que ejerce el DMSO. La tos, el «moqueo» y la respiración mejoran a ojos vista.

Aumento de la presión intracraneal

(véase «Lesiones de la médula espinal»)

Boreout/burnout (síndrome de desgaste profesional)

Como ya ocurrió en el pasado entre los expertos, no es preciso entrar a debatir si estos dos síndromes representan un cuadro clínico independiente o si son una idea absurda de moda. En mi opinión, al igual que sucede con todos los estados de desequilibrio humano, que evidentemente tienen una fuerte componente psicogénica, no deben juzgarse precipitadamente cuáles son las causas más relevantes. Y es que, precisamente en esta situación, cabe preguntarse ¿qué fue primero, la gallina o el huevo? O dicho de otra manera: ¿son realmente los causantes los procesos psíquicos o neurológicos, o quizás pueda haber otras cuestiones, tales como problemas metabólicos, carencias, déficits inmunitarios...? Si toma un libro de texto cualquiera que trate sobre las enfermedades de los sistemas orgánicos –es decir, si se informa sobre patología–, se asombrará ante la cantidad de síntomas producidos por procesos puramente físicos que son atribuibles a la psique. Es un hecho conocido que los pacientes que, por algún motivo, desarrollan una deficiente función tiroidea (hipotiroidismo) muestran los síntomas de una depresión. Como cada persona reacciona de un modo distinto, también puede ser que los trastornos que habitualmente se espera que acompañen a este déficit hormonal sean poco pronunciados. Una persona así podría someterse, erróneamente, a un tratamiento a base de peligrosos antidepresivos, pese a que sería muy sencillo ayudarla causalmente tratando su hipotiroidismo. Lo mismo les sucede a los pacientes que tienen una anemia por falta de vitamina B12, es decir, que tienen pocos glóbulos rojos como consecuencia de una hematopoyesis deficitaria a largo plazo y también muestran unos síntomas depresivos muy marcados. ¿Cuántos de los que viven en residencias de ancianos cree que reciben un tratamiento neurológico erróneo en este sentido?

Y, naturalmente, hay un montón de trastornos menos espectaculares que no se detectarían ni en un análisis de sangre ni a través de la anamnesis habitual. Sin embargo, a lo largo de un periodo determinado, dichos procesos dan lugar a síntomas y dolencias crónicos a los que nos referimos con los nombres de síndrome de desgaste profesional –o *burnout*– y síndrome de *boreout* –o síndrome del aburrimiento–. A grandes rasgos, desde el punto de vista del paciente, se trata de una disminución del rendimiento. Cuando nos ponemos a buscar las causas, en seguida se recurre a las circunstancias profesionales y familiares como «culpables». Permítame que le pregunte: ¿qué pasaría si estuviésemos tras una pista totalmente equivocada? ¿Qué pasaría si, a través de su historial completo, descubriésemos que antes de padecer el trastorno el afectado se había sometido a una pequeña intervención rutinaria y la cicatriz continuase siendo sensible a los cambios de tiempo o que un meridiano (vía nerviosa) importante hubiese sido seccionado? ¿Qué pasaría si, de repente, recordase que tiempo antes de que apareciesen los síntomas psíquicos se sometió a un tratamiento antibiótico de siete días debido a una infección y que a continuación omitió sanear su intestino? ¿Qué pasaría si comprobásemos que, debido a los teléfonos móviles, en su lugar de trabajo hay una elevada contaminación electromagnética o que el mobiliario nuevo emana productos químicos? ¿Qué pasaría si, debido a la comida que ofrece la cantina, los afectados llevasen largo tiempo padeciendo una alimentación incorrecta y deficitaria? ¿Y si medio año antes de que se produjese el bajón le quitaron un empaste que contenía mercurio? Como ya supone, esta lista de preguntas puede continuar a voluntad. Lo importante es que todas estas causas, que son conocidas por preceder a los trastornos/síndromes, principalmente en el plano psíquico, surgen en el plano físico y es precisamente en él donde pueden tratarse. Y normalmente, con medidas muy sencillas. Es lógico que un cuerpo que esté crónicamente hiperacidificado, o que sufra déficit vitamínico, o que digiera deficitariamente, o que… en algún momento deje de ser capaz de desarrollar la actividad habitual. Analizado en un contexto holístico, resulta evidente que las disfunciones corporales arrastren a la mente y al espíritu –el agotamiento se impone–. Naturalmente, también se da el proceso contrario, al que nos referimos como trastornos psicosomáticos y somatoformes. Sin embargo, en general hay que tener cuidado de no meter a los pacientes –y en especial a los que están «quemados» o «desaprovechados»– precipitadamente dentro del cajón «psico».

¿De qué puede servir el DMSO en estos casos? Ha conocido este remedio como un regenerador. La regeneración consiste en devolver las funciones corporales a su estado inicial, lo cual tiene lugar de varias maneras y, entre otras muchas acciones, comprende, por ejemplo, procesos de desintoxicación, regulación y modulación de las enzimas, etc. Por este motivo, el DMSO puede dar un impulso importante al tratamiento inicial del *boreout* y del síndrome de desgaste profesional, además de apoyar y reforzar las medidas restantes. Dichas medidas vienen dadas por un historial lo más detallado posible y por el diagnóstico, e incluyen también la alimentación, el aparato locomotor y el sueño.

Tratamiento con DMSO: Puede comenzar el tratamiento con una dosis inicial de entre 0,05 y 0,1 gramos diarios de DMSO por kilogramo de peso corporal. Puede aplicarse una solución de DMSO al 75 % sobre la piel –preferentemente en las piernas– o beberse en un vaso grande con mucho líquido. Las perfusiones también están indicadas. Dependiendo de la tolerancia, puede ir aumentando la cantidad diaria hasta entre 0,3 y 0,5 gramos por kilogramo de peso corporal. También debe intercalar días de descanso y limitar el periodo de uso a dos semanas cada vez.

Borreliosis

Existen varias propuestas terapéuticas para el tratamiento de esta infección bacteriana crónica. El hecho es que la *Borrelia* es muy persistente en muchos aspectos y un tratamiento sistémico con antibióticos puede resultar muy largo o tener poco éxito. Por ello, considero que es recomendable combinar un antibacteriano de acción oxidativa –MMS, MMS 2 o peróxido de hidrógeno– con DMSO como «transportador». De esta manera, los principios activos oxidantes también impregnarán aquellos tejidos del cuerpo que reciben pocos nutrientes o solo lo hacen por difusión –tejido avascular–, en los que las distintas variedades de *Borrelia* gustan de esconderse durante las diversas fases de su desarrollo. A esto hay que añadir que el género *Borrelia* pertenece al grupo de bacterias gramnegativas y que, al ser destruidas, liberan las denominadas endotoxinas, que pueden dar lugar a reacciones inflamatorias o alérgicas y deben ser eliminadas del cuerpo. Es bien sabido que el DMSO también ayuda en este proceso de desintoxicación.

Tratamiento con DMSO y MMS: Lo más sencillo es tomar ambos remedios por vía oral separados por un intervalo de tiempo. Es decir, primero se bebe la cantidad necesaria de MMS (comenzar por dos gotas e ir aumentando la dosis) y, poco tiempo después, la solución de DMSO. Si le resultase demasiado complicado, alternativamente puede preparar el MMS conforme a lo prescrito para su toma oral, añadirle la cantidad deseada de DMSO y beber esta mezcla inmediatamente. Mientras que, según Jim Humble, el MMS debe tomarse al menos tres veces al día, es suficiente tomar el DMSO de una a dos veces diarias.

Caso: La señora H. G., de 65 años, padeció durante muchos años una serie de síntomas que, ya muy tarde, fueron diagnosticados como borreliosis crónica. Padecía insomnio, ansiedad, dolores difusos, decaimiento físico, aumento de peso y problemas articulares generalizados. Los análisis de sangre mostraron una elevada presencia de *Borrelia*. Dado que los médicos no le ofrecieron un tratamiento convincente, inmediatamente optó por uno que se basaba en los principios activos del cardo. En seguida percibió diversos cambios, aunque sin llegar a curarse. Probó a tomar MMS durante varias semanas, lo que en su caso desencadenó una reacción de desintoxicación muy intensa que, en conjunto, resultó muy dura. Finalmente, tenía claro que la «obra» estaba bastante extendida. Los valores en sangre obtenidos posteriormente indicaban la desaparición de sus valores habituales de borreliosis, lo que, sin embargo, no es determinante. Volvimos a hablar y le aconsejé que hiciese un descanso en su lucha contra la infección para abordar los atroces problemas articulares que padecía y que continuaban igual. Siguiendo mis indicaciones, comenzó por la aplicación local diaria de DMSO sobre sus doloridos pies y rodillas, lo que dio lugar a una rápida disminución de los dolores y de la inflamación, así como a una mejor movilidad. Dado que, quizás como consecuencia de la recién adquirida movilidad y actividad –trabajando en el jardín–, pronto se sumó un serio problema de ciática, pasó a la toma oral del DMSO como solución bebible. Ya la primera noche, tras haber tomado apenas dos tomas de cuatro mililitros de DMSO en sendos vasos de agua, tuvo un sueño tan reparador como hacía años que no había tenido. Todavía hay que esperar para ver cómo evoluciona.

Bronquitis (véase «Infecciones de las vías respiratorias»)

Callosidades / ampollas por rozamiento

La sobrecarga sobre la piel puede dar lugar a la aparición de lesiones superficiales o durezas, especialmente en las manos y los pies. En lo que respecta al tratamiento con DMSO, hay que considerarlas igual que a las cicatrices, por lo que se aplicará externamente una solución de DMSO con un contenido de entre un 60 y un 75 %. El reblandecimiento o la cicatrización que se consigan serán permanentes en tanto en cuanto en adelante se evite el exceso de presión que las originó, como, por ejemplo, unos zapatos inadecuados. En muchas ocasiones he tratado con gran efectividad las ampollas o los callos que se producen por un patrón de movimiento unilateral al practicar deporte o al trabajar en el jardín aplicando una solución de DMSO sobre ellos. Siempre cicatrizan muy rápidamente. Como al aplicarlo se reduce el «toqueteo» de las ampollas –especialmente de aquellas recientes que están llenas de líquido–, también disminuye el riesgo de que se infecten o inflamen.

Cáncer

Hay algunas páginas webs que ofrecen información a través de la cual cualquiera puede hacerse una idea de lo malas que, aun hoy en día, continúan siendo las estadísticas relativas a la tasa de curación del cáncer con la quimioterapia, las intervenciones quirúrgicas y la radiación. Entiéndase que dichos datos no los recopilan aficionados o «críticos de la profesión», sino que forman parte del censo estadístico de científicos y médicos y que están documentados oficialmente. Hace al menos 25 años que nos están contando el cuento de los supuestos avances que se llevan a cabo —o que se pretenden llevar a cabo— mediante técnicas de radiación siempre nuevas o moléculas de fármacos químicamente alteradas. Estos esfuerzos, que engullen cantidades increíbles de fondos públicos y privados destinados a la investigación —y, por lo tanto, también de nuestro dinero—, con frecuencia solo sirven para dar renombre a determinadas organizaciones de investigación y a sus catedráticos en busca de reconocimiento internacional. Para ello, legiones de científicos provenientes de la cantera han de «servir» en laboratorios, sin darse cuenta de que su trabajo, visto desde la distancia, recuerda a las estériles lides del pobre don Quijote. Hace ya mucho tiempo que se dispone de la comprensión fundamental de la reparación del metabolismo celular descarrilado y de las funciones de crecimiento que este altera, así es que las investigaciones podrían orientarse hacia las correspondientes sustancias (naturales). Pero, claro, ello no ofrece las perspectivas de obtener los suculentos beneficios de los nuevos avances patentables que los poderosos consorcios «al mando» imponen al cuerpo facultativo del «mercado de la salud» —quizás sería mejor hablar aquí del «mercado de la enfermedad»—. Así es que solo podemos seguir soñando, llenos de impaciencia y anhelo, con un mundo ideal en el que se aspire a la mentalidad del «conocimiento libre» (*open source*) para el bienestar de **todos** los pacientes o ¡tomamos cartas en el asunto!

Los propios investigadores médicos han demostrado, pública y reiteradamente, mediante los denominados *metanálisis*, que lo que se conoce como tasa de supervivencia de cinco años —siguiendo únicamente los tratamientos de la medicina convencional— por término medio ¡se sitúa en un dígito aún más bajo! Y, sin embargo, la confianza que tenemos en las «batas blancas», tan arraigada en nuestro subconsciente, nos conduce a una grotesca realidad bien distinta, y es que, tras recibir un diagnóstico de cáncer, la mayoría de los afectados continúan viendo su única posibilidad de cura en lo que el hospital les ofrece como algo avanzado y prometedor. Un buen negocio, no cabe duda... Incluso la revista farmacéutica alemana *Apotheken Umschau*, que cuenta con un gran reconocimiento, hace poco informaba sobre los graves efectos que los tratamientos oncológicos de la medicina convencional tenían a largo plazo y cuestionaba la conveniencia de los procedimientos establecidos.

Las células degeneradas –y en eso consiste el cáncer– no hacen aquello que normalmente deberían hacer en virtud de la genética. Llegados a este punto, no quiero tomar partido en favor de una u otra teoría sobre las causas de dicha degeneración celular, pero hay que dejar claro que el cáncer no «cae del cielo» –aunque no nos cansemos de parlotear sobre la radioactividad natural o sobre la radiación cósmica (que «cae» del cielo), que podrían ser las responsables de la mutación celular–. Sin embargo, lógicamente la evolución también ha tenido en cuenta estas condiciones terrestres y nos ha dotado a todos nosotros –los seres vivos– de los antídotos correspondientes. Según se dice, desde un punto de vista estadístico, estas alteraciones celulares tienen lugar en todos nosotros varias veces a la semana. Sin embargo, no todos enfermamos de cáncer, ¿no? Normalmente, nuestras propias células o las células competentes del sistema inmunitario son capaces de identificar cuándo se ha producido un daño celular como consecuencia de la radiación. Entonces, las mitocondrias ponen en marcha uno de los programas de autodestrucción o los fagocitos o las células NK se ven impulsados a encargarse de ellas. No obstante, parece que los procesos metabólicos adversos o las infecciones (víricas) son una causa mucho más frecuente en la formación de células cancerosas que estas causas físicas. Así, en el primer caso, los carcinomas se considerarían consecuencia de las enfermedades de la civilización (sobrealimentación, hiperacidez...) y, en el segundo caso, de un bajo rendimiento del sistema inmunitario. Dado que un sistema inmunitario depende, sobre todo, de que la alimentación, el ejercicio, la luz solar, las emociones, etc., sean las adecuadas, hay que aceptar, sin lugar a dudas, que el cáncer es una agravación crónica de un desequilibro en los tejidos. Esta definición se adapta a muchas teorías de la medicina alternativa y convencional sobre la formación de las enfermedades malignas. Lamentablemente, el propio término *malignas* nos da la impresión de que estas células proliferan deliberadamente con el propósito de fastidiarnos. Por el contrario, conforme a la famosa hipótesis de Warburg (Otto Warburg, médico y bioquímico, Premio Nobel de Medicina de 1931), hay que partir de que cada una de las unidades biológicas (células) que readaptan su metabolismo a la obtención anaeróbica de la energía solo están siguiendo su instinto de conservación. En cierta medida, podría decirse que estas células (cancerosas) «consideran» que es el entorno (matriz) el que es «maligno» –por ejemplo, hiperácido o pobre en oxígeno– y no ellas.

No vamos a seguir profundizando en el tema. Solo se trata de transmitir de una manera sencilla que el cáncer suele tener –o siempre tiene– una génesis motivada por nuestro comportamiento alimentario, el perjuicio derivado de las toxinas u otras condiciones adversas de la vida. La consecuencia lógica que cabe extraer es que, ante semejante enfermedad, las únicas medidas indicadas son aquellas que contribuyan a la **desintoxicación** y al refuerzo del sistema inmunitario. Llegados a este punto, ¿se le ocurre algún argumento a favor de aplicar tratamientos de quimioterapia o radicación, que resultan **tóxicos** e inmunodepresivos (que debilitan el sistema inmunitario)?

Como ya se ha dicho, el drama radica en que muchos afectados quieran seguir los tratamientos oncológicos alternativos, pero al mismo tiempo no rechacen definitivamente las propuestas de la medicina convencional. Seguro que un motivo es el miedo que se mete para intentar mantener a los pacientes «dóciles» en una posición de indefensión. En mi consulta, un paciente con cáncer de vejiga citó las siguientes palabras que le había dirigido el médico que le había tratado anteriormente: «¡Si no deja que le operemos e irradiemos inmediatamente, para Navidad se morirá como un perro!». El paciente me contaba esto –risueñamente satisfecho– el mes de febrero siguiente tras haber abandonado el tratamiento de este médico...

Así es que mientras se inyectan cantidades de dinero crecientes en la investigación «reconocida» del cáncer sin que sus éxitos aumenten perceptiblemente, existen innumerables informes fidedignos de pacientes que se han curado de cáncer en los que podemos constatar que se han empleado «medicamentos» muy simples y, por lo general, sumamente económicos. Entre estos informes de curación nos encontramos con cáncer de mama, cáncer de intestino grueso, cáncer de páncreas, cáncer de estómago, cáncer de pulmón, cáncer de huesos, cáncer linfático, cáncer de piel y muchos otros más. Los (auto)tratamientos aplicados siempre abarcaron varias medidas. Además de la aplicación de sustancias altamente efectivas –tales como el DMSO, el MMS, el ácido láctico, los oxidantes, las semillas de frutos, bases o vitaminas, entre otros muchos–, con frecuencia se informó de haber llevado a cabo simultáneamente cambios en la alimentación, en los hábitos, en el trabajo o en el lugar de residencia, así como de muchas otras decisiones que constituían cambios de rumbo evidentes. También aquí puede identificarse claramente que se trata de restablecimientos integrales.

El DMSO puede aplicarse en el tratamiento del cáncer de forma aislada o combinado con otras sustancias. Su acción regeneradora y protectora celular se manifiesta, sobre todo, en la rápida estabilización del estado general de los pacientes con cáncer y en la mejora de sus síntomas de fatiga. Además, refuerza el sistema inmunitario y favorece la eliminación de toxinas. La infiltración de oxidantes selectivos (MMS…) o de «regeneradores celulares» (ácido láctico dextrógiro, procaína…) se optimiza en combinación con el DMSO. La dosificación y la forma de empleo pueden modificarse en función de la situación y evolución de cada caso siguiendo las propuestas que se dan en el capítulo 2. Precisamente el seguimiento de los enfermos de cáncer siempre nos deja claro hasta qué punto tenemos que interpretar su evolución como un camino imponderable y cómo las distintas influencias arrastran al afectado y dificultan sus decisiones terapéuticas.

Para ilustrarlo, he aquí el ejemplo de un paciente: el joven (37 años) me buscó a finales de noviembre del 2011, acompañado por sus padres, tras varios meses sometido a un tratamiento médico convencional por un tumor de páncreas. Había recibido varios tipos de quimioterapia y se había sometido a una segunda operación para constatar que no era posible extirpar la creciente masa tumoral. Consideraba que acudir a mi consulta era un último acto de rebelión después de que le hubiesen dicho que no tenía posibilidades de curación. La intervención había tenido lugar tres días antes. Por este motivo su estado era inestable y extremadamente débil, sobre todo porque ya se encontraba en la fase preliminar de un síndrome de fatiga y mostraba una acusada anemia tumoral. Como residía a más de 300 kilómetros de nosotros, acordamos que se alojase en algún lugar cercano y que, durante una semana, acudiese dos veces al día a la consulta. Debía iniciar rápidamente un tratamiento combinado con DMSO y MMS. Inmediatamente le fueron administradas las dos primeras dosis como solución oral. Además, le estabilizamos por medio de acupuntura aplicada en los principales puntos energéticos, enviamos una muestra de sangre al laboratorio y limpié la cicatriz reciente del abdomen con una mezcla de DMSO y procaína. Apenas media hora después nos informó de que toda la sintomatología dolorosa había remitido considerablemente y de que ya no tenía frío. La tensión de la pared abdominal también había desaparecido y volvía a tener algo de color en la cara. Al día siguiente, el paciente me habló de lo espantosas que eran las camas de los hoteles y de los primeros efectos de la desintoxicación del MMS, que se habían manifestado mediante una diarrea. No había tenido un sueño reparador y la pared abdominal volvía a dolerle. Los valores sanguíneos eran iguales que los que había traído del hospital. Junto con dosis orales más elevadas de DMSO y MMS, también procedimos a administrarle el principio activo oxidante mediante perfusión. Entre tanto, el paciente podía preparar sus propias dosis y nos iba informando de los avances satisfactorios que hacía de día en día. Para estabilizarle emocionalmente, aprovechaba el tiempo de las consultas para conversar con él largo y tendido. Una y otra vez sacaba a colación que, aunque en general sus experiencias habían sido malas, no quería renunciar completamente a la quimio y compañía. Pese a que los hechos hablaban por sí mismos, sus ideas no eran completamente lógicas. Un proceso ilógico, una cualidad que nos mantiene vinculados –a nosotros, los seres humanos– a los inicios de la historia de la evolución. De una manera que también es muy típica, acompañaba su forma de pensar con todo tipo de «argumentos buenos»: el oncólogo que le trataba en casa era un buen amigo de la familia; el centro oncológico le había ofrecido participar en la investigación de un tratamiento «muy nuevo y sumamente específico». Para ello, era condición indispensable que volviera a someterse al tratamiento de quimioterapia que había estado recibiendo. Si lo hacía, «disfrutaría» de unos métodos diagnósticos especiales y mucho más minuciosos que hasta entonces. Y tal y tal.

Le expuse mi punto de vista objetivamente y, transcurrida una semana, regresó a su casa con mejores valores sanguíneos, una mejoría física y mucho optimismo. Continuamos manteniendo contacto telefónico semanalmente y siguió aplicándose el tratamiento, ya que notaba que mejoraba progresivamente. Lamentablemente, debido a su olor, quería dejar el DMSO cuanto antes para no exigirle demasiado a su familia. Al mismo tiempo me iba informando de sus «progresos» en su incorporación al programa de investigación de la clínica oncológica, con el que cada vez estaba más entusiasmado. Pese a que él –y su padre– me había descrito con toda claridad cómo cada vez que su oncólogo le administraba un nuevo cóctel de quimio esta le producía efectos aterradores durante días, no era capaz de oponerse a su «promesa» y aceptaba los retrocesos que se iban produciendo. Seguro que conoce el dicho «un paso adelante y dos atrás». Al aproximarse la serie experimental, tenía

que dejar de tomar cualquier otra cosa –que era el principal requisito–
. Nuestro contacto telefónico también fue siendo cada vez más escaso.
En aquel momento lo interpreté como que la medicina alternativa le
había perdido –¡o al contrario!–. Entre tanto, en un par de ocasiones
me habló de los procedimientos que se seguían en este ensayo clínico,
que a mí, personalmente, me parecieron dudosos. Varias semanas después de haber recibido esta nueva clase de sustancia –¿¡o el placebo!?,
a fin de cuentas se trataba de un estudio doble ciego–, quiso concertar
una cita para acudir a mi consulta. El relato de su participación en el
ensayo sonaba muy desilusionado y ya no veía ventaja alguna en tomar
parte. Llegaron las primeras noticias de fallecimientos de sus compañeros de viaje en la serie experimental de la clínica, que habían sucumbido
a los tumores en el páncreas. Nuevamente le dijeron que no podían
hacer nada más por él. El sinfín de pruebas diagnósticas a las que le so-
metieron mostraba que las semanas de tratamiento en la clínica oncológica no habían producido mejoría alguna. El paciente, que otra vez
estaba extremadamente debilitado y psíquicamente desestabilizado,
aquel día volvió a preguntarme… ¡si debía continuar con la quimioterapia!

Pocas semanas después me llamó con la voz muy debilitada, se dis-
culpó por llevar mucho tiempo sin llamarme y me preguntó si podía volver a ponerse en tratamiento conmigo. Como ya no se sentía en condiciones de desplazarse, le prometí buscar un terapeuta que conociese a
fondo los métodos en cuestión y estuviese cerca de él. Cuando dos días
después quise darle la dirección, su mujer me informó de que había
muerto el día anterior. Me agradeció efusivamente los meses adicionales,
llenos de mejoría y optimismo, que su marido había recibido gracias a
mi tratamiento.

Existen muchas formas posibles de combinar el DMSO con otras sustancias apropiadas de acción anticancerosa. Debemos volver a referirnos
a una de ellas en especial. Morton Walker[19] la describe muy detalladamente con el caso de un paciente, Joe Floyd, quien por aquel entonces
contaba 56 años. Era directivo de la empresa Exxon Oil y, en abril de
1974, enfermó de un cáncer de recto sangrante. Este tipo de adenocarci-
noma es sumamente maligno, crece muy de prisa y constituye una grave
amenaza para la vida. Padecía estreñimiento, fuertes dolores, hemorragias, fiebre, sudores nocturnos, debilidad y una rápida pérdida de peso.
Cuando se lo diagnosticaron, Joe Floyd ya tenía metástasis en los ganglios

linfáticos próximos y en el hígado. El médico de la empresa le envió a Houston, a un cirujano de colon, quien le extirpó 33 centímetros de intestino grueso, así como los ganglios linfáticos asociados. El médico le indicó que debía comenzar con la quimioterapia prevista y le informó de que su propia esposa padecía la misma enfermedad. Tras la operación, ella también iba a someterse al mismo programa de tratamientos. Sin embargo, el paciente rechazó someterse a este tipo de tratamiento y se marchó a casa porque había recordado un programa de televisión que había visto dos años antes. En él se hablaba de la terapia alternativa contra el cáncer que el Dr. Elliot Tucker llevaba a cabo, también en Houston. Como remedio muy efectivo contra el cáncer, Tucker utilizaba una mezcla que él mismo había descubierto a partir de DMSO y hematoxilina (un colorante natural de la madera, véase 2.5.3). Joe Floyd solo estaba interesado en conocer este método. Tras una ardua tarea de persuasión, el Dr. Tucker consintió en tratar al paciente bajo su propia responsabilidad. Seis semanas más tarde moría la esposa del cirujano, quien había optado por recibir la quimioterapia acostumbrada. Joe Floyd, sin embargo, se había reincorporado a su puesto de trabajo en el edificio de Exxon Oil y cada dos días recibía una perfusión en la consulta de Tucker. No tenía ningún tipo de malestar ni presentaba ninguna de las manifestaciones habituales de la quimioterapia. Al cabo de 18 meses, Tucker le dio el alta definitiva por estar completamente curado. El valor del marcador tumoral CEA estaba por debajo de lo normal. En mayo de 1989, Morton Walker habló con Joe Floyd, quien ya tenía 71 años, gozaba de una salud excelente y al jubilarse había abierto una tienda de productos alimentarios saludables que le proporcionaba una enorme satisfacción.

Otras experiencias obtenidas a partir de los tratamientos del Dr. Tucker evidenciaron que la mezcla de DMSO y hematoxilina puede aplicarse con muy buenos resultados, especialmente en el tratamiento del linfoma de células grandes, tanto en personas como en animales. En el libro de Walker pueden encontrarse los correspondientes ejemplos de su aplicación.

Las historias de estos pacientes muestran que el DMSO debería ocupar un lugar destacado en el tratamiento contra el cáncer. Combinado con otras sustancias −ácido láctico dextrógiro, ácido dicloroacético, ácido lipoico, MMS...− y con medidas relativas a la alimentación y al modo de vida, proporciona una esperanza de curación mucho mayor que la que ofrece nuestro sistema de salud. En este aspecto, lo más importante son las decisiones de los pacientes, que han de ser lo más claras posibles y deben seguir un tratamiento orientado a la naturaleza orgánica y que refuerce −¡y no debilite!− las fuerzas autocurativas. El DMSO es idóneo para ello, como puede comprobar a través del canon de sus propiedades farmacológicas. Dependiendo del cuadro clínico, podrá administrarse a través de la piel, como solución oral o mediante perfusión. La dosificación se regirá por las circunstancias y la evolución de la enfermedad (véase 2).

Carcinoma (véase «Cáncer»)

Cataratas (véase «Enfermedades oculares»)

Catarro (véase «Infecciones de las vías respiratorias»)

Ciática (véase también «Afecciones discales»)

Bajo el término comúnmente utilizado de *ciática* se engloban diversos trastornos y sus causas. Una verdadera irritación o lesión de un nervio ciático en el área de su raíz suele ir acompañado por ataques o dolores que se irradian hacia la pierna. También el lumbago, las lesiones en el cuerpo vertebral, la osteoporosis, los tumores (óseos) e incluso un herpes zóster muy profundo pueden dar lugar a fuertes dolores en la espalda que los afectados suelen catalogar como «ciática». De ahí que la aparición de dolores en la región lumbar y en el hueso sacro deba investigarse a fondo. En función del diagnóstico obtenido, deberá trabajarse prioritariamente en sus causas. El DMSO puede proporcionar un tratamiento de base. Aplicando localmente una solución del 60 al 75 % sobre un área extensa, suele conseguirse una rápida mejoría de las molestias. Reforzará su acción si se administra como solución bebible o en perfusión. La administración de inyecciones intramusculares con una mezcla de DMSO (al 20 %) y un anestésico local debe quedar reservada a naturópatas y médicos debidamente formados y experimentados. Este tipo de inyecciones pueden administrarse en las zonas musculares afectadas, por ejemplo, en serie a lo largo de entre tres y cinco días.

Cicatrices

Aunque muchas personas no lo sepan, las cicatrices no son solo un problema estético. Además del hecho de que seccionan las vías de transmisión nerviosa, con frecuencia, debido a adherencias o repliegues, causan diversas alteraciones en el equilibrio general o en el movimiento. Todo ortopeda o fisioterapeuta detallista podrá contarle que, a la larga, una simple cicatriz de apendicitis o de cesárea es un factor «desestabilizador» que puede dar lugar a alteraciones estáticas y, por lo tanto, causar daños en las articulaciones de los pies, las rodillas o las caderas, los cuales son resultados tangibles a los que habitualmente nos referimos como campos de interferencia. Los efectos negativos derivados de las cicatrices quirúrgicas se manifiestan hasta tal punto que no es necesario creer en la acupuntura. Además, de las antiguas heridas se derivan efectos sistémicos que acaban por superar ampliamente a los procesos puramente mecánicos del cuerpo en su complejidad. Precisamente las referidas cicatrices de la zona del bajo vientre cortan meridianos importantes, por lo que también pueden suponer un campo de interferencia crónico. Después de que estos campos de interferencia se hayan «curado», hoy en día sabemos por incontables informes publicados de pacientes que anteriormente provocaron graves sufrimientos. Entre ellos están el reuma, los trastornos metabólicos, la fibromialgia o el síndrome del desgaste profesional, por no hablar de molestias «menores», como puedan ser insomnio, decaimiento físico o nerviosismo. ¿Cómo se pueden mejorar las cicatrices? Para combatirlas, se ofrecen los métodos más variados, como láser, corrientes o inyecciones. Las infiltraciones subcutáneas, por ejemplo, se realizan para el tratamiento neural con un anestésico local como la procaína o la lidocaína. Para ello, se inyecta intracutánea y subcutáneamente una solución básica del 1 al 2 % de los principios activos en cuestión, formando una serie de burbujas fluidas. Al tratarse de tejido cicatricial, este procedimiento suele ser indoloro. Por norma general, se consiguen resultados muy rápidamente. Los afectados suelen informar de cambios perceptibles que se producen de inmediato o al día siguiente, sobre todo cuando se trata de cicatrices «activas» que tendían a mostrar picores, sensibilidad a los cambios meteorológicos o sensaciones desagradables. Sin embargo, el método puede optimizarse si, además, se aplica DMSO, que puede emplearse como mezcla o diferido humedeciendo previamente la zona con una solución de DMSO y, a continuación, aplicando la inyección. El motivo se explicó detalladamente en el capítulo 2, apartado 2.5.2.

Junto con este tratamiento estándar de las cicatrices para eliminar las perturbaciones –que suele aplicarse una o, a lo sumo, dos veces–, para el tejido cicatricial suele ser muy efectivo a largo plazo seguir aplicando DMSO. En el capítulo «Propiedades farmacológicas», se expusieron los efectos enzimáticos del fluido en lo que a la mejora de los tejidos se refiere. Transformar un tejido cicatricial de calidad inferior en un tejido de buena calidad por medio de la aplicación externa continuada del DMSO constituye una posibilidad extraordinaria para poder reparar las funciones y el aspecto de las zonas de piel afectadas. Para ello, solo hay que humedecer regularmente la cicatriz –por ejemplo, una vez al día– con una solución del 60 al 75 % de DMSO y dejar que penetre al máximo. Para zonas pequeñas, podemos utilizar una gasa de algodón; para zonas mayores, está más indicado un pincel de cocina o un aerosol. Aplicando otras sencillas medidas adicionales, algunas cicatrices pueden llegar a «desaparecer».

Caso: S. H., mujer, 14 años, nació con un peroné defectuoso. Este defecto del desarrollo se conoce como aplasia peroneal y suele ir acompañado de un acortamiento de la pierna o del muslo. La consecuencia es que, si los afectados quieren llegar a ser capaces de caminar de una manera más o menos normal, deben someterse a una serie de intervenciones quirúrgicas, en la infancia y en la juventud, que dejan grandes cicatrices. Junto a los trastornos de la cicatriz quirúrgica que se derivan de los restos de talco que dejan los guantes, para los afectados también supone un problema estético. Conocimos a la niña, a su hermana y a su madre en Italia y surgió una amistad que volvía a reunirnos año tras año. En la pierna derecha tenía unas amplísimas cicatrices induradas que producían una impresión perturbadora. Como S. había desarrollado un profundo temor a las «inyecciones», rechazó vehementemente mi sugerencia de infiltrar las cicatrices. Sin embargo, consintió que le aplicara localmente DMSO al 75 % y en seguida se acostumbró al hormigueo y picor iniciales. Lleva ya medio año utilizando la sustancia «regular-irregularmente» y me informa de que el tejido cicatricial está mejorando. Como cabe esperar que aún tenga que someterse a una operación, tiene la posibilidad de tratar el tejido de esta zona de manera óptima antes y después de la intervención.

Caso: El señor H. F., de 45 años, sufrió un accidente de moto en 1982, en el que sufrió una fractura abierta en el muslo. La fijación de la fractura con una placa metálica y nueve tornillos hizo necesaria una intervención posterior para retirar este material, lo que dejó una cicatriz de 28 centímetros de longitud en la cara externa del muslo izquierdo, en la cual se formaron diversas adherencias. Transcurridos casi 30 años, después de apenas tres aplicaciones externas de DMSO el tejido ha mejorado visible y sensiblemente. El éxito del tratamiento alentó al señor F. a llevar a cabo otras aplicaciones, posiblemente combinado con procaína o lidocaína y peróxido de hidrógeno.

Cistitis (véase «Infecciones de las vías urinarias»)

Codo de golfista (véase «Tendinitis»)

Codo de tenista (véase «Tendinitis»)

Colitis (véase «Enfermedades intestinales»)

Compresión medular

También llamada compresión espinal, hace referencia al estrechamiento del conducto raquídeo en el que se encuentran la médula espinal y sus prolongaciones. Estudios estadísticos indican que casi una cuarta parte de los mayores de 60 años están afectados. Como consecuencia del engrosamiento de las denominadas apófisis articulares o de la lámina del arco vertebral, el diámetro del conducto puede llegar a reducirse hasta 1,5 centímetros. Puede hacerse una idea si forma un círculo con sus dedos pulgar e índice y luego reduce el tamaño del agujero curvando más el dedo índice. Como es lógico, no puede ser bueno para las fibras nerviosas que se encuentran dentro, ni en lo que atañe a su funcionamiento ni a su alimentación a través de los vasos sanguíneos, y da lugar a dolores de espalda y a trastornos funcionales en las piernas por sobrecarga, ya que la zona más comúnmente afectada suele ser la lumbar.

Considero excesivamente simplista la explicación que la medicina convencional da a este tipo de manifestaciones. Así, se alude al antiguo y cómodo argumento de que el *Homo sapiens*, como consecuencia de su caminar erecto, unido a la evolución actual de vivir más años, se ve forzado a padecer este tipo de problemas degenerativos. Quizás deberíamos preguntarnos si los hábitos cotidianos de nuestra sociedad, a la que orgullosamente llamamos civilizada y desarrollada, no tendrán mucho que ver con la aparición tan extendida del estrechamiento del conducto vertebral. Las posturas asimétricas en el trabajo, desplazarse en coche, ver la televisión y una respiración o una alimentación poco naturales que impiden que los tejidos eliminen las toxinas y puedan regenerarse son algunos ejemplos de ello.

Más tarde o más temprano, los afectados suelen someterse a una tomografía axial computarizada para obtener una imagen de la situación espacial del canal vertebral. Con frecuencia, el tratamiento que se ofrece consiste en una intervención quirúrgica para eliminar la presión o estabilizar la anquilosis. El número de estas intervenciones, a las que suele quitarse hierro refiriéndose a ellas como «de mínima invasión», se ha multiplicado en las últimas décadas. Como consecuencia, entre los neurocirujanos y los ortopedistas se ha extendido una auténtica «fiebre del oro», que hace que los centros de intervenciones quirúrgicas ambulatorias proliferen como hongos. Es otro bonito ejemplo de cómo algunos «expertos» se las ingenian para cargar a los contribuyentes sacando cuantiosas sumas de dinero al sistema. En lugar de aspirar a adquirir unos hábitos de vida naturales y de aprovechar los tratamientos (caseros) tradicionales, lo más moderno es dejarse operar «de la espalda». Tanto las consecuencias a largo plazo como su repercusión sobre la población resultan agravantes. Los cirujanos que conozco son aficionados a ir por ahí en coches muy elegantes…

Además, las compresiones del canal medular también están muy extendidas entre los caballos (de silla) y están aumentando considerablemente. Esta es la consecuencia de un estilo de montar incorrecto, de sobrecargas, de sillas de montar inapropiadas, etc.

Reconozco que cuando tuve mis primeros contactos terapéuticos con el DMSO no podía creer que los veterinarios y los médicos obtuviesen buenos resultados aplicándolo en casos de compresión medular. Tenía demasiado respeto por esta dolencia y estaba muy condicionado por la idea de que solo ayuda la intervención quirúrgica. Pero en septiembre del 2012 la señora Meier acudió a nosotros…

Caso: Durante toda su vida, la señora Meier, de 83 años, había tenido que trabajar muchísimo. Al fin y al cabo, su marido había perdido una pierna debido a una herida de guerra. En marzo de 1944, cuando contaba 16 años, fue llamado a filas y fue enviado como carne de cañón a las estériles batallas que se libraban en el frente del este. Podía imaginármelo bien porque mi padre había compartido ese mismo destino, también con 16 años, en el invierno siguiente y, tras pasar varios meses en un hospital del frente, había regresado gravemente herido. En aquellos últimos días de locura se seguían otorgando numerosas y fervorosas «distinciones al valor» a niños traumatizados –¡una generación engañada! Un dicho que guardo en lo más hondo de mí es «la guerra siempre comienza por una mentira»–. Sea como sea, la señora Meier había pasado por mucho y había hecho mucho. Pero ahora era su marido quien, muy alterado, se puso en contacto con mi colega, Karin Fietzner, para pedirle que la ayudara lo antes posible. Hacía ya algún tiempo que la señora Meier tenía que utilizar un andador y el dolor era tal que ya no sabía si iba o venía. La espalda le dolía terriblemente y la pierna derecha se le torcía continuamente a la altura de la rodilla, por lo que caía con frecuencia. También tenía un dolor insoportable en la rodilla. Resultó que tomaba diariamente 100 miligramos de ácido acetilsalicílico, por lo que no era sorprendente que las caídas le provocasen unos hematomas enormes. Afortunadamente, no se había fracturado ningún hueso. También averiguamos que diariamente tomaba comprimidos de cortisona y que le habían diagnosticado una compresión medular y artrosis en la rodilla. Además, tras haberle practicado una mastectomía y haberle extirpado los ganglios linfáticos, había presentado retención y edema linfático en los brazos y en las piernas.

Tras un amplio tratamiento manual, nos preguntó por otros tratamientos alternativos posibles y le sugerimos el DMSO como una sustancia natural regeneradora. Se entusiasmó de inmediato, así es que ya no hubo marcha atrás… Para abreviar: la señora Meier reaccionó al DMSO con una ejemplaridad sorprendente. Ya tras la primera perfusión se levantó de la cama con más agilidad: los dolores habían remitido. Después de la segunda perfusión, al salir me entregó el andador y resueltamente se dirigió sola hacia las escaleras. Rápidamente salté hacia ella para sostenerla, ya que no había contado con que su musculatura tenía que adaptarse a su euforia. Tras la cuarta perfusión, declaró que el volumen de sus brazos y piernas había disminuido claramente. El «almohadillado» que tenía en el dorso de la mano había desaparecido y el reloj le colgaba del antebrazo. Por fin estaba preparada para hablar con nosotros de dejar la cortisona y también redujo la dosis de ácido acetilsalicílico, lo cual era importante para nosotros, porque ya se percibían claramente los efectos dañinos de la cortisona, y la aguja para la perfusión a duras penas se mantenía estable en aquella piel de papel. Las elevadas dosis de AAS que había estado tomando le causaban regularmente hemorragias inconvenientes.

Después de haberle administrado la sexta perfusión, la señora Meier –y nosotros– vuelve a estar entusiasmada. Los dolores de la rodilla también han desaparecido y el estado de sus vasos sanguíneos mejora a ojos vista. Los edemas continúan disminuyendo considerablemente. Al abandonar la sala del tratamiento, se cruzó con un paciente de Hannover que acudía a la consulta por primera vez y a quien seguro que nunca antes había visto. Miró con sumo interés a la señora Meier y exclamó: «¡Vaya, eso sí que es una cara radiante! ¡Como una manzana!». Todos los presentes se alegraron de corazón y la señora Meier pareció haber crecido un par de centímetros de puro orgullo. Caminó con mucha seguridad y agilidad. La antigua desesperación que tenía cuando nos conocimos unas pocas semanas atrás está completamente olvidada. Se nota que teme un poco el momento en el que le digamos «ya no necesita más perfusiones», pero ese momento está ya muy próximo.

En casos como este, ¿cuál cree que es el resultado de comparar los costes entre aplicar DMSO y el tratamiento meramente sintomático a base de cortisona o de una intervención quirúrgica en la columna vertebral? Sí, el precio de lo que la medicina convencional ofrece es, con toda seguridad, mucho más elevado que el tratamiento curativo que encontró la señora Meier. Pero ¡eso no debe preguntarse! Aquel que no pueda obtener una autorización con el visto bueno oficial y no se mueva con la corriente médica principal producto de la historia no debe esperar ninguna cobertura de gastos por parte de nuestro sistema sanitario. Un mundo al revés, ignorancia, mala administración… Sea lo que sea que piense de una estructura endurecida y anquilosada formada por contribuyentes de la burocracia, médicos vanidosos, codiciosas empresas farmacéuticas y de ingeniería médica y estrategas de la política sanitaria, existen soluciones.

Si nos negamos a aceptar el rumbo prescrito o equivocado de las cosas, es posible alcanzar auténticas vías de curación. Sus posibilidades de obtener ayuda de la medicina natural o de tratamientos alternativos de manera consciente y autónoma son independientes de la innecesaria solicitud de tarifas adicionales para seguros de enfermedad, de las recomendaciones de vacunación –¡vacunarse no es obligatorio!– o de los denominados planes de reconocimientos médicos preventivos. Como paciente responsable e informado, puede optar conscientemente por modificar sus hábitos de vida y de gastos reorientándolos hacia la salud y costear los resultados diagnósticos, los tratamientos y la formación con sus propios recursos. Mediante este paso bien meditado se convertirá en un paciente particular en el más estricto sentido de la palabra, completamente individual y al margen de la tutela que imponen los legisladores o los costes.

Contusiones (véase «Lesiones deportivas»)

Culebrilla / herpes zóster

En realidad, el herpes zóster es la reactivación del virus de la varicela-zóster, que, tras una infección inicial (varicela), permanece durante toda la vida en los ganglios de los nervios de la médula espinal y del cerebro. Casi el 100 % de la población es portadora del virus, aun cuando, en muchos casos, la infección inicial cursara sin síntomas. Puede volver a producirse una propagación renovada, por ejemplo, en etapas de inmunodepresión producida por estrés o por la quimioterapia, entre otros posibles factores. La edad también aumenta el riesgo de padecer la culebrilla (herpes zóster), ya que la eficiencia inmunitaria va disminuyendo. Los principales síntomas son un dolor intenso y la aparición de ampollas inflamadas en la zona de la piel que hay sobre la trayectoria del nervio afectado. Si bien este proceso resulta muy penoso, también lo son las peligrosísimas complicaciones que pueden derivarse de esta enfermedad. Hasta una cuarta parte de los enfermos llegan a presentar tales síntomas que, con frecuencia, permanecen hasta mucho tiempo después de que hayan cicatrizado las manifestaciones cutáneas. La más conocida es la denominada neuralgia posherpética, un intenso dolor crónico en el nervio acompañado de parálisis.

El Dr. Walker narra en su libro[19] el caso de una mujer de 66 años que padecía un herpes zóster en la cavidad bucal, algo que puede suceder cuando los nervios del cerebro están afectados por la infección. Fue el dentista, al que la paciente acudió debido a los fuertes dolores que tenía en la boca, quien se lo diagnosticó. No quiso conformarse con que no se le pudiera ofrecer ningún tipo de ayuda médica y tomó la iniciativa de tratarse con una solución de DMSO. Siempre lo tenía como medicamento de primeros auxilios, así es que preparó una solución al 50 % con la que se enjuagó e hizo gárgaras tres veces durante el primer día. El segundo día también se enjuagó con DMSO, aunque debido a la irritación de las mucosas lo mezcló con aloe vera. Después de aquello, todas las ampollas desaparecieron y nunca más volvieron a salir.

Más adelante, Morton Walker describe un ensayo clínico que el Dr. Douglas llevó a cabo en 1971 con el tratamiento externo de 46 pacientes aquejados de culebrilla. Se aplicaron soluciones de DMSO de entre el 50 y el 90 % directamente sobre las zonas de piel afectadas. Se comprobó que el uso temprano de DMSO reducía considerablemente la duración de la enfermedad y el riesgo de que se produjesen complicaciones.

Según nos dice Walker, médicos investigadores también emplearon una mezcla de DMSO y vitamina C para tratar el herpes zóster y el herpes simple con buenos resultados.

Déficit de concentración

(véase «Trastornos y retrasos en el desarrollo infantil»)

Degeneración macular asociada a la edad (DMAE)

Esta enfermedad ocular conlleva una degeneración progresiva de la retina a partir del epitelio pigmentario y de la coroides en la parte central de la visión, también llamada *macula lutea* ('mancha amarilla'). Por ello, habitualmente «solo» el centro del campo visual se ve afectado por este deterioro de la capacidad visual, lo que da lugar a que principalmente se pierda la facultad de leer. Para los afectados, constituye un motivo de sufrimiento, pese a que la orientación suela mantenerse intacta incluso en malas condiciones de iluminación. Otros síntomas son una visión cromática limitada, una pérdida de adaptación a los contrastes de la luz y una mayor tendencia al deslumbramiento. Los principales factores de riesgo «identificados» de esta enfermedad son, junto con la edad –suele diagnosticarse a partir de los 50 años–, fumar y la hipertensión arterial. Sin embargo, con base en sus largos años de investigación, el Prof. emérito Siegfried Hünig, de la Universidad de Wurzburgo, ha llegado a la conclusión de que la carga adicional de luz ultravioleta y la mayor cantidad de componentes azules que hay en la iluminación de las oficinas modernas contribuyen de manera importante al desarrollo de la DMAE[67], lo cual afecta especialmente a las personas de ojos claros, ya que los ojos azules o grises tienen un déficit pigmentario, por lo que están más desprotegidos ante la luz ultravioleta. La pigmentación marrón de la melanina suele actuar como un potente filtro de la luz ultravioleta, lo que se refiere a la componente de onda corta de la luz solar, inferior a 385 nanómetros, que lamentablemente no se contempla en las especificaciones legales para gafas de sol ni en Alemania ni en la mayoría de los demás países europeos. Como consecuencia, el Prof. Hünig y su hijo han desarrollado sus propias gafas de protección solar, las cuales se ajustan a la normativa suiza y pueden fabricarse de manera económica. Seguro que hay que buscar otros factores de riesgo en la alimentación moderna. Dado que principalmente se trata de un proceso relacionado con el envejecimiento, la frecuencia de los diagnósticos se incrementa rápidamente conforme se traslada a la pirámide de edad.

Es posible que se produzca como consecuencia de lesiones **oxidativas** en el tejido de la membrana encargada de transportar los fluidos y demás sustancias desde y hacia las células sensoriales del ojo. Como es habitual, el tejido «responde» a la merma que se produce en el metabolismo con la formación de nuevos vasos. Al intercalar este entramado adicional de capilares, acaba por producirse la «ceguera» de la región macular. Además de los procedimientos basados en el uso del rayo láser para eliminar estos vasos sanguíneos –a través de los cuales, al menos, se pretende frenar el avance del proceso–, en todo el mundo se está trabajando en tratamientos con medicamentos. Para ello, hay que lograr inhibir o bloquear los factores bioquímicos naturales de crecimiento de los vasos. Al parecer, hasta ahora solo se ha conseguido retardar el proceso de la enfermedad.

Dado que, como ya se ha subrayado anteriormente, inicialmente es un proceso oxidativo el que da lugar a la DMAE, la aplicación del DMSO –de acción antioxidante y regeneradora– se aproxima al tratamiento, algo que se ve apoyado por otros estudios que describen un efecto positivo de otros antioxidantes, como puedan ser los ácidos grasos omega 3, el cinc, el caroteno o las vitaminas C y E. Para mí, otra indicación es que he observado que los pacientes que toman DMSO, en ocasiones, también hablan de una mejora de la visión. Incluso se dio el caso de una paciente que, asombrada, me informó de que a la mañana siguiente ya no necesitaba las gafas. En el tratamiento de la degeneración macular senil es necesario absorber el DMSO, lo que puede llevarse a cabo aplicando el procedimiento que ya conocemos: humedeciendo un área extensa de piel con una solución al 70 %, tomando por vía oral una solución bebible diluida o mediante perfusión.

Demencia (véase «Enfermedades neurodegenerativas»)

Dermatitis atópica (véanse también «Asma» y «Alergias»)

Las áreas de piel afectadas por la neurodermatitis se «calman» rápidamente aplicando una solución de DMSO del 40 al 65 %, probablemente debido, sobre todo, a los efectos antialérgico y antiinflamatorio del DMSO. Aparte de esta medida de urgencia, si se desea conseguir la curación a largo plazo de las enfermedades de índole atópica, deben enfocarse de una manera holística, por lo que la alimentación, la flora intestinal, la higiene mental y las sustancias de origen vegetal son parte importante de su tratamiento. Dado que se dispone de una gran variedad de medidas muy efectivas para tratar los procesos atópicos o, en términos generales, alérgicos, es aconsejable elaborar una especie de manual individualizado para cada paciente, tal y como hago con los míos, lo cual proporciona seguridad a los afectados cuando se emplean medidas que suelen resultarles poco habituales en aquellos casos en los que anteriormente solo se aplicaron cortisona y pomadas de cinc.

Además del uso local de soluciones de DMSO sobre las zonas inflamadas afectadas –preferentemente mediante aerosol para evitar tocarlas–, también está indicado su uso interno, oral o mediante perfusión. Puede calcular las dosis iniciales habituales en el apartado correspondiente dentro del capítulo 2. Hasta el momento, también obtengo buenos resultados en el tratamiento de lactantes y niños pequeños afectados por dermatitis atópica sin utilizar DMSO. Las irritaciones cutáneas iniciales y pasajeras que observamos en los adultos podrían provocar que sintieran el impulso de rascarse, por lo que para el tratamiento local recomiendo soluciones que también ejerzan un efecto calmante inmediato. Entre ellas se encuentran destacados extractos de plantas, como pensamientos (*Viola tricolor*) y margaritas (*Bellis perennis*), así como preparados de acción fermentativa de determinadas bacterias, como pueden ser los famosos preparados líquidos denominados cultivos probióticos (por ejemplo, bacterias lácticas) o microorganismos eficientes (EM). También está indicado aplicar una solución de MMS en aerosol, procedimiento que, en todo caso, debe considerarse más bien como algo preventivo. De hecho, tras hacer la prueba de tolerancia previa, nada se opone a aplicar a los más pequeños una solución de DMSO diluida.

Dificultades de aprendizaje

(véase «Trastornos y retrasos en el desarrollo infantil»)

Discapacidad mental

(véase «Trastornos y retrasos en el desarrollo infantil»)

Dislexia, discalculia y otros trastornos específicos del desarrollo

(véase «Trastornos y retrasos en el desarrollo infantil»)

Distensiones (véase «Lesiones deportivas»)

Distrofia / atrofia de Sudeck

(véase «Síndrome del dolor regional complejo»)

Dolor

Dolor de cabeza, dolor de muelas, dolor muscular, dolor articular y de espalda, dolores posoperatorios y lesiones, dolor menstrual... Seguro que todos tenemos algo que añadir a esta lista. El consumo de analgésicos de venta en farmacias, con o sin receta, es enorme y, pese a los años de críticas a esta tendencia −cada vez más intensas−, continúan promocionándose. Los medios de comunicación nos muestran, continuamente y por doquier, que tomar analgésicos sintéticos de origen químico produce personas felices y triunfadoras. Para muchos, resulta inimaginable prescindir de ellos, pese a que, en muchos casos, se trate de reacciones que no revisten ninguna importancia. Sin embargo, se ignora la larga lista de sus posibles efectos secundarios y no se toma en consideración la posibilidad de combatir el dolor con sencillos remedios caseros o un cambio de hábitos.

El DMSO puede utilizarse igualmente para tratar los dolores agudos o crónicos. Al fin y al cabo, ya fue un popular analgésico en los años 60. En este sentido, su acción se basa en la inhibición de la transmisión de los estímulos a las fibras nerviosas afectadas. Pese a ello, debe tenerse en cuenta que el dolor es una señal de alarma natural. Al igual que criticamos el uso de las sustancias anteriormente citadas, debemos considerar que estas señales pueden desempeñar una función importante. Así, es bien sabido que en el caso de una lesión deportiva, un rápido alivio del dolor causado por el DMSO puede dar lugar a que el afectado vuelva a aventurarse a llegar al límite de su capacidad demasiado pronto, lo que solo empeorará la lesión inicial.

Es mucho más conveniente considerar en primer lugar qué es lo que genera el dolor y tratar sus causas. Por ejemplo, es un hecho ampliamente conocido que el dolor de cabeza, del que existen incontables tipos, también puede originarlo una fusión vertebral, por la intolerancia a un medicamento o por una enfermedad vascular −entre otras muchas posibilidades−. En consecuencia, una vez que se establezcan sus causas, también hay que esforzarse por combatirlas o evitarlas. Puede ser que el analgésico no sea saludable a largo plazo.

Con todo, el DMSO nos ofrece la posibilidad de tratar ampliamente incontables enfermedades y trastornos dolorosos gracias a su amplio espectro. Algunos ejemplos son las tendinitis, las afecciones discales, las lesiones deportivas, el reuma y otros muchos más que aparecen en este capítulo. En todas estas enfermedades, la serie completa de propiedades farmacológicas del DMSO causan que, además de aliviar el dolor, ejerza un efecto causal y, por lo tanto, con frecuencia también verdaderamente curativo. Para ello, en función de la zona que duela, el DMSO se administrará externamente mediante soluciones acuosas apropiadas, bebido o por infusión inyectable. Los dolores en los oídos o en los senos paranasales pueden tratarse localmente con gotas (DMSO del 25 al 50 %) y los dolores en la cavidad bucal pueden aliviarse haciendo enjuagues con sorbos de una solución bebible.

Otras medidas indicadas para el tratamiento del dolor –además del tratamiento de las enfermedades que previamente estén presentes– son la acupuntura, las terapias manuales, la terapia de frío-calor o la cinesiterapia. Emplear un auténtico aceite esencial de menta puede dar buenos resultados en muchos tipos de dolores de cabeza que se manifiestan en la zona de la frente o de las sienes. Seguro que todos ustedes disponen de medidas efectivas para combatir los más diversos tipos de dolor sin necesidad de tener que tomar los susodichos «comprimidos».

El Dr. Walker[19] describe un caso sorprendente de «tratamiento involuntario del dolor». Se trata de la desaparición de los denominados dolores fantasma, que pueden presentarse tras una amputación, y que se considera que no pueden tratarse mediante fármacos.

Anna Goldeman, quien contaba 65 años, padecía una bursitis (sinovitis) dolorosa en el hombro derecho. Cuatro años antes le había sido amputada quirúrgicamente la pierna izquierda a la altura de la cadera. Desde entonces notaba diversas sensaciones y palpitaciones dolorosas, como si el miembro inexistente le causara problemas. Estos fenómenos reciben el nombre de *miembro fantasma doloroso* y se explican a través de patrones de reacción neurofisiológica. Se trata de procesos que implican un sufrimiento considerable a los afectados. En todo caso, la señora Goldeman estaba recibiendo tratamiento con DMSO para la bursitis y, del mismo modo que desaparecieron los dolores que tenía en el hombro, también lo hicieron los dolores fantasma que percibía en el otro lado del cuerpo. Y tampoco regresaron nunca más. En este caso, Morton Walker pudo hablar 10 años después con la doctora que la trataba y averiguó que Anna Goldeman continuaba sintiéndose bien. Le inspiraba mucha confianza saber que, si volvían a aparecer las temidas sensaciones, el DMSO podría ayudarla.

En este caso podemos ver claramente que el DMSO, aunque se aplique localmente, es capaz de producir un efecto integral gracias a que fluye por el torrente sanguíneo de todo el cuerpo.

Dolor de cabeza / migraña (véase «Dolor»)

Dolor muscular (véase «Dolor»)

Drogodependencia (véase «Síndrome de abstinencia»)

Efectos secundarios de la quimioterapia
(véase también «Fatiga crónica»)

La quimioterapia suele tener un efecto citostático, es decir, inhibidor del crecimiento y de la división celular, así como inmunodepresivo. Los daños que produce la citostasis se aprecian más claramente en aquellas células que tienen una elevada tasa de división celular o metabólica. Además de las células tumorales, estas son, entre otras, las células epiteliales gastrointestinales o las células de la médula ósea, responsables de la formación de los nuevos glóbulos rojos y blancos. Por eso, tanto durante como después de la quimioterapia, las personas padecen unos intensos síntomas gastrointestinales y anemia, es decir, un déficit de células sanguíneas, lo que a su vez comporta cansancio crónico, abatimiento y, sobre todo, déficit de oxígeno —se crea así un círculo vicioso—. Dado que también se produce una falta de glóbulos blancos, que, como es bien sabido, forman parte de las células del sistema inmunitario, está claro que se acompaña por una inmunodepresión, que puede dar lugar a frecuentes infecciones, micosis, etc. Todos estos síntomas y algunos más se agrupan bajo el término *síndrome de fatiga crónica*. El DMSO puede ayudar a combatirlo, del mismo modo que lo utilizamos para reforzar positivamente otras fases de la regeneración o para acortar el tiempo que esta requiere, por ejemplo, después de operaciones o de infecciones. Por lo tanto, aquel que haya decidido someterse a un tratamiento oncológico conforme a la medicina convencional mediante medicamentos o radiación puede estabilizar su estado utilizando el DMSO antes y después de este. Para ello, debe emplearse la cantidad sugerida en el capítulo 2, aplicada mediante una solución acuosa sobre la piel, bebida o perfundida. La vía de administración más oportuna también dependerá de las circunstancias individuales. Por ejemplo, si se padece un serio problema gastrointestinal, puede ser conveniente comenzar aplicándolo sobre la piel o mediante perfusión antes de pasar a tomar una solución bebible e ir aumentando lentamente la dosis.

Embolia (véase «Infartos»)

Enfermedad de Alzheimer
(véase «Enfermedades neurodegenerativas»)

Enfermedad de Crohn (véase «Enfermedades intestinales»)

Enfermedad de Parkinson (véase «Enfermedades neurodegenerativas»)

Enfermedades cutáneas

Las denominadas eflorescencias, es decir, zonas de la epidermis que tienen un aspecto diferente al de la piel sana, pueden aparecer por sí mismas o como consecuencia de otras enfermedades. Entre otras muchas, pueden ser la dermatitis atópica, la psoriasis, las infecciones por hongos o las enfermedades infantiles. Además, las afecciones cutáneas pueden ser inflamatorias, dolorosas, pruriginosas, etc. Como principio activo antiinflamatorio, antialérgico y analgésico, la aplicación externa de una solución adecuada de DMSO puede resultar muy efectiva. Preferentemente, el tratamiento debe aplicarse mediante toques o aerosol. El número de repeticiones irá en función de cómo evolucionen las molestias en cada caso. En el transcurso de una hora, el DMSO elimina el picor, el dolor, la inflamación o la sensación de tirantez producidos por un gran número de enfermedades cutáneas. De este modo, también se reduce el riesgo de infecciones secundarias bacterianas o micóticas.

Caso: La señora C. O., de 55 años, presentó en muy poco tiempo una gran cantidad de lesiones inflamatorias, enrojecidas y abiertas, distribuidas por el tórax y los brazos, acompañadas de un intenso prurito y dolor que le impedían dormir por la noche. En un primer momento, resultó muy enigmático para el médico que la trataba. Tras hacerle numerosas pruebas diagnósticas, se informó a la paciente de que podía tratarse de una manifestación ocasionada por un reumatismo de los tejidos blandos (colagenosis perforante reactiva). Los pacientes que tienen un metabolismo diabético y una concentración alta de ácido úrico tienden a tener este tipo de «reacción excretora» extrema, que puede entenderse como una vía para liberar el organismo de toxinas. Al no estar satisfecha con el efecto de las diversas pomadas que le habían recetado, acudió a mí en busca de consejo. Inmediatamente comenzamos a aplicar una solución de DMSO al 70 % con toques sobre las numerosas pústulas. Al día siguiente me informó de que aquella noche por fin había podido dormir. Ya lleva tres meses utilizando el DMSO esporádicamente, porque, gracias a él, continúa observando progresos en la regeneración de estas lesiones cutáneas tan profundas y evita que se produzca una cicatrización granulada. La paciente también ha ido poniendo gradualmente en práctica mis sugerencias de modificar su alimentación y ha seguido un tratamiento de desintoxicación con la esperanza de poder evitar un futuro recrudecimiento de este tipo.

Caso: L. S., de ocho años, tenía una micosis mayor que la palma de la mano por debajo de la rodilla. En un primer momento, la madre probó a tratarle con cremas contra los hongos, pero no conseguía mantener la infección a raya durante mucho tiempo. Por otra parte, tampoco debía utilizar estos medicamentos diariamente y durante un largo periodo, de modo que probó a aplicar una solución de DMSO al 75 % con un pincel sobre la pierna del niño. La primera reacción inmediata de enrojecimiento le hizo preguntarse si habría hecho lo correcto, pero confió en su intuición y repitió el tratamiento dos veces más. El hongo desapareció completamente y sin dejar rastro.

Enfermedades hepáticas

Con este amplio término genérico, nos referimos, fundamentalmente, a las inflamaciones hepáticas más frecuentes (hepatitis), al hígado graso, a la cirrosis hepática y a la hepatopatía congestiva. En general, todas impiden que el hígado pueda llevar a cabo íntegramente su función metabólica como órgano multifunción y destruyen las células hepáticas. A su vez, podemos detectarlas en el diagnóstico del laboratorio como un aumento de los «valores hepáticos». Se trata de enzimas que son relativamente específicas y que se toman como base para la evaluación del estado del hígado. Las inflamaciones víricas agudas del hígado son enfermedades infecciosas de declaración obligatoria, pero una hepatitis también puede ser de origen autoinmunitario. Las causas más frecuentes del hígado graso son el abuso crónico de alcohol y la sobrealimentación, los cuales, al igual que la hepatopatía congestiva −que suele producirse por una insuficiencia cardiaca−, también pueden desembocar en una cirrosis hepática irreversible. Pese a la extraordinaria capacidad de regeneración de que dispone el tejido hepático funcional, es importante evitar a tiempo y anticiparse a los factores desencadenantes (por ejemplo, el alcohol), así como tratar las enfermedades que puedan provocarlos.

Como sustancia de acción regeneradora, el DMSO bien puede ocupar aquí su lugar como medicación de base. En caso de dolencias hepáticas, se recomienda emplear el DMSO sobre la piel o mediante perfusión, de modo que se evita la circulación portal hepática, que, al tomar la solución por vía oral, comporta una carga temporal de trabajo adicional para el hígado. El tratamiento puede comenzarse, por ejemplo, con 0,1 gramos por kilogramo de peso corporal e ir aumentando poco a poco en función del estado de salud.

Enfermedades intestinales inflamatorias crónicas

Las dos enfermedades intestinales crónicas más habituales que producen alteraciones detectables en la pared intestinal son la colitis ulcerosa y la enfermedad de Crohn, que se diferencian por sus características histológicas –las cuales se diagnostican por medio de exploraciones intestinales– y por sus síntomas. Una vez que se ha demostrado la presencia habitual de los defectos genéticos o las mutaciones que suelen acompañar a estas enfermedades, por desgracia ha cobrado fuerza la interpretación de que constituyen un destino inevitable. En muchos pacientes, la génesis de la enfermedad suele aparecer claramente relacionada con el estrés, con hábitos alimenticios, con la toma de medicamentos o con infecciones previas. También la edad a la que estas enfermedades suelen iniciarse con mayor frecuencia –entre los 20 y los 40 años– es muy indicativa, ya que es a esta edad cuando se dan las mayores exigencias y esfuerzos, tanto profesionales como privados. Además, la frecuencia estadística de estas enfermedades está correlacionada con el avance de lo que –tal vez injustificadamente– llamamos civilización. Semejantes cambios trascendentales siempre van acompañados por los perjuicios variables derivados de la alimentación moderna (aditivos), la polución medioambiental o las medidas de higiene, entre otros muchos. A fin de cuentas, también en este caso se trata de una disfunción del control inmunitario, es decir, de los procesos autoinmunitarios o hiperinmunitarios, de allí que la medicina convencional trate estas dolencias a largo plazo, fundamentalmente mediante principios activos que actúan como inmunodepresores (cortisona) y antiinflamatorios (ácido salicílico y sus derivados).

El uso del DMSO en el tratamiento de las enfermedades intestinales crónicas inflamatorias se ve apoyado por sus muchas propiedades farmacológicas, fundamentalmente la antiinflamatoria, la analgésica y la regenerativa. Su capacidad de modulación inmunitaria puede evitar nuevos brotes o un mayor deterioro. Un examen integral mediante una anamnesis exacta y el plan de tratamiento individualizado derivado de esta pueden suponer una gran diferencia para los afectados.

Enfermedades neurodegenerativas

Entre otras muchas, lo son la enfermedad de Parkinson, la enfermedad o demencia senil de Alzheimer, la esclerosis lateral amiotrófica, la enfermedad de Creutzfeldt-Jakob, la corea de Huntington o la atrofia muscular. Como su propio nombre indica, estas enfermedades se caracterizan por un deterioro de las neuronas. Dependiendo de la función que desempeñen las neuronas afectadas o de la zona del cerebro en cuestión, se producirá una reducción progresiva de la capacidad cerebral o motora o de la percepción. En el lugar del tejido que se pierde también pueden depositarse «materiales de repuesto», como es el caso de las famosas placas en la enfermedad de Alzheimer. De ahí que los síntomas resultantes y perceptibles de la degeneración neuronal puedan ser sumamente variables y difieran mucho de un paciente a otro. Evidentemente, las causas que dan lugar a la reducción de estas células y su origen son muy variadas y distan mucho de estar completamente esclarecidas. Sin embargo, también en el caso de las enfermedades neurodegenerativas con frecuencia se observa la existencia de una correlación estadística con los fenómenos vinculados a la civilización, tales como la hipertensión arterial, la diabetes asociada a la vejez y un elevado contenido de lípidos en la sangre. Visto de otro modo, puede afirmarse que un modo de vida sano, orientado hacia lo natural, disminuye el riesgo de desarrollar estas enfermedades. Resulta evidente que suministrar vitamina B, oxígeno y sustancias antioxidantes de origen vegetal en cantidad suficiente al conjunto del organismo constituye una protección, lo que refuerza la hipótesis de que, inicialmente, aparecen trastornos metabólicos en el tejido nervioso, los cuales causan trastornos en la difusión y el suministro y a su vez generan un medio y una matriz celular oxidativos y ácidos.

Todos ellos son términos que inmediatamente nos hacen pensar en el DMSO, ¿verdad? De ahí que los medicamentos de la medicina convencional, es decir, aquellos que la industria farmacéutica ofrece para el tratamiento de algunas de estas enfermedades, resulten muy poco efectivos. Por ejemplo, desde hace muchos años se vienen haciendo promesas y pruebas a supuestos «candidatos» prometedores en el tratamiento de la enfermedad de Alzheimer sin que, hasta el momento, estos planes hayan resultado convincentes. Algo parecido sucede con la enfermedad de Parkinson. En general, la única asistencia de que disponen los afectados son las medidas de mantenimiento, como la cinesiterapia, y el apoyo a sus familias, con los que, al menos, consiguen mitigar los síntomas y, en ocasiones, ralentizar el avance.

Gracias a los resultados obtenidos con el tratamiento de la polineuropatía —entre otros, a mi padre—, sabemos que el DMSO actúa regenerando las neuronas y su función. Naturalmente, las neuronas que ya se han perdido no pueden recuperarse por arte de magia, pero, como bien saben los neurólogos, las células y las prolongaciones que todavía estén sanas pueden adaptarse para satisfacer una mayor exigencia compensando, parcialmente, la reducción numérica. Así es que vale la pena luchar por cada una de ellas y tratarlas al mismo tiempo. El DMSO es un antioxidante magnífico y protege las células. Al favorecer la vasodilatación y la actividad de la membrana y aumentar la difusión, hace que la célula esté mejor nutrida, que aumente la concentración de oxígeno y que se estabilicen las funciones celulares. Al inhibir las enzimas catabólicas, el DMSO es capaz de aumentar la cantidad de acetilcolina, un neurotransmisor extremadamente importante del cerebro, que puede no estar disponible en cantidad suficiente debido a la destrucción del tejido. Dependiendo de su estadio y de la intensidad de estas enfermedades, puede elegirse entre el uso externo o interno del DMSO. En el capítulo 2 encontrará las pautas para la dosificación y concentración de las soluciones acuosas. También pueden combinarse, a discreción, los procesos de absorción cutánea con la solución bebible o la perfusión. Además de este principio terapéutico, también deberían aplicarse o probarse otras medidas adicionales. Existen datos experimentales positivos evidentes sobre el extracto de *Ginkgo biloba*, algunas sustancias contenidas en los tés verde y negro y otros antioxidantes de origen vegetal. La administración de galactosa también parece ser prometedora. Se trata de la «hermana» bioquímica de la famosa glucosa, la cual es especialmente importante para las células del sistema nervioso central. La galactosa, junto con la glucosa, forma parte de la lactosa y, al estar presente en la leche materna, es la responsable del veloz desarrollo del cerebro de los lactantes. También suelo emplearla como parte del tratamiento integral de la diabetes debida a la edad, ya que este azúcar, al contrario que la glucosa, no depende de la insulina para alcanzar los centros de energía de las células. Cuando se la incorpora a un programa de tratamiento, se observan unos efectos sorprendentemente satisfactorios. Desafortunadamente, la galactosa es cara −500 gramos cuestan entre 85 y 140 euros− y, hasta donde yo sé, no está disponible como solución para perfusión estándar, algo que sería muy importante, ya que, cuando se ingiere y pasa por el intestino, el hígado vuelve a transformar cierta parte en glucosa y hay que recurrir a una serie de trucos. En todo caso, el uso de la galactosa está indicado en el tratamiento de las enfermedades neurodegenerativas, ya que suministra energía a las células estresadas y hambrientas debido a los trastornos metabólicos y hace posible que las propias células puedan desintoxicarse y regenerarse de manera autónoma. Las recomendaciones habituales de dosificación para la toma oral llegan hasta los seis gramos dos veces al día, equivalentes a una cucharilla de café de unos tres gramos.

Otras vías de tratamiento se encuentran en los ámbitos de la alimentación, la actividad física y, sobre todo, la mental. Por desgracia, todavía no se ha divulgado el hecho −científicamente comprobado− de que la televisión y los crucigramas inciden desfavorablemente en el desarrollo de la enfermedad. Pero como los pacientes se enfrentan a un aislamiento social permanente, son precisamente estas dos actividades las que les restan como punto central de su vida. Para prolongar la «buena forma mental» al máximo, están indicados otros procedimientos bien distintos. Por un lado, existe una auténtica gimnasia mental con base científica en forma de libros, cuadernos o DVD. Por otro lado, se ha demostrado el efecto positivo que en estas enfermedades ejercen las actividades relacionadas con aspectos formativos y, especialmente, el mantener conversaciones estimulantes con otras personas.

Enfermedades oculares

(véase también «Degeneración macular asociada a la edad»)
Los oftalmólogos obtienen buenos resultados con el tratamiento con DMSO −solo o combinado con otros principios activos− de las más diversas degeneraciones patológicas de los ojos, entre las que se encuentran la degeneración macular, el edema macular, la uveítis de origen traumático (inflamación de la membrana intermedia del ojo), las cataratas, el glaucoma o diversas enfermedades de la retina. Las cataratas pueden tratarse con toda facilidad instilando una gota de solución de DMSO −¡emplear agua isotónica esterilizada!− directamente en el globo ocular. Otros tratamientos oculares deben dejarse en manos de los médicos. Las experiencias que se han tenido con el tratamiento del glaucoma mediante la administración local de una mezcla especial com-

puesta por DMSO y superóxido dismutasa (SOD) han sido muy buenas. En el capítulo 2, apartado 2.5.1, ya se mencionó la función de la enzima SOD, un biocatalizador del que todos los seres aerobios disponen de manera natural. Así mismo, se observó –con gran sorpresa– que las personas que eran tratadas con DMSO por problemas del aparato locomotor afirmaban que simultáneamente experimentaban una clara mejoría de sus respectivas afecciones oculares. Después de que un paciente aquejado de una degeneración avanzada de la retina (retinosis pigmentaria) afirmase haber experimentado una recuperación espectacular de la visión mientras estaba siendo tratado con DMSO por otras cuestiones, la Universidad de Oregón comenzó a profundizar en el asunto a través de un estudio clínico. A principios de los años 70, el Dr. Robert Hill trató a otros 50 pacientes aquejados de enfermedades de la retina y los resultados obtenidos fueron muy alentadores: la agudeza visual, el campo visual y la visión nocturna de los pacientes mejoraron o se estabilizaron. Yo mismo, dicho sea de paso, traté hace poco a una paciente que sufría dolores en la zona del cuello con una solución de DMSO y unos días más tarde me dijo, sorprendida, que al día siguiente, de pronto, fue capaz de ver nítidamente sin las gafas que solía llevar. Es posible que en este caso, junto con las propiedades regenerativas que tiene el DMSO, también haya desempeñado un papel importante su acción como relajante muscular.

Para tratar los ojos aplicando un colirio, en primer lugar, hay que asegurarse de disponer de los ingredientes necesarios, lo más estériles que sea posible, y, en segundo lugar, han de estar muy diluidos. En el capítulo dedicado a su aplicación, se sugirió una fórmula consistente en mezclar cinco gramos de DMSO puro con 1000 mililitros de perfusión salina isotónica. A partir de esta, puede tomarse la cantidad que se precise para los colirios utilizando jeringas o cánulas estériles.

Envejecimiento

El envejecimiento (prematuro) da lugar a numerosos trastornos: comienza por la apariencia de la piel (manchas de la edad, arrugas), pasa por el funcionamiento de los órganos (funcionalidad reducida del proceso digestivo o excretor, impotencia...) y sigue hasta la reducción de la función nerviosa, como puedan ser trastornos de la memoria o neuropatías y la caída del cabello. A mi modo de ver, un programa para combatir el envejecimiento que sea digno de su nombre debe estar compuesto tanto por los elementos fundamentales, la nutrición, el movimiento y el sueño, como por conceptos basados en el tratamiento individualizado acorde con la constitución específica de cada persona. Entre ellos se encuentran la desintoxicación/purificación, la lucha contra la parasitosis, el cuidado intestinal, la desacidificación, el tratamiento de los campos de interferencia y, si fuese necesario, la reducción del peso. Como agente de amplia acción regenerativa, el DMSO ocupa un lugar destacado entre estas medidas por ser un activo principio antienvejecimiento. Administrado por vía oral elimina las induraciones y como diurético favorece la eliminación de toxinas a través de los riñones y refuerza la acción de los restantes elementos del programa. Si por algún motivo optase por cambiar significativamente su estilo de vida para conseguir una vitalidad renovada, puede utilizar el DMSO desde el inicio de la etapa de rejuvenecimiento para poner en marcha los procesos fisiológicos a largo plazo.

El inmenso y saturado mercado de los productos antienvejecimiento y adelgazantes con frecuencia induce a la confusión y a un gasto inútil. Y, sin embargo, es frecuente difundir la mentira en aras del negocio. Cabe suponer que conozca la vieja historia de las magníficas propiedades de las «bebidas edulcoradas» (*zero*, *light...*) y de las «espinacas saludables» o la mentira de la «inquietante intolerancia a la lactosa». Si se atiende a la fisiología natural del cuerpo humano, la mayor parte de todo ello carece de valor y es totalmente absurdo.

Los signos del envejecimiento o el sobrepeso pueden combatirse con sencillas medidas de la medicina natural que son baratas y fáciles de entender. Procure que le asesoren de la manera más holística posible y también «evaluar» las medidas que le recomienden por su sencillez o por su cercanía a aquello que la evolución ha previsto para nosotros, los homínidos. Seguro que no contempla el «uso del escalpelo» ni las inyecciones de neurotoxinas. Si acude a terapeutas que pretenden «venderle» un horario para el antienvejecimiento, es posible que deba considerar si su propia apariencia indica que domina las medidas naturales del rejuvenecimiento. En todo caso, yo no le daría dinero por sus buenos consejos a nadie que parezca haber envejecido antes de tiempo o que tenga exceso de peso. El conocimiento de los procesos fundamentales del cuerpo, tales como los ritmos biológicos, la acción de las hormonas (¡insulina!) o el funcionamiento celular y orgánico, da lugar, casi automáticamente, a una forma de actuar apropiada que en vez de aprovecharse de nuestro cuerpo (= envejecer) lo beneficia.

Cuando una sobrealimentación de varios años origina una enferme-dad como la diabetes *mellitus*, no se da nada más que un envejecimiento prematuro o la explotación o sobrecarga del páncreas y de las células del cuerpo, las cuales, con buena lógica, reaccionan con una merma de su funcionalidad. El envejecimiento se define igualmente como una pér-dida gradual de la función de los órganos y tejidos. Una vez que se ha entendido cómo se desarrollan los procesos metabólicos implicados, queda claro que la evolución ha entrenado al ser humano para la ca-rencia y no para el exceso. En general, la ingestión de alimentos y el proceso digestivo que conlleva han de ser entendidos más bien como una «carga aguda» que debe mitigarse en la medida de lo posible. Mien-tras equipemos nuestro bienestar, ante todo, con una oferta excesiva de alimentos procesados de manera industrial, dañaremos nuestro cuerpo de forma permanente. De ahí que unas medidas serias contra el enveje-cimiento siempre deban contar con el elemento del ayuno o del reajuste alimentario. Dicho de otra manera: una persona que se alimenta de una manera natural raras veces acudirá a un programa de rejuvenecimiento, de vitalidad o de adelgazamiento. Dado que la comprensión de estas sencillas relaciones constituyen la base de una buena vida, considero que una formación presencial en naturopatía holística –ningún aconte-cimiento de masas– es la mejor inversión en salud que puede hacerse, incluso aunque no desee ganarse la vida con esta profesión. Al adquirir unos conocimientos médicos neutrales, el beneficio para su desarrollo personal será enorme, sin las influencias de la mercadotecnia de las in-dustrias de los suplementos alimentarios, farmacéuticas o cosméticas y de las estructuras históricamente cimentadas de la medicina convencio-nal pura.

Aprender de la evolución

Envejecimiento de la piel (véase «Envejecimiento»)

Epilepsia (véase «Trastornos y retrasos en el desarrollo infantil»)

Esclerodermia (véase «Reuma»)

Esclerosis lateral amiotrófica
(véase «Enfermedades neurodegenerativas»)

Esclerosis múltiple

(véase también «Síndrome de fatiga crónica»)

Al contrario de lo que sucede con otras enfermedades frecuentes del sistema nervioso central, tales como la demencia o el párkinson, entre otras, en el diagnóstico de la esclerosis múltiple (EM) hay implicados procesos inflamatorios de las neuronas. De ahí proviene también el nombre de esclerosis diseminada, que apunta a que se trata de numerosos focos inflamatorios dispersos en el cerebro y en la médula espinal. Estos procesos, que generalmente suceden por etapas, dan lugar a lo que se conoce como la destrucción de la vaina mielínica de los axones de las células nerviosas (materia blanca), lo que afecta, en mayor o menor medida, a su capacidad para transmitir los impulsos. Como consecuencia, los síntomas pueden ser múltiples y muy individualizados, desde ligeras disfunciones hasta la incapacidad para caminar o moverse. Pese a los inmensos esfuerzos hechos en su investigación, las causas y la génesis de la EM siguen sin estar claras. Es evidente que la inflamación se debe a que las propias células del sistema inmunitario atacan las vainas de los axones. Científicamente, las circunstancias apuntan a la existencia de una posible relación con infecciones víricas o bacterianas previas que los afectados hubieran podido padecer, por ejemplo, en su infancia. El principal sospechoso es el virus Epstein-Barr (mononucleosis infecciosa), por lo que la infección inicial habría podido transcurrir completamente en silencio, es decir, sin mostrar ninguno de los síntomas típicos, lo que hace que establecer una relación resulte mucho más difícil. En todo caso, se supone que estas infecciones pueden deteriorar funcionalmente las células del sistema inmunitario en términos generales. Actualmente, cada vez es más frecuente explicar así la génesis de otras enfermedades. También hay otras muchas hipótesis sobre el origen de la EM, como puedan ser la reacción a una vacuna, la deficiencia de vitamina D o la intoxicación producida por contaminantes medioambientales o estimulantes nocivos. Desde un punto de vista holístico, a partir del historial de muchos pacientes puede inferirse la existencia de una estrecha relación con cargas psíquicas, algo que no debe sorprendernos, pues ya conocemos interacciones similares en muchos procesos que van acompañados por disfunciones de nuestro sistema inmunitario.

Hemos aprendido que el DMSO actúa como antiinflamatorio e inmunomodulador y, en relación con su aplicación en la esclerosis múltiple, se han tenido experiencias verdaderamente positivas. En este caso, se pone de manifiesto el principio activo regenerador del DMSO, su fuerza curativa. La absorción puede realizarse mediante la aplicación de cantidades suficientes de DMSO sobre amplias zonas de piel, bebido como solución diluida o perfundido.

En 1984, unos médicos rusos publicaron los resultados de la aplicación del DMSO para tratar la EM en 34 pacientes[68]. Los autores llegaron a la conclusión de que la aplicación del DMSO en el tratamiento de la EM resulta conveniente porque ejerce un efecto positivo en el estado inmunitario, es antialérgico y repara los tejidos dañados. El tratamiento resulta particularmente efectivo en aquellos pacientes cuya EM curse con brotes. En cambio, en los casos en los que los síntomas progresaban muy rápidamente, los progresos fueron irregulares. Por otro lado, no pudo establecerse la presencia de efectos secundarios. El efecto curativo observado del DMSO se atribuyó a la remielinización (la formación de una nueva vaina de mielina sobre las fibras nerviosas), a la disminución de los edemas y a la mejora de la transmisión del impulso neurodinámico.

Espolón calcáneo

Entendemos como tal una osificación de la inserción del tendón del calcáneo en la zona de la planta del pie, lo cual no quiere decir que esta alteración del tejido tenga que dar lugar necesariamente a una inflamación (crónica) que, a su vez, provoque molestias o dolor. Pero, lamentablemente, este es el caso para muchas personas, de ahí que el espolón calcáneo haya conquistado un lugar entre las dolencias traumatológicas más habituales. En algunos casos los síntomas desaparecen de buenas a primeras, pero en otros van empeorando hasta imposibilitar caminar. Carece de sentido entrar a discutir sus posibles causas, tales como el continuo movimiento del hombre moderno sobre suelo duro o el hecho de llevar zapatos —nada de lo cual está previsto por la evolución—, ya que no podemos alterar estos hechos. Sin embargo, ante estos y otros problemas de los pies, suelo recomendar caminar descalzo siempre que sea posible. Tras un posible empeoramiento inicial en los primeros días de adaptación, esta sencilla y barata medida proporciona una rápida mejoría de los dolores motivados por el movimiento y una sensación corporal y estática completamente nueva.

Como medicamento de acción analgésica y antiinflamatoria, el DMSO se aplica con muy buenos resultados en el tratamiento del espolón calcáneo doloroso, una de las muchas dolencias del aparato locomotor que, por lo general, suele responder rápidamente al tratamiento, entusiasmando a los pacientes. Al verse sin dolor al caminar, existe el riesgo de que vuelvan a exigirse demasiado en poco tiempo, así es que debe tener en cuenta que, pese al rápido alivio del dolor, también hay que dar tiempo al tejido para que pueda regenerarse. Para ello, hay que deshacer y eliminar las acumulaciones de agentes inflamatorios y tóxicos que puedan llevar acumulados mucho tiempo. La mejoría que el DMSO provoca en la asimilación de nutrientes por parte de los tendones y los huesos también debe aprovecharse, en primer lugar, para efectuar diversas reparaciones. Deberá aplicarse generosamente una solución de DMSO del 70 al 80 % en la zona trasera de la planta del pie y alrededor del tobillo. Si tras una primera aplicación se absorbe completamente, puede volver a aplicarse sobre el pie una segunda y una tercera vez. Después, debe seguir aplicándose el tratamiento de una a dos veces diarias durante varias semanas con el fin de eliminar las molestias a largo plazo. En casos muy persistentes puede recurrirse a aplicar una mezcla que resulta sumamente efectiva a base de diclofenaco (por ejemplo, Voltaren® en gel) y DMSO, aunque, por norma general, el diclofenaco debe emplearse con mucha moderación y máxima responsabilidad debido a sus contraindicaciones –tales como las enfermedades intestinales inflamatorias crónicas o el asma–, los efectos secundarios, las interacciones y el especial problema que supone dentro del «ciclo del agua». En la *Wikipedia* (http://de.wikipedia.org/wiki/Diclofenac [en alemán]) puede leerse lo siguiente al respecto:

«En el caso del diclofenaco, el 70 % abandona el cuerpo humano sin haber sufrido alteración alguna. En Alemania, anualmente se consumen 90 toneladas del principio activo, por lo que 63 toneladas de diclofenaco se vierten en el ciclo del agua a través de la orina. Como las plantas depuradoras no están diseñadas para ello, los medicamentos y sus residuos llegan a las aguas superficiales casi sin trabas y de ahí vuelven al agua potable. En los años 90, en la India, entre otros lugares, el tratamiento del ganado vacuno con diclofenaco dio lugar a una inesperada y drástica reducción de la población de buitres, lo que hizo necesario tomar medidas para protegerlos. Las aves, que ingerían la sustancia a través de la piel de los animales domésticos, mostraban inicialmente unos síntomas similares a los de la gota y luego morían por insuficiencia renal. Desde marzo del 2005, su uso en animales está prohibido en la India».

Desafortunadamente, la relajación en la obligación de prescripción facultativa para el diclofenaco –que los médicos recetaban de todos modos con excesiva frecuencia– ha incrementado aún más su aplicación (cuyo objetivo, desde el punto de vista de las empresas farmacéuticas, es la relajación en la obligación de presentar una receta).

Pero volvamos al espolón calcáneo persistente: se va a la farmacia, se compra un gel espeso con diclofenaco que esté indicado contra el dolor y en un vasito se mezcla la cantidad deseada con DMSO hasta obtener una mezcla fluida que contenga ambos ingredientes en una proporción 1 : 1. A continuación, se aplica **una sola vez** sobre la zona dolorida del pie y espera hasta que se absorba bien. Esta aplicación debe repetirse cada tres o cuatro días ¡a lo sumo! ¡Si se aplica con mayor frecuencia, puede causar serios daños en la piel!

Caso: La señora E. S., de 51 años, llevaba cuatro padeciendo espolón calcáneo crónico, que iba empeorando progresivamente. Entre tanto, su forma de caminar se había vuelto sumamente irregular y, como es lógico, tenía a sus espaldas muchas visitas a consultas y seguimientos de tratamientos médicos convencionales. Le recomendé seguir el procedimiento que he descrito anteriormente, para lo que se procuró un frasco con atomizador y una solución acuosa de DMSO al 75 %. Tras las dos primeras aplicaciones, en las cuales lo vaporizó por todo el pie, experimentó una notable disminución del dolor y recuperó un radio de acción que llevaba mucho tiempo añorando. Durante las siguientes semanas, tomó este tratamiento con DMSO diariamente. Dado que hacía continuos progresos, se tomó el tiempo necesario para llevar a cabo su autotratamiento y se mantuvo motivada.

Faringitis (véase «Infecciones de las vías respiratorias»)

Fracturas de huesos (véase «Lesiones deportivas»)

Gingivitis (véase «Aftas»)

Gota

Los ataques agudos de gota se deben a la presencia previa de valores altos de ácido úrico en la sangre. Los valores normales en las mujeres están en torno a los tres o seis miligramos por decilitro y en torno a los cuatro o siete miligramos por decilitro, en los hombres. La existencia de semejantes valores de ácido úrico en la sangre es una característica de los homínidos —el ser humano y los antropoides—. En comparación con el resto de los mamíferos, tenemos/tienen unos valores hasta 10 veces superiores. El ácido úrico se excreta principalmente a través de los riñones, pero también de la piel y del intestino. Dado que se ha demostrado que el ácido úrico aumenta la presión sanguínea, se especula acerca de si, en parte, pudiera atribuirse a esta sustancia (dentro de sus valores normales) el haber posibilitado a los mamíferos más desarrollados —es decir, nosotros, los chimpancés, los gorilas y los orangutanes— el poder caminar erectos. Al fin y al cabo, para poder hacerlo, hay que garantizar el suficiente aporte sanguíneo al cerebro en contra de la fuerza de la gravedad.

Un aumento del ácido úrico en la sangre por encima de siete miligramos por decilitro, combinado con otros factores (enfriamientos, déficit de líquido, nicotina, alcohol…), puede dar lugar a que se deposite en aquellas partes del cuerpo que reciben un peor suministro, o sea, a que se cristalice fuera de la solución (sangre). Puede que esto le resulte familiar por los experimentos sobre la formación de cristales que hacía en el jardín de infancia. En el cuerpo humano sucede, preferentemente, en los dedos de los pies, especialmente en la articulación de la base del dedo gordo del pie derecho, dando lugar a los famosos ataques de gota que van acompañados por fuertes dolores, enrojecimiento e hinchazón. En pocas palabras, al ser «cuerpos extraños», los cristales de ácido úrico desencadenan una intensa reacción inflamatoria.

Tratamiento con DMSO: La capacidad antiinflamatoria, calmante y regeneradora del DMSO alivia los dedos de los pies afectados por la gota en muy poco tiempo. Para ello, debe aplicarse una solución del 75 al 80 % sobre la zona afectada con un pincel o aerosol. La aplicación se repetirá según la necesidad. Además de esta medida inmediata, no debe olvidar que, en el fondo, **se trata de una enfermedad metabólica**. **Es necesario** analizar los patrones **alimentarios**, cardiovasculares y motores con el fin de evitar más ataques de gota y poder bajar el ácido úrico a largo plazo.

Hematoma/derrame (véase «Lesiones deportivas»)

Heridas

Consisten en una rotura de la epidermis. Pueden producirse por lesiones agudas, quemaduras o accidentes, o pueden formarse a largo plazo, como, por ejemplo, las úlceras producidas por la presión (úlceras por decúbito) o las úlceras de las piernas (úlceras venosas). En toda herida, sea producida por una mordedura de animal, por la caída de una moto, por herramientas, por esquirlas de cristal, por quemaduras o congelación o por las citadas úlceras, lo principal es ¡desinfección! Para ello, lo mejor es que no utilice los desinfectantes alcohólicos habituales hoy en día, sino que recurra al agua oxigenada de toda la vida (del 1 al 3 %) o a una solución de hipoclorito de calcio (aproximadamente una cucharilla de café en 0,5 litros de agua). Estos preparados protegen la piel que ha quedado sana, facilitando así la subsiguiente cicatrización. También puede suponerse que el tejido afectado experimenta una especie de activación positiva gracias a estas sustancias oxidantes, como indican numerosos testimonios en diversos foros en Internet. Además, semejantes informes se suman de manera continuada a las explicaciones detalladas que se exponen en el capítulo 2.5 sobre la combinación de sustancias oxidativas (MMS, H_2O_2) con el DMSO. Tras la desinfección, el DMSO vaporizado puede desarrollar toda su acción cicatrizante. Al hacerlo, todos los procesos de reparación se beneficiarán del amplio perfil regenerador del DMSO. Se asombrará cuando vea la medida en la que las soluciones de DMSO –empleadas del 50 al 75 %– mejoran la velocidad y calidad de la cicatrización de la herida en cada una de sus etapas. Al mismo tiempo, minimiza e incluso evita las induraciones y adherencias. En mi opinión, en el tratamiento de las lesiones cutáneas es donde resulta más tangible y visible el maravilloso efecto sanador de este líquido, que, al mismo tiempo, también trata las heridas o las inflamaciones que alcancen los tejidos más profundos. Así mismo, es importante que la zona de la herida esté lo más en contacto con el aire posible. La mala costumbre que se tiene de cubrir con tiritas hasta las excoriaciones más pequeñas solo sirve para provocar heridas húmedas y focos inflamatorios o infecciosos innecesarios. Una vez que la haya desinfectado a fondo, lo mejor es que la zona pueda secarse. Por otra parte, el picor y el enrojecimiento que el DMSO causa son menos pronunciados cuando la herida permanece descubierta.

Caso: Al señor R. M., diabético, de 64 años, le cayó un palé sobre el pie hace aproximadamente un año. La herida que le produjo en el lateral del dedo gordo seguía sin curarse y padecía intensos dolores continuos. Tras dos aplicaciones mediante aerosol de una solución de DMSO al 75 %, el dolor que llevaba tanto tiempo soportando remitió. Tras sucesivas aplicaciones de DMSO a lo largo de una semana (dos veces diarias), se formó una costra y cicatrizó completamente.

Caso: El señor M. G., de 45 años, llevaba largo tiempo con una úlcera de 20 centímetros en la pierna, cabe suponer que como consecuencia de una insuficiencia circulatoria. A lo largo de un mes, siguió la recomendación de bañar la pierna una vez al día en MMS y, a continuación, aplicar una solución de DMSO al 75 %. Como consecuencia, se produjo una cicatrización sin complicaciones y recuperó la función muscular.

Caso: A. G., de cinco años, se pilló los dedos de la mano izquierda con la puerta de un coche del que se estaba bajando. Las yemas y las uñas de los dedos tenían muy mal aspecto y el niño lloraba continuamente. Sin perder su presencia de ánimo, el padre cogió una solución de DMSO al 80 % que tenía para tratar otra dolencia y la aplicó sobre la mano del niño: el dolor remitió en pocos minutos. Los dedos lastimados se regeneraron rápidamente gracias al tratamiento continuado y en pocos días recuperaron su aspecto normal.

Caso: La señora A. F., de 51 años, hacía seis meses que se había sometido a una intervención quirúrgica en el tobillo como consecuencia de una fractura conminuta. Si bien el tratamiento quirúrgico de la articulación fue según lo previsto, la incisión mostraba serios problemas de cicatrización. Se produjo una necrosis del tejido y una infección por estafilococos (agentes piógenos bacterianos). Tras un periodo de sufrimiento, la señora F. aceptó la sugerencia de tomar un baño con MMS y, seguidamente, tratarse diariamente con una solución de DMSO al 75 %. La inflamación desapareció y, al cabo de dos semanas, la herida se cerró debidamente.

Morton Walker[19] cita, entre otros, los resultados claramente positivos del tratamiento tópico con DMSO en 1371 pacientes (¡!). Padecían úlceras producidas por diabetes, infecciones por hongos o varices, heridas infectadas, diversas lesiones cutáneas y quemaduras de segundo y tercer grado en la piel de piernas, pies y caderas. El tratamiento se aplicaba mediante un aerosol de DMSO –previo lavado de la zona de la piel con agua esterilizada– tres veces por semana o diariamente. En la mayoría de los casos, los dolores y el malestar remitieron tras unas pocas aplicaciones. Pese a que algunos habían padecido las úlceras durante años, el 95 % de los pacientes fue dado de alta y retomó su actividad normal al cabo de unos 20 días[71]. Las úlceras varicosas inflamatorias crónicas, que se habían tratado por el procedimiento tradicional infructuosamente durante años, también se curaron rápidamente y las quemaduras en los brazos se curaron sin dejar rastro de cicatrices. En palabras del Dr. Tirado, quien estaba a cargo: «El DMSO hace su trabajo». El único efecto secundario que se mencionó fue que, en heridas muy profundas, el aerosol provocaba un intenso escozor de corta duración en las primeras aplicaciones. Por lo tanto, por petición de los pacientes, el tratamiento con DMSO, sumamente efectivo, se mantuvo.

Herpes / herpes zóster (véase «Culebrilla / herpes zóster»)

Hiperactividad/hipercinesia
(véase «Trastornos y retrasos en el desarrollo infantil»)

Hipertensión (véase «Arteriosclerosis»)

Ictus (véase «Infartos»)

Infartos
Siempre constituyen emergencias, ya que pueden producirse daños permanentes en los tejidos o expandirse. Lo que los motiva es un déficit de oxígeno debido a la falta de riego sanguíneo y los desencadenantes pueden ser coágulos (embolia), depósitos (placas, cristales de ácido úrico…) o lesiones. Por ello, las principales medidas que se adoptan en cuidados intensivos son la administración de oxígeno, la mejora de las propiedades reológicas de la sangre (fluidez), así como la eliminación de los trombos que originan la obstrucción, mediante cirugía o con medicación –trombectomía o trombólisis–. Los infartos que constituyen un riesgo para la vida son, entre otros, el infarto de miocardio, el infarto cerebral (ictus), el infarto renal, el infarto mesentérico (abdomen), el infarto pulmonar (frecuentemente, embolia pulmonar) o el infarto hepático. Hay numerosos casos prácticos que demuestran que el tratamiento con DMSO resulta muy beneficioso para el tejido que ha resultado dañado por un déficit de oxígeno. Se ha observado que, tras un ictus, acelera la recuperación de las capacidades cognitivas, tales como caminar o hablar, lo que no ha de sorprendernos, puesto que, como ya sabemos, el DMSO mejora la difusión del oxígeno y su transporte hacia y desde las células del cuerpo, lo que, como es natural, afecta positivamente a la reparación que tiene lugar en toda el área infartada. Pese a ser un hecho bien conocido que, naturalmente, los mejores resultados se ob-

tienen administrando rápidamente DMSO, hasta donde yo sé, las modernas unidades que se han creado para el tratamiento precoz de los ictus no disponen de DMSO para perfundir.

Morton Walker[19] enumera las variadas causas que pueden causar un infarto cerebral. La más frecuente es el ictus agudo, que suele deberse a la arteriosclerosis, a la hipertensión o a ambas. También pueden incidir causalmente embolias debidas a depósitos de grasa, émbolos gaseosos (el temido efecto de la descompresión del buceo) o fragmentos de trombos que puedan derivarse de lesiones en el ventrículo (izquierdo), los que, a su vez, se derivan de placas escleróticas, depósitos en las válvulas cardiacas, endocarditis bacteriana, enfermedades reumáticas de las paredes del corazón, infartos de miocardio o posoperatorios tras intervenciones quirúrgicas en el corazón. En todos estos casos, el DMSO puede prevenir o eliminar la perjudicial reacción en cadena que se produce como consecuencia de la reducción de riego sanguíneo en los tejidos y desemboca en la destrucción de las células nerviosas afectadas. El DMSO disminuye la agregación plaquetaria, lo que previene que continúe la formación de trombos, y favorece la liberación de la prostaglandina específica –una hormona tisular–, que dilata los vasos más próximos y permite corregir o invertir el déficit de oxígeno. Además, también ejerce una acción vasodilatadora. Gracias a su acción como protector celular y regenerador, el DMSO fomenta la producción de energía en la zona afectada por la falta de suministro y, de este modo, las células pueden disponer del tiempo necesario para alcanzar estabilizarse y evitar daños mayores. Incontables experimentos con animales y ensayos clínicos llevados a cabo en personas han demostrado que, para obtener buenos resultados en la recuperación de los infartos, el DMSO debe administrarse, en primer lugar, lo antes posible y, en segundo lugar, en una dosis que sea suficientemente alta.

La administración de DMSO está recomendada en el tratamiento de todas las oclusiones vasculares agudas. Para ello, terapeutas experimentados deben perfundir, lo antes posible, hasta un gramo de DMSO por kilogramo de peso corporal como solución acuosa en una solución isotónica de electrolitos. Para que las concentraciones no sean excesivamente altas, hay que prever una determinada cantidad de solución de perfusión. Dependiendo del peso corporal y de la enfermedad, lo indicado serán 500 o 1000 mililitros, es decir, que ante enfermedades tan graves como puedan ser los infartos no se va aumentando lentamente la cantidad de DMSO, sino que la cantidad total se administra en el acto. Una vez que empiece la mejoría, puede volverse a las dosis diarias normales.

Infecciones

La enciclopedia alemana *Borckhaus* da la siguiente definición de la palabra infección: «Infección, contagio: Invasión de un organismo por agentes patógenos (bacterias, virus, hongos, parásitos)». Quiere decir que, en un primer momento, «solo» tenemos que vérnoslas con la colonización del cuerpo (físico) por parte de microorganismos –lo que, oficialmente, todavía no es una enfermedad, ya que este proceso no tiene por qué desembocar en síntomas perceptibles o cuantificables–. Cuando, como consecuencia de semejantes procesos infecciosos silenciosos o asintomáticos, se produce una inmunidad temporal o de por vida, hablamos de una inmunidad adquirida.

Por el contrario, una (auténtica) enfermedad infecciosa –y las reacciones o respuestas que nuestro sistema inmunitario desarrolla frente a los invasores– se manifiesta mediante síntomas generalizados tales como fiebre, sudores nocturnos, decaimiento físico, aumento de las secreciones o señales de inflamación. Actualmente sabemos que, aparte de los procesos infecciosos que muestran síntomas, los asintomáticos no tienen que tener necesariamente un desarrollo feliz. Así pues, como consecuencia de la destrucción incompleta de los microorganismos, pueden aparecer procesos crónicos que pasen inadvertidos o que, en un primer momento, permanezcan ocultos, algo que sucede, por ejemplo, cuando los «bichos malos» pueden esconderse y camuflarse bien, cuando pasan por varias etapas de desarrollo o cuando nuestro sistema inmunitario está debilitado por los medicamentos o por otras enfermedades. También es posible que, pese a que todos los virus, bacterias, etc., sean destruidos, las partículas originadas en dicho proceso como una mezcla de la «aglutinación» de despojos del enemigo y de las propias estructuras defensivas del cuerpo –conocido como complejo antígeno-anticuerpo– no se eliminen completamente. En términos simples, a todas estas respuestas inmunitarias, que no transcurren de la mejor de las maneras, se las hace responsables de muchas enfermedades crónicas que también comprenden procesos graves y casos «incurables» –según la medicina convencional–, entre las que se encuentran las alergias, las enfermedades autoinmunitarias, las enfermedades infecciosas recurrentes y el cáncer. De ahí que para nosotros, los seres humanos, y para nuestros animales domésticos haya dos cosas importantes:

En primer lugar, siempre debemos asegurarnos de que nuestro sistema inmunitario –nuestras células inmunitarias– esté a punto. Para ello, es esencial tener una flora intestinal sana, que, a la larga, solo puede conservarse debidamente si se sigue la alimentación que la naturaleza tiene prevista para cada tipo de organismo. Tras cientos de miles de décadas de evolución, en apenas un par de años el ser humano y el resto de los mamíferos no pueden haberse adaptado a los alimentos elaborados industrialmente, ¿está claro!? Estamos hablando de que quizás hayan transcurrido 60 años desde que es habitual llenar la nevera y la despensa de alimentos preparados, elaborados mecánicamente y con productos químicos añadidos.

¿Qué opina? «Podrían ser 80 años». Eso es completamente irrelevante. Aun cuando se tratase de 100 o 200 años, no sería más que un abrir y cerrar de ojos en relación con el índice de la variación genética de una especie. Nuestro cuerpo, y especialmente nuestro sistema digestivo con sus correspondientes glándulas, no están equipados para simultanear el aprovechamiento nutritivo y sano de los productos alimentarios industriales con la eliminación de sus toxinas. También puede consultar este tema en las pautas para una vida saludable que la Dra. Antje Oswald ofrece en su libro *La guía del MMS*. Una vez me escribió que, lamentablemente, algunos de nuestros congéneres ignoraban que las hojas de lechuga no crecían en bolsas de plástico o la forma que tiene una zanahoria…

En segundo lugar, en presencia de una enfermedad infecciosa, hay que reforzar la función del sistema inmunitario. *Reforzar* quiere decir 'imitar su funcionamiento natural o aligerar su carga', la cual puede reducirse mediante todo tipo de acciones corrientes, tales como aumentar la ingestión de líquidos administrando las infusiones (desintoxicantes) adecuadas, guardar mucho reposo o seguir una dieta apropiada. La imitación –emular la función de las células del sistema inmunitario– tiene lugar, por ejemplo, a través de remedios oxidativos, como ya se expuso detalladamente en el apartado «DMSO y MMS». Y no me importa repetirme: es irrelevante que se trate de microorganismos invasores o de un enemigo surgido en nuestro interior bajo la forma de células cancerosas (mutadas). Los antibióticos, los citostáticos, la quimioterapia… no pueden realizar esta imitación. Por añadidura, producen daños de distinta intensidad en las células del cuerpo y en la flora intestinal, implicando, a largo plazo, el debilitamiento de las defensas.

El DMSO, que de por sí actúa como antiinflamatorio e inmunomodulador, no solo inhibe el crecimiento de bacterias, virus y hongos, sino que, sobre todo, ayuda a que los oxidantes administrados paralelamente –como puedan ser el MMS o el peróxido de hidrógeno– se introduzcan mejor en los tejidos. Y el DMSO también puede reforzar y abreviar de manera natural los procesos de regeneración subsiguientes a la infección. Para ello, resulta apropiada la toma de MMS descrita en el capítulo 2, así como su administración a través de la piel o en perfusión. Partiendo de una dosis de base de DMSO –0,05 gramos por kilogramo de peso corporal–, se va aumentando diariamente la cantidad en función de la necesidad.

Infecciones de las vías respiratorias

Fundamentalmente, se trata de enfermedades víricas y bacterianas que afectan a la nariz, la garganta y los bronquios. En el caso de un resfriado de origen microbiano, puede instilarse directamente en los orificios de la nariz una solución de DMSO del 30 a 40 % utilizando una pipeta y repartiendo las gotas a continuación. Como consecuencia, puede producirse un ligero escozor inicial que remitirá rápidamente. La inflamación de la mucosa nasal desaparece. Para las infecciones inflamatorias de garganta, pueden hacerse gárgaras con una solución de la misma concentración. En cuanto a la bronquitis y la neumonía, se tratan sistémicamente mediante la administración de una solución apropiada de DMSO sobre la piel, por vía oral o mediante perfusión (véase «Asma»). Para toda infección: con el fin de combatir rápidamente los microorganismos que la han causado, está indicado un tratamiento combinado con un procedimiento oxidativo –como pueda ser el MMS–. Entre tanto, dentro de los círculos de familiares y conocidos de mis amigos terapeutas, se ha vuelto habitual tratar todo tipo de toses, catarros, inflamaciones de garganta, etc., administrando de manera alternada DMSO y MMS (o peróxido de hidrógeno).

Infecciones de las vías urinarias

En los EE. UU., el DMSO cuenta con autorización oficial únicamente para el tratamiento de una forma no bacteriana de cistitis, la denominada *cistitis intersticial*. Sin embargo, la experiencia general indica que muchas infecciones «normales» de las vías urinarias también responden bien al tratamiento con DMSO. A causa de la dinámica excretora, tras administrar DMSO por vía interna, el principio activo alcanza muy rápidamente el sistema urinario a través de los riñones y puede llegar bien a ambos uréteres, a la vejiga y a la uretra. En estos casos, los médicos y naturópatas prefieren el tratamiento mediante perfusión.

En uno de los muchos estudios clínicos llevados a cabo en los EE. UU. sobre el tratamiento de enfermedades de las vías urinarias y de la vejiga con DMSO, se trató a 213 pacientes, a los que ninguno de los tratamientos que hasta el momento se les había aplicado había sido efectivo. La enfermedad mejoró significativamente en todos los casos y los problemas de salud desaparecieron sin que fuese necesario recurrir a la cirugía habitual.

Inflamaciones articulares

Pueden deberse a muchas causas. Aparecen, por ejemplo, debido a complicaciones tras intervenciones quirúrgicas o terapéuticas (inyecciones intraarticulares), así como por sobrecargas, reuma o depósitos. Las articulaciones inflamadas constituyen un punto fuerte de la aplicación del DMSO, pues es precisamente aquí donde la capacidad única de movilidad del principio activo a través de las membranas biológicas tiene una importancia extraordinaria. Dentro de la cápsula articular no hay vasos sanguíneos, de ahí que el suministro de nutrientes y la «eliminación de residuos» –es decir, de metabolitos o de agentes inflamatorios– no sean tan efectivos como en otras zonas del cuerpo. Los procesos de reparación se desarrollan con mayor dificultad y han de efectuarse por difusión. A su vez, estos dependen en gran medida de la temperatura, de la concentración de sustancias y de estímulos motrices continuos. Precisamente, cuando debido al dolor articular se adoptan posturas antiálgicas, se cierra el círculo vicioso, ya que la inmovilidad involuntaria limita la difusión. El DMSO lleva prácticamente todas las de ganar contra estas dolencias, lo que quiere decir que las numerosas propiedades farmacológicas enumeradas en el capítulo 1.2.3 participan en el tratamiento curativo de la inflamación articular, pues permiten al DMSO penetrar con facilidad a través de la piel, la musculatura y la cápsula articular hasta llegar al lugar en el que esté la inflamación. En su libro[19], Morton Walker cuenta el caso de un paciente que, como consecuencia de una inflamación reumática de los huesos de ambas rodillas, solo podía acudir a la consulta de su médico sirviéndose de dos muletas. Lucas Sheinholtz, quien por aquel entonces tenía 52 años, sufrió durante más de 10 aquella artritis extrema. Se intentaron muchos tratamientos a base de cortisona inyectada que no proporcionaron ninguna mejoría. Uno de los catedráticos que trabajaba en su clínica había recibido un «cargamento» de DMSO y decidió utilizarlo en beneficio de algunos pacientes a los que ninguna otra cosa había podido ayudar. Sugirió al médico que trataba a Lucas Sheinholz que se lo aplicase sobre las rodillas con un pincel. Este, que no tenía ninguna experiencia con el uso del DMSO, repetía reiteradamente la aplicación de la solución en cuanto la cantidad que había puesto anteriormente se absorbía. En el transcurso de 15 o 20 minutos, el paciente dejó de sentir dolor y fue capaz de caminar sin ayuda. Cuando volvió al cabo de una semana, dijo que no había vuelto a tener dolor en la rodilla izquierda. La rodilla derecha, que una semana antes había estado muy inflamada y excesivamente caliente, aún le dolía un poco. El médico repitió la aplicación de DMSO sobre esta rodilla y desde entonces no volvió a ver al paciente.

Intervenciones quirúrgicas

Constituyen situaciones excepcionales para nuestro cuerpo. Además de la convalecencia que necesariamente las sigue en todos los ámbitos, el principal problema son las cicatrices externas e internas que originan. Por ello, es conveniente verificar minuciosamente la necesidad de practicar una intervención programada y, si ese es el caso, prepararla con DMSO. Puede hacerse aplicándolo localmente sobre las zonas de piel donde esté previsto intervenir, tomándolo por vía oral o mediante perfusión. Para este tipo de tratamiento preparatorio y posterior a las intervenciones quirúrgicas –por ejemplo, en la columna vertebral–, además del DMSO también están indicadas las perfusiones de procaína/bases (véase 2.5.2). De ese modo también se favorecen los procesos de regeneración y cicatrización, a la vez que se reduce el riesgo de que se formen adherencias. Pero, debido al efecto anticoagulante del DMSO, no debe aplicarse el día de la intervención.

Pida al cirujano que, si es posible, utilice guantes quirúrgicos sin ningún tipo de polvo, ya que si estas partículas entran en la herida, a largo plazo pueden llegar a alterar la cicatriz. Cuando el DMSO se emplea lo antes posible tras la operación, favorece considerablemente la cicatrización y actúa como calmante. Además, también es importante el tratamiento precoz de la cicatriz externa para prevenir la formación de todo campo de interferencia. Una posibilidad que resulta muy efectiva consiste en sumergir la piel en una solución básica con procaína después de haber aplicado en abundancia una solución del 60 al 70 % en la zona de la cicatriz. La mezcla de procaína del 1 al 2 % en una solución de carbonato ácido de sodio se irá aplicando en la piel, a lo largo de la costura, con una cánula muy fina (tamaño 18 o 20), de tal manera que las eflorescencias originadas fluyan unas dentro de las otras.

Este procedimiento, dicho sea de paso, es apropiado para cicatrices de toda antigüedad. Inmediatamente después de aplicar esta medida curativa o a lo largo de los días siguientes, todos los pacientes, casi sin excepción, afirman haber experimentado reacciones sumamente satisfactorias, como, por ejemplo, disfrutar de un sueño reparador y duradero o de una serenidad completamente nueva. Pero, para mí, al menos igual de importante es que las irritaciones y los dolores crónicos de la zona de la cicatriz desaparezcan y que los afectados también se sientan satisfechos con la mejora estética. Con diversas medidas adicionales, todas ellas muy sencillas de aplicar, también es posible mejorar considerablemente el aspecto de cicatrices antiguas; en ocasiones, hasta llegar casi a hacerlas «desaparecer».

Lesiones en la médula espinal

Además de sonar peligrosas, realmente lo son, ya que las parálisis que con frecuencia las siguen suelen ser irreversibles. Dependiendo de la medida en que resulten dañadas las fibras neurales que la recorren, las pérdidas neurológicas podrán remitir siempre y cuando la inflamación del tejido lesionado no ejerza una elevada presión excesivamente prolongada en estas. El canal medular es el «conducto protector» dispuesto por la naturaleza, cuyo diámetro viene dado por el de los agujeros vertebrales que forman parte de él. El cordón nervioso carece de cualquier otra vía alternativa. Este efecto ya debe resultarle suficientemente familiar por el problema de las hernias discales. Por este motivo, ante toda lesión traumática del sistema nervioso central, aminorar la presión es prioritario. Cuando, por ejemplo, alguien cae de cabeza y ello da lugar a una hemorragia interna, se procederá a disminuir la presión trepanando la bóveda craneal, lo que permite que la sangre fluya, en primer lugar, a través del orificio, con lo que no provocará un aumento de la presión dentro de la rígida cavidad craneal. En el caso de una inflamación de los tejidos como consecuencia del aumento de líquido debido a una lesión medular, no resulta tan sencillo, como es lógico. Aquí el DMSO puede ser muy útil: si se administra a tiempo, rápidamente disminuye la inflamación y favorece la regeneración de la función nerviosa. Lea usted mismo el caso de un joven paciente que Morton Walker ha incluido en su libro[19]:

El 15 de septiembre de 1979, Clara Fox, de Washington, quedó consternada al enterarse de que su hijo Bill había tenido un accidente en el que había estado a punto de perder la vida, el cual le había causado una parálisis completa. Por fortuna, transcurridas unas pocas horas, le ingresaron en una clínica en cuya unidad de cuidados intensivos el Dr. Greccos le aplicó un tratamiento integral con perfusiones de DMSO durante los 10 primeros días que siguieron al devastador accidente. Bill se había «roto el cuello» por encima de la quinta vértebra cervical y de ahí para abajo estaba completamente paralizado. Allí estaba él, con la cabeza afeitada y con las feas varillas de acero que debían estabilizar la columna taladrándole el cráneo. A continuación, unos pesos sujetos con cuerdas pasaban por unas ruedas que debían mantener sus vértebras cervicales en una posición fija determinada, de manera que tuvieran la posibilidad de curarse. Después de abandonar la uci, en la que Bill pasó cinco días entre la vida y la muerte, aún permaneció en esta postura extendida otros 55 días más. Finalmente, pasó más de seis meses en el hospital. A Bill le administraron DMSO, por primera vez, transcurridas unas siete horas desde el accidente. Por aquel entonces se consideraba que, en caso de lesiones del sistema nervioso central, al igual que de ictus, a ser posible, debía administrarse dentro de los 90 minutos siguientes. Al cabo de unos días de tratamiento, mostraba una sensibilidad evidente, primero, en los hombros y los brazos y, más adelante, en la zona torácica. Su familia estaba loca de alegría. Al finalizar el tratamiento con DMSO, había recuperado la función normal de la vejiga. Era fenomenal y el Dr. Greccos recordaba que, tras el accidente, él mismo había informado a los padres de que, a causa de las graves lesiones que podían apreciarse en las radiografías, era improbable que fuese a sobrevivir y si lo hacía, quedaría paralizado de por vida. El médico consideraba que el DMSO había salvado la vida de Bill, literalmente, ya que la sustancia había eliminado el fluido –y con ello la presión– de la médula espinal y de la cabeza. Simultáneamente, fue recuperando la sensibilidad en todo el cuerpo. Sin DMSO, Bill habría muerto. Cinco semanas después de haber dejado de administrar DMSO, se llevó a cabo la operación que la destrucción del cartílago hacía necesaria. Hubo que insertar dos varillas de acero inoxidable, que se unieron a las caderas con materia ósea y tejido muscular. La intervención transcurrió con éxito. A continuación, se estableció un programa de rehabilitación motriz. Sin embargo, los dolores del posoperatorio y la falta de motivación hacían que Bill no se implicase en él. Con el tiempo, su estado volvió a empeorar y tanto él como su madre sentían que era necesario volver a aplicar el tratamiento con DMSO mediante perfusión. Los terapeutas competentes de la clínica de rehabilitación solo autorizaron su aplicación externa, lo que, al menos, minimizó los dolores en algunas partes del cuerpo. En un momento dado, algunos familiares de Bill notaron que mientras le aplicaban DMSO movía ligeramente las piernas con movimientos fluidos. Los cuidadores no se tomaron en serio su relato hasta que, un día, el Dr. Greccos vio uno de estos movimientos mientras hablaba con Bill. Salió de la habitación visiblemente impresionado y afirmó sin rodeos que había comprendido de qué hablaban los familiares. La familia llevaba casi tres meses luchando infructuosamente para que volvieran a administrarle las infusiones inyectadas de DMSO. Por fin, poco después de las vacaciones de Navidad, se accedió a sus deseos, aunque para ello debían seguir ciertas indicaciones. En primer lugar, Bill debía someterse a una amplia serie de pruebas neurológicas en una clínica especializada. Si estas indicaban que cabía esperar que siguiese mejorando, debería seguir sometiéndose a dichas pruebas dos veces por semana mientras durase el tratamiento autorizado con DMSO perfundido para analizar su progreso. Si no constase la existencia de cambios significativos, el tratamiento con DMSO se interrumpiría. A partir de este día el estado de Bill mejoró rápida y continuadamente. Era capaz de soportar de tres a cinco horas de una terapia física máxima sin sentir dolor y solo mostraba cansancio debido a su gran esfuerzo. La musculatura de sus brazos volvió a desarrollarse completamente y se sentía orgulloso de sus bíceps. El 13 de marzo de 1980 se llevó a cabo una comparación con los resultados anteriores de las pruebas neurológicas. El resultado fue realmente sorprendente. Todos los datos cuantificables habían mejorado de manera sustancial. Además, también mostraba sensibilidad en el pie derecho. Cuando regresó a su casa, era capaz de comer, lavarse los dientes, afeitarse, peinarse, vestirse y bañarse por sí mismo. Seis meses antes, su familia se había preparado para una vida de parálisis completa. Ahora era capaz de manejar su silla de ruedas con seguridad.

Aunque no deba conjeturarse, ¿qué habría pasado si Samuel Koch no hubiese sido tratado inmediatamente con DMSO tras haber sufrido un grave accidente el 4 de diciembre del 2010 durante la grabación del programa de televisión alemán *Wetten dass...*??

Más adelante, la madre de Bill escribió una carta a un diputado:

«A lo largo de los seis últimos meses he pasado muchas horas en la clínica del Dr. Jacob y he podido presenciar un milagro tras otro con mis propios ojos. He podido ver a personas que llevaban más de 20 años paralizadas comenzar a moverse después del tratamiento. El asombro que sus ojos reflejaban es, de hecho, una imagen imposible de olvidar. He presenciado la mirada de veneración de una joven pareja cuyo hijo, que había sido tratado debido al síndrome de Down, escuchaba atentamente mientras ellos hablaban de los lejos que el niño había dejado el umbral de la muerte tras de sí. He recomendado o llevado yo misma al Dr. Jacob a personas aquejadas de las más diversas enfermedades y dolores, y las he visto sonreír, completamente felices, al curarse tras años de padecimientos. Y entonces me reclinaba y observaba al Dr. Jacob completamente extasiado tras otro tratamiento con éxito. ¡Qué orgulloso y feliz se siente por poder ayudar a las personas! He leído e investigado mucho sobre la verdadera historia de este extraordinario medicamento. Junto con millones de personas, solo puedo confiar y rezar para que este hombre modesto consiga ver su trabajo y sus sueños hechos realidad a través del éxito definitivo que supondría que la FDA autorizase de nuevo la comercialización del DMSO.* Es un esfuerzo que ayudaría a muchos americanos y que salvaría a algunos. Hago un llamamiento a todos aquellos que tengan la oportunidad de participar en esta decisión para que estudien cuidadosamente los hechos y contribuyan a que este ruego sea escuchado».

Lesiones deportivas

Son uno de los principales ámbitos de aplicación de las soluciones de DMSO, a las cuales hemos conocido fundamentalmente como activadoras de la regeneración. Según mi propia experiencia, entre ellas incluyo especialmente las contusiones y las lesiones por elongación o distensión. Naturalmente, entre estas también se incluyen las molestias cronificadas motivadas por sobrecargas recurrentes o las inflamaciones subsiguientes. Por último, no deberíamos olvidarnos de las fracturas óseas, que si bien requieren de una intervención médico-quirúrgica, tanto antes como después, la aplicación adicional de DMSO puede resultar sumamente beneficiosa. En todos estos casos, la prioridad es evitar o mitigar con la ayuda del DMSO las inflamaciones, los dolores, los hematomas y los procesos inflamatorios en los estadios agudos. Por ello, es conveniente tratar las zonas afectadas lo antes posible aplicando la sustancia con un pincel o aerosol.

La concentración apropiada irá en función del lugar lesionado: normalmente, por debajo de la cintura puede aplicarse de inmediato un preparado acuoso del 70 al 90 %, mientras que por encima, y sobre todo

---

* Novedad: desde noviembre del 2015 las ampollas de DMSO están autorizadas y se comercializan en Alemania.

en la zona de la cabeza, hay que dosificar con más cuidado: puede comenzarse aplicando una solución al 60 %. Para ello, vuelva a consultar las imágenes y los consejos de utilización para su uso externo, que se dan en el capítulo 2, apartado 2.2. Es importante que el DMSO haya penetrado completamente y que se lave antes de volver a vestirse. En casos graves, puede emplearse una mezcla de DMSO y diclofenaco (por ejemplo, Voltaren Emulgel®) para reforzar la acción antiinflamatoria y analgésica. Sin embargo, esta mezcla solo deberá aplicarse una vez cada dos o tres días, ya que, en otro caso, puede causar lesiones cutáneas.

Walker[19] también indica que aplicar un apósito con DMSO aumenta su efecto. Para ello, se empapará una gasa con la solución de DMSO y se cubrirá con ella la parte del cuerpo afectada, todo lo cual se tapará con un vendaje más grueso o, por ejemplo, con una lámina de hoja de plástico para propiciar que en el tejido penetre una cantidad mayor de DMSO durante un periodo más extenso.

En el libro de Morton Walker se muestra una gran cantidad de casos de tratamientos de lesiones deportivas cuyos resultados fueron sorprendentes. También conozco a muchos usuarios que, casi sin excepción, han tenido experiencias muy positivas en el tratamiento de traumatismos en articulaciones y tejidos blandos. Dentro de la labor de la consulta, tratar este tipo de molestias, así como las dolencias artríticas y reumáticas con DMSO, siempre es una apuesta segura. Uno ya puede empezar a celebrar el éxito del tratamiento mientras este está teniendo lugar. He escogido el siguiente ejemplo:

Hace más de 25 años, durante una excursión escolar de esquí obligatoria, mi mujer se lesionó gravemente la rodilla, que en aquel entonces –a principios de los 80– no fue tratada ni diagnosticada. Como bien puede suponerse, debió tratarse de una lesión del menisco y la cápsula. En todo caso, desde entonces regularmente padecía unas molestias considerables y una limitación de la movilidad. Hasta que «por fin» se nos ocurrió la idea de tratar esta antigua lesión articular aplicando DMSO externamente y, tras dos aplicaciones, apenas siente molestias en la rodilla y puede apoyarse en ella con normalidad.

Entre otros, Morton Walker[19] describe un cuestionario que en la primavera de 1980 elaboraron 39 especialistas en medicina deportiva sobre la utilización del DMSO. Dado que estos eran responsables de la asistencia médica en clubes profesionales y por aquel entonces ya se «guardaba» el conocimiento sobre las posibilidades terapéuticas del DMSO, solo siete médicos reconocieron que lo utilizaban. Lo empleaban en el tratamiento de articulaciones inflamadas, esguinces, inflamaciones, tumefacciones, tendinitis y sinovitis, contusiones musculares y gota. Como efectos secundarios, solo citaron el olor del aliento y el enrojecimiento cutáneo local pasajero en su aplicación externa. Haskel Stanback, quien fuera *running back* de los Halcones de Atlanta, expone un caso característico cuando, en el primer partido que jugaba tras haber sido nombrado titular en 1978, se torció un tobillo. El diagnóstico de los rayos X fue fisura ósea y rotura de ligamento. Ahí terminaba su gran oportunidad. El entrenador del equipo le dijo que podía llevarse su equipación a casa. Pero alguien le proporcionó a Stanback un frasco de DMSO y le indicó que se lo aplicase en el pie cada hora durante toda la noche. El lunes siguiente regresó sin hinchazón en el tobillo. Los médicos dijeron que aplazaban la decisión sobre su capacidad operativa hasta el miércoles, dado que el equipo descansaba los martes. Por lo tanto, Stanback continuó aplicándose el DMSO durante todo el lunes y el martes. El miércoles acudió al entrenamiento y pudo correr, atacar y lanzar, así como hacer todo lo demás que se espera de un jugador profesional, sin sentir molestia alguna. El domingo siguiente volvió a jugar. Para un deportista, lo más importante son su rendimiento y su disponibilidad. El DMSO mejoró la curación y disminuyó el tiempo entre la lesión y la vuelta al «trabajo», también para el terapeuta a cargo.

Miastenia grave
(véase también «Enfermedades neurodegenerativas»)

Se trata de una enfermedad autoinmunitaria en la que los receptores de las células nerviosas se bloquean y desintegran, lo que dificulta la transmisión del impulso nervioso —es decir, de la señal— entre las células nerviosas y la musculatura (esquelética) y hace que la musculatura se fatigue en seguida, aunque vuelve a recuperarse tras un periodo de reposo lo suficientemente largo. De ahí proviene el nombre de miastenia *gravis*, que podría traducirse como 'fatiga muscular grave'. Dado que la fatiga muscular se produce por una carga, es típico que las molestias vayan aumentando a lo largo del día. En fases avanzadas, puede aparecer una verdadera discapacidad, que, en el peor de los casos, puede llegar a afectar a los procesos respiratorio y de deglución. Al principio es habitual que afecte a la musculatura de los párpados, así como a la musculatura gestual y oral. Se desconocen las causas de esta enfermedad, que tiene una mayor incidencia en mujeres de entre 20 y 40 años. En algunos casos, puede establecerse una relación con infecciones precedentes o con alteraciones del timo. En este último caso, el tratamiento consiste, en primer lugar, en extirpar el timo quirúrgicamente, lo que hace que algunos pacientes se curen. Por lo demás, al igual que sucede con otras enfermedades autoinmunitarias, se intenta suprimir la disfunción del sistema inmunitario con cortisona o con otros fármacos inmunosupresores. Otro procedimiento estándar en el caso de la miastenia grave es la eliminación de los autoanticuerpos sustituyendo el plasma sanguíneo o la administración de inmunoglobulina. Puede aplicarse un tratamiento farmacológico específico administrando inhibidores enzimáticos sintéticos (inhibidor de la colinesterasa), lo que aumenta la cantidad localmente disponible del neurotransmisor responsable de transmitir la señal de la orden del nervio al músculo (acetilcolina). Sin embargo, estos medicamentos tienen muchos efectos secundarios adversos, tales como problemas gastrointestinales acompañados de calambres o vómitos, aumento de la salivación, descenso de la frecuencia cardiaca, estrechamiento de los bronquios o trastornos de los músculos extrínsecos del globo ocular. En ningún caso deben administrarse durante el embarazo o la lactancia.

Como ya se ha indicado en varios procesos autoinmunitarios, bien podemos considerar que estas reacciones defectuosas o excesivas de las células de nuestro sistema inmunitario tengan un origen integral, es decir, multifactorial, algo que podemos ver en el mero hecho de que cuando se añaden influencias negativas del entorno, estrés, preocupaciones o infecciones, se produce un recrudecimiento de los síntomas. Por lo tanto, si existe un camino **hacia** la enfermedad que requiera un periodo determinado, también debe haber un camino para **salir** de ella que tenga, al menos, la misma duración. Para ello, la desintoxicación y la limpieza pueden ayudar a recuperar el equilibrio a largo plazo, o sea, a conseguir la verdadera curación, lo cual también afecta al equilibro de los procesos inmunitarios normales. Y el DMSO, tal y como hemos visto en los capítulos anteriores, puede constituir una base importante al tener un efecto inmunomodulador y favorecer la eliminación de toxinas. También estabiliza la membrana celular –incluidas las de las neuronas y células musculares– e inhibe la destrucción de neurotransmisores. Y todo ello con una tolerancia magnífica.

En el tratamiento de la miastenia grave, el DMSO se administra por vía interna y externa. Pueden tratarse cada uno de los miembros o grupos musculares afectados aplicando localmente una solución acuosa de DMSO del 60 al 75 %. Así mismo o en paralelo, puede administrarse por vía oral o en perfusión, comenzando por unos 3,5 gramos de DMSO diarios. En función de la evolución, la dosis se ajustará individualmente y se reforzará con la aplicación de otras medidas indicadas. Si se aplica un tratamiento con cortisona, deberá tenerse en cuenta que el DMSO refuerza considerablemente su acción.

Miastenia/distrofia muscular infantil

(véase «Trastornos y retrasos en el desarrollo infantil»)

Migraña (véase «Dolor»)

Mordedura de perro

Esta sección también es aplicable a lesiones similares provocadas por otros animales. Yo mismo tuve una experiencia muy buena con una mordedura de perro. Mientras jugaba con un perro desconocido –que lo que realmente pretendía era «acapararla» para sí–, nuestra hija, de 10 años, recibió un mordisco en la muñeca. El dueño del perro se alteró y asustó muchísimo. Afortunadamente, teníamos a mano un frasco con una solución de DMSO al 75 %, ya que el dueño del perro era un paciente mío que aquel día nos había invitado a comer con su familia. Por ello le pedí el DMSO y lo apliqué dando unos toques sobre la mordedura, que inmediatamente se había inflamado y enrojecido. Además del «efecto tranquilizador» que ejerció en todos los implicados, la tumefacción y el dolor desaparecieron en pocos minutos y al día siguiente las heridas habían cicatrizado completamente.

Nerviosismo en niños

(véase «Trastornos y retrasos en el desarrollo infantil»)

Neuralgias

Son dolores de los nervios que se producen como consecuencia de irritaciones o de lesiones en las fibras neurales periféricas. Por *periféricas* nos referimos a todo el ámbito que queda fuera del sistema nervioso central –compuesto por el cerebro y la médula espinal–. Al no estar protegidos por los huesos, los nervios periféricos –es decir, aquellos que directamente responden o son sensibles a los órganos, los músculos y la piel– pueden verse fácilmente afectados por la presión ejercida mecánicamente (por ejemplo, el síndrome del túnel carpiano). También las infecciones (herpes zóster), las inflamaciones (neuritis), los trastornos del suministro (polineuropatía) o la radiación pueden causar lesiones con los subsiguientes dolores en los nervios periféricos. Es frecuente que las neuralgias surjan como complicaciones durante o después de la fase de curación de otras enfermedades. Un ejemplo típico es la neuralgia del trigémino (tic doloroso), que se produce después de una otitis media y da lugar a dolorosos espasmos de la musculatura facial. Las neuralgias pueden ser pasajeras o crónicas y, en muchos casos, provocan un gran sufrimiento a los afectados. Los desencadenantes de los ataques de dolor y su duración son muy variables, provocando una angustiosa inseguridad en los que los padecen, que, en ocasiones, llegan a adoptar conductas irracionales para evitarlos.

Si resulta posible, se tratará la enfermedad de base, sea de manera sintomática o curativa. En caso contrario, la medicina convencional contempla un tratamiento del dolor mediante la aplicación de analgésicos conforme a un esquema progresivo. Dependiendo de los progresos y de la respuesta del síndrome doloroso, se aplicarán principios activos opiáceos y similares, los cuales también se utilizan en el tratamiento de depresiones y de la epilepsia. Si con estas medidas no es posible hacerse con el control de la situación, en algunos casos puede tratarse quirúrgicamente si el paciente accede... Muchos lo hacen porque no ven otra salida a su infierno de dolor, lo que también desemboca en suicidios.

Como sabe por la introducción, ya en los años 60 eran muchos los miles de americanos que empleaban el DMSO, principalmente, para combatir el dolor. Y este era el ámbito de aplicación preferente para el que la industria farmacéutica solicitó la autorización del DMSO, puesto que es un analgésico extraordinario que actúa muy rápidamente y que cualquiera puede utilizar. Dado que, por lo general, las neuralgias son superficiales, el método de aplicación apropiado es su uso tópico como solución acuosa. Para ello, se aplicará generosamente sobre la zona afectada utilizando un pincel o aerosol –por ejemplo, en la mitad de la cara, en el costado y las costillas o en la muñeca, ¡en los ojos no!–. Conforme a las indicaciones dadas en el capítulo 2, las soluciones de DMSO que se apliquen por encima de la cintura deben ser de una concentración inferior que las que se empleen por debajo. Especialmente en la cara, por precaución, deberán utilizarse soluciones inferiores al 60 %. Por el contrario, sobre las muñecas o las piernas (por ejemplo, estimulación peroneal), puede utilizarse un 75 % o superior. Además del rápido alivio del dolor que el DMSO proporciona al inhibir la transmisión de la señal a las fibras neurales características, también puede resultar relevante su acción antiinflamatoria y regeneradora. Lo que hace más temibles a las neuralgias es lo inesperado de los estallidos.

Además, pueden ir acompañadas de otras sensibilizaciones, como puedan ser variaciones de temperatura o sensación de roce, lo que, con frecuencia, hace que los pacientes se aíslen y no quieran salir de casa, retiro social que, a su vez, refuerza el sufrimiento. Precisamente, esta evolución crónica inestable puede provenir de procesos inflamatorios o de un suministro deficitario prolongado del tejido afectado. El tratamiento con DMSO también curará estos desencadenantes. Por ello no hay que darse por satisfecho con un mero alivio del dolor tras una única aplicación, sino que vale la pena continuar con el tratamiento para poder reparar los daños del nervio en la medida de lo posible.

Osteítis (inflamación del hueso)

Lo que en la jerga profesional se conoce como *osteítis* se refiere a una inflamación que puede afectar a todas las partes del hueso: la médula ósea, el propio tejido óseo y el periostio. Las causas suelen ser bacterianas y, raramente, pueden deberse a infecciones originadas por virus u hongos tras lesiones o intervenciones quirúrgicas. Con frecuencia, la medicina convencional opta por intervenir rápidamente, pues no hay garantías de que los antibióticos administrados accedan al foco infeccioso. Por desgracia, pese a que estas intervenciones son cada vez más especializadas, es frecuente que no sean tan efectivas como cabría desear. De ahí que sea previsible que el curso de la enfermedad sea crónico, por lo que cabe la posibilidad de aplicar un tratamiento (combinado) con DMSO, ya sea con un principio activo antimicrobiano de la medicina convencional y con cortisona, ya sea administrado en paralelo junto con un oxidante acreditado como el MMS. En el caso de los procesos dolorosos denominados osteítis asépticas, es decir, sin participación de microorganismos, también sería recomendable el último procedimiento. El DMSO es capaz de penetrar en todos los niveles de los tejidos y de desarrollar en ellos sus propiedades antiinflamatorias. Además, también infiltra el resto de principios activos. El afectado acogerá de buen grado el alivio del dolor que el DMSO produce y la mejora de la movilidad o la reducción de la posición antálgica que acompañan a dicho alivio.

Dependiendo de la zona del cuerpo afectada, se decidirá si esta resulta más accesible por medio de la administración tópica o interna. Naturalmente, también se puede administrar simultáneamente por vía externa e interna (bebido o perfundido). Como muchos huesos están relativamente cercanos a la superficie, a menudo es posible recurrir al uso tópico, para lo cual se aplica la solución de DMSO con un pincel o aerosol, cubriendo una gran área de la parte afectada. Para las extremidades (brazos y piernas), pueden elegirse concentraciones mayores que para el tronco o la cabeza. Si se opta por combinarlo con un antibiótico apropiado, este también puede diluirse en DMSO y aplicarlo externamente. Si fuese necesario tomar el antibiótico por vía oral, su efectividad o su capacidad para penetrar en los tejidos puede mejorarse mediante la toma en paralelo de DMSO. Lo mismo es aplicable a los antibacterianos alternativos, como el MMS. Para ello, la toma de ambas sustancias −DMSO y MMS− debe efectuarse de manera consecutiva en un intervalo de tiempo relativamente breve.

Osteomielitis (véase «Osteítis»)

Otitis

Se diferencia entre inflamación del conducto auditivo (otitis externa) e inflamación aguda o crónica del oído medio (otitis media). En los últimos años, el procedimiento generalmente aceptado para aplicar antibióticos sistemáticamente, sobre todo en los casos de otitis media en niños, se ha ido transformando en una estrategia más expectante. En primer lugar, se la intenta tratar con el analgésico ibuprofeno, que también tiene propiedades antiinflamatorias. Durante mucho tiempo se recurrió a la administración incondicional de un antibiótico por vía oral, lo que es especialmente perjudicial para los organismos infantiles (destrucción de la flora intestinal). Los dos argumentos principales a su favor eran el riesgo de que la otitis media desembocase en complicaciones graves y la inviabilidad de aplicar un principio activo antibacteriano con gotas óticas. Para ello, un medicamento debería ser capaz de atravesar el tímpano, el cual separa el oído externo del oído medio.

Desde que conocemos el DMSO, esta circunstancia ha variado. Naturalmente, siempre existe el riesgo de que una otitis media avance descontroladamente, dando lugar a complicaciones graves, de ahí la importancia de hacer un seguimiento responsable. Pero el DMSO brinda la solución al problema del transporte de un principio activo antibiótico que atraviese el tímpano. La posibilidad de aplicar localmente dosis inferiores de un principio activo que pertenece a este tipo de fármacos evita muchos efectos secundarios, lo que quiere decir que, con ayuda de una mezcla de DMSO y gotas óticas antibióticas, podemos tratar una otitis media «desde fuera». Supuestamente, se está probando un medicamento de estas características. Aquellos a los que esto les resulte demasiado convencional o no quieran emplear antibióticos, también pueden aplicar gotas óticas de DMSO, solo o junto con el antibacteriano alternativo MMS o con peróxido de hidrógeno. Lo indicado para este tipo de aplicación es una solución acuosa de DMSO al 40 %. Para ello, se verterán de dos a tres gotas en el conducto auditivo, que se colocará en una posición lateral. Inmediatamente antes o después, pueden instilarse algunas gotas de una solución de MMS (dos gotas de MMS activado en 10 mililitros de agua) o de agua oxigenada del 1 al 3 %. En caso de lesiones en el tímpano, por ejemplo, se recomienda el uso de peróxido de oxígeno del 1 al 3 % como solución desinfectante.

Caso: Uno de mis pacientes, que disponía de DMSO para su toma oral, un día me «informó» de que, mientras su hijo dormía, había tenido la iniciativa de instilárselo en el oído porque solía padecer otitis media recurrente. Solo quería que yo le dijera si había hecho mal. Algo asustado, le pregunté si utilizaba el DMSO del frasco puro al 100 %, y así era. A mi siguiente pregunta, de si su hijo había mostrado una fuerte reacción cutánea con esta concentración tan elevada, respondió que no: lo había tolerado bien y tanto los dolores como la inflamación habían remitido rápidamente. Como puede ver, la acción del DMSO puede variar mucho de un individuo a otro y tolera bien los «errores de uso»…

Caso: A. G., de seis años, padecía una inflamación crónica del conducto auditivo acompañada de eccema en el pabellón auditivo. Los padres informaron de que, debido a ello, era frecuente que el niño no pudiese conciliar el sueño. Tras proceder a administrar una única vez algunas gotas de una solución de DMSO al 50 %, el niño se durmió y, en unos pocos días, el problema desapareció completamente.

Caso: D. S., de tres años, llevaba varios días sufriendo un fuerte catarro con tos y fiebre. De repente, la situación cambió rápidamente de tal manera que los síntomas anteriores desaparecieron, dando paso a un dolor muy intenso en uno de los oídos. Estos «giros» son frecuentes, por lo que la otitis media suele considerarse una complicación derivada de infecciones «menores». La madre de la criatura acudió a mí en busca de consejo y le instilamos algunas gotas de DMSO diluido al 35 % en el oído «malo». Unos minutos más tarde, desaparecían las lágrimas de dolor y eran sustituidas por una sonrisa. Como es natural, el escandaloso picaruelo en seguida comenzó a quejarse vivamente sobre el picor, pero eso no era más que una señal de que había recuperado su espíritu vivaracho…

Otitis media (véase «Otitis»)

Pancreatitis

El páncreas cumple dos funciones de suma importancia como órgano secretorio. Por un lado, produce y libera unas hormonas metabólicas cruciales en el torrente sanguíneo —entre otras, la insulina— (función endocrina) y, por otro, produce unas enzimas que son indispensables para la digestión de los alimentos y que, a través de un conducto, vierte en la parte superior del intestino delgado (función exocrina). Entre otras cosas, se trata de sustancias que son necesarias para llevar a cabo la disociación de las grasas y de las proteínas. Es precisamente este último aspecto el que es crucial en el peligro que la inflamación de este órgano entraña. En pocas palabras, el problema principal de un proceso inflamatorio del tejido del páncreas radica en el cambio que produce en los conductos que permiten el paso de las enzimas. La consecuencia es que estas se activan antes de tiempo y atacan al propio órgano, digiriéndolo desde dentro, lo que puede dar lugar a la necrosis de las células de la glándula, a una perforación y a un «ataque» enzimático a los órganos colindantes. La pancreatitis puede cursar de manera aguda o crónica. Las causas conocidas que pueden dar lugar a un proceso inflamatorio del páncreas son muchas, entre las que destacan los cálculos en la vesícula biliar (los conductos biliar y pancreático desembocan juntos a la misma altura del duodeno), el consumo de alcohol excesivo y enfermedades infecciosas como las paperas o la hepatitis. Además de dolor intenso en la zona abdominal superior, los afectados presentan náuseas, estreñimiento y fiebre. Al ser un principio activo antiinflamatorio, la administración del DMSO puede resultar beneficiosa para esta enfermedad. Cabe suponer que son varios los mecanismos que producen la mejoría o la cura y también están, en cierto modo, relacionados con las propiedades de permeabilidad (penetración…). También puede concebirse la «desactivación» de las enzimas.

Atención: ¡la pancreatitis es una enfermedad grave que frecuentemente puede dar lugar a complicaciones mayores! Es necesario hacer un ayuno completo, administrar abundantes líquidos mediante perfusiones desde el principio y emplear analgésicos (el DMSO también lo es). Dependiendo de la sintomatología o de sus causas –por ejemplo, una infección–, se irán incorporando otros elementos terapéuticos, como puedan ser perfusiones con MMS. Frente a los acostumbrados antibióticos e inhibidores del ácido gástrico, este tiene la ventaja de que, en esta situación de emergencia, es una carga menor para el cuerpo. En caso de pancreatitis, yo no administraría una solución de MMS activado por vía oral debido a su contenido en ácido. Puede recurrirse a la administración por vía oral de la SDC, que se vende ya preparada, o seguir el procedimiento que describo en el capítulo 2, apartado 2.5.1, para la elaboración de una perfusión sin pirógenos. Si desea aplicar el DMSO como principio activo antiinflamatorio y analgésico en el tratamiento de la pancreatitis, no debe administrarlo en una misma perfusión junto con el MMS, sino que debe emplearlo a continuación. Al hacerlo, tenga en cuenta que la velocidad de goteo de la perfusión de DMSO deberá ser relativamente alta, mientras que la de la perfusión oxidativa de MMS deberá ser muy lenta para que los glóbulos rojos puedan captar el ClO_2 de manera homogénea.

Paroniquia

Suelen ser muy dolorosas y con frecuencia dan lugar a procesos purulentos. Pueden deberse, por ejemplo, a uñeros o heridas producidas durante la manicura, o a llevar unos zapatos demasiado pequeños. Aplicado localmente, el DMSO «desactiva» rápidamente la hinchazón y el dolor. La inflamación desaparece –con frecuencia de un día para otro– tras varias aplicaciones de un preparado al 75 % mediante unos toques con un bastoncillo sobre la matriz de la uña. No obstante, en lo sucesivo deberá evitar el uso inadecuado del cortaúñas u otro tipo de lesiones en esta zona.

Picaduras de insectos

Además del hecho de que muchas personas tienden a desarrollar una reacción alérgica inflamatoria excesiva a las picaduras de avispas, abejas o mosquitos, este tipo de incidente suele ir acompañado de un dolor o picor muy desagradables. Así mismo, como consecuencia de la herida de la piel, las picaduras de insectos pueden infectarse por la acción de bacterias. El tratamiento de las reacciones alérgicas se recoge en su apartado correspondiente. Las otras manifestaciones que acompañan a los ataques de los aguijones también pueden tratarse con DMSO. Para ello, está indicada su aplicación en aerosol debidamente diluido. El contenido de DMSO de estos preparados irá en función de la parte del cuerpo afectada: para la zona de la cabeza, aplicaremos una concentración más baja (30-50 %); para el tronco, una intermedia (50-65 %), y por debajo de la cintura, una alta (60-80 %).

¿De qué puede servir el DMSO en estos casos? Su acción antiinflamatoria y analgésica hace que el picor, la hinchazón y el dolor remitan rápidamente. Cuanto antes se aplique la solución de DMSO tras la picadura, menos pronunciados serán los síntomas típicos. Por otra parte, gracias al DMSO, las toxinas que los insectos hayan podido introducir se eliminarán mucho antes, efecto que puede entenderse, al menos, de dos maneras diferentes. Por un lado, ya conocemos la acción transportadora que hace que las moléculas tóxicas sean «cubiertas» para poder atravesar con mayor facilidad las membranas biológicas, tales como las paredes de las células o de los vasos sanguíneos. Por otro lado, la entrada del DMSO bipolar, con su acción antioxidante, disminuye inmediatamente las concentraciones locales de toxinas, cuyos efectos perniciosos se suprimen. También está indicada una combinación con sustancias oxidativas degradantes, como el MMS/SDC o el agua oxigenada, y puede hacer que las picaduras de los insectos desaparezcan incluso antes. Para ello, primero puede pulverizarse la solución de MMS o H_2O_2 y luego el DMSO debidamente diluido (véase 2.5.1).

Pie de atleta

Se trata de una infección micótica en la planta del pie que aparentemente se manifiesta formando grupos de pequeñas vesículas. Conforme avanza, aparecen pliegues, excoriaciones y endurecimientos en la estructura cutánea. El uso frecuente de calzado deportivo ajustado favorece la aparición de esta dolencia. Con frecuencia, el típico tratamiento con antifúngicos no resulta suficientemente efectivo, sino que son más apropiados los baños de pies con MMS o un tratamiento combinado de DMSO y MMS. De esa manera, el MMS –que en este caso es el principio activo antimicótico– se transporta más rápida y profundamente dentro de la piel. Además, el DMSO aporta sus propiedades. Existen varias líneas prácticas de actuación posibles. Puede aplicarse el DMSO en los pies con un pincel y esperar unos minutos hasta que la piel se haya secado algo. Acto seguido, se sumergen en el baño que se ha preparado con MMS (por ejemplo, con 20 gotas de MMS activado con el doble de cantidad de activador, es decir, 40 gotas). También cabe la posibilidad de vaporizar en primer lugar la solución de MMS abundantemente sobre los pies y, poco tiempo después, aplicar el DMSO con un pincel. Puede hacer, con total tranquilidad, aquello que le resulte más cómodo.

Polineuropatía

Podríamos traducir este término como 'enfermedad de muchos nervios'. En consecuencia, se trata de un conjunto de síntomas muy variados que pueden tener diversas causas. En términos generales, los daños de las neuronas o de las fibras neurales causan sensaciones intensas y desagradables, fundamentalmente, en aquellos tejidos que están más apartados del tórax. Por ejemplo, puede percibirse cosquilleo, escozor, dolor, entumecimiento o sensaciones desagradables en los pies y las piernas o las manos y los antebrazos. Su delimitación con respecto al síndrome de las piernas inquietas no siempre está clara. También pueden aparecer trastornos en el abastecimiento o la nutrición de estas zonas, que se manifiestan como áreas abiertas con una mala cicatrización. Igualmente, pueden aparecer manifestaciones en el tórax. Dentro de estas, figuran los trastornos digestivos o urinarios, así como una disminución del reflejo pupilar.

Como ya se ha dicho, las causas son sumamente variables y la patogenia no suele estar clara. Las polineuropatías pueden aparecer debido al «azúcar» (diabetes *mellitus*), al alcoholismo, a la esclerosis múltiple, a enfermedades autoinmunitarias, a una disfunción pancreática, a medicamentos (quimioterapia) o a sustancias tóxicas (plomo), a la carencia de vitaminas o de hierro, a infecciones (borreliosis, mononucleosis infecciosa, VIH…), al cáncer, a la vasculitis o también puede presentarse sin causa aparente. Siempre que pueda determinarse cuál es la enfermedad desencadenante, el tratamiento deberá centrarse primeramente en esta, es decir, hay que dejar el alcohol, administrar vitaminas, tratar la diabetes, etc. Además, con ayuda del DMSO, las neuronas dañadas pueden tener ocasión de regenerarse gracias a la mejora en la función de suministro y eliminación. La acción antiinflamatoria, analgésica y estabilizadora de las membranas que desarrolla el DMSO también se refleja positivamente en el caso de la polineuropatía.

Cuando los síntomas se limitan a los pies o las manos, dará buen resultado aplicar una solución acuosa de DMSO sobre estas zonas. Para ello, se aplicará una solución del 60 al 80 % con un pincel o aerosol. De manera paralela o cuando se trate de casos graves, puede recurrirse al uso interno del DMSO. Sea mediante soluciones bebibles diluidas o mediante perfusión, se comenzará administrando 0,05 gramos de DMSO por kilogramo de peso corporal y se irá aumentando esta cantidad, tal y como se indica en el capítulo 2.

Caso: El señor E. F., de 84 años, llevaba varios años notando un escozor en los pies, así como un entumecimiento creciente. Estas sensaciones iban en aumento y, entre otras cosas, implicaron que tuviera que dejar su amado trabajo en el jardín antes de tiempo o que conducir fuese cada vez más inseguro debido a la dificultad al utilizar los pedales. Sus médicos dispusieron que se le hiciera un análisis de sangre estándar, los neurólogos midieron la velocidad de transmisión del impulso nervioso y se le administró ácido alfa-lipoico. En consecuencia, se le diagnosticó una polineuropatía. Al no producirse mejoría alguna, se probó a administrarle inyecciones de vitamina B. Fue más o menos por aquella época cuando nos pusimos en contacto y le aconsejé que se hiciera un análisis de sangre más preciso, lo que permite determinar fácilmente la existencia de trastornos tales como el déficit de vitaminas, trastornos del páncreas, falta de hierro, abuso del alcohol o inflamaciones. El hombre acudió a su médico de cabecera para que le hiciera esta prueba y el resultado fue negativo. Aunque había otros síntomas asociados, tales como estreñimiento o una frecuencia cardiaca baja, no conseguíamos dar con los «habituales sospechosos». Al encontrarnos a unos 150 kilómetros de distancia, no era posible brindarle una asistencia más amplia o cercana. Sin embargo, el paciente probó con algunos tratamientos que le sugerí, entre los que estaba la aplicación externa de DMSO. A pesar de que la enfermedad llevaba varios años progresando, tras una primera aplicación, esta medida produjo una clara mejoría de los síntomas, de tal forma que el paciente podía, por ejemplo, volver a pasar más tiempo trabajando en el jardín y conducía con mayor seguridad. Las sensaciones desagradables remitieron claramente con el tratamiento. Dado que los síntomas regresan cuando el tratamiento se interrumpe, puede inferirse que todavía no se ha encontrado la causa y que no se ha tratado. No obstante, el hombre se siente muy satisfecho con la mejoría que ha conseguido con el DMSO.

Caso: En la primavera del 2010, el señor B. H., de 82 años, padeció una pancreatitis aguda. Tras pasar varias semanas en la uci, sobrevivió a esta gravísima enfermedad ante el asombro general. Sin embargo, su páncreas había quedado tan dañado que su capacidad para producir insulina se fue al traste, lo que, a su vez, elevaba sobremanera los valores de azúcar en sangre: el paciente se había vuelto diabético. Durante la fase de recuperación ya había mostrado en reiteradas ocasiones las típicas «sensaciones fantasma» en los pies, por ejemplo, cuando pedía que le quitaran los calcetines estando en la cama, pese a no llevarlos puestos. En seguida también comenzó a incomodarle un intenso hormigueo y un escozor en las manos. Pese a todo, sentía que con el tratamiento médico que recibía estaba en buenas manos y se resignó a estos síntomas. Siguiendo mi consejo, se frotó las manos con una solución de DMSO y, mire usted por dónde, las sensaciones desagradables se evaporaron al cabo de unos pocos minutos. En este caso tampoco se aplicó un tratamiento holístico, ni temprano ni en un estadio avanzado, el cual hubiese podido incidir en las causas. Los valores de azúcar en sangre seguían siendo parcialmente catastróficos y el paciente no acababa de tomar conciencia sobre la conveniencia de llevar a cabo un reajuste nutricional o cualesquiera otros cambios en sus hábitos de vida. Aceptó agradecido el «pequeño alivio» que el DMSO le ofreció.

Problemas en los pies

Morton Walker[19], que también es podólogo, enumera muchas dolencias de los pies para las que el tratamiento con DMSO –solo o combinado– resulta beneficioso y le da el nombre genérico de medicina para el cuidado de los pies. Dentro de ella están los juanetes, el dedo en martillo, los ojos de gallo, los callos, las verrugas, las uñas encarnadas, la onicomicosis, el pie de atleta (véase), el mal olor de pies, los pies de bailarín, la metatarsalgia (dolor en los metatarsos), los pies planos, el espolón calcáneo (véase) y el esguince de tobillo. En casos crónicos, estos trastornos también pueden precisar de una intervención quirúrgica, pero el DMSO puede aliviar muy bien los dolores agudos, las inflamaciones, las induraciones… Para ello, debe aplicárselo generosamente sobre las zonas afectadas. La onicomicosis puede tratarse con una mezcla de DMSO y MMS (véase «Pie de atleta»), puesto que el DMSO mejora su transporte al interior del tejido, reforzando así su acción.

Prostatitis

Este término comprende tanto la prostatitis aguda y crónica como el síndrome doloroso crónico de la pelvis –sea inflamatorio o no inflamatorio–. Por su parte, la prostatitis puede ser de origen bacteriano o aparecer sin que puedan detectarse patógenos. Si no puede establecerse la presencia de bacterias, existen diversas explicaciones posibles para la aparición de los síntomas molestos, algunos de los cuales pueden ser irritaciones neurales, procesos autoinmunitarios o contracturas musculares. La medicina convencional trata la prostatitis bacteriana con antibióticos apropiados. Aun cuando, debido a esta disminución, los agentes patógenos queden por debajo del límite de detección, con frecuencia los síntomas siguen siendo perceptibles o vuelven a aparecer (recidiva). El resto de medicamentos que habitualmente se emplean para tratar las formas no bacterianas de esta enfermedad, como puedan ser bloqueantes alfa, flavonoides o el extracto de polen, no muestran un efecto terapéutico a largo plazo, según se desprende de numerosos estudios clínicos. Las mujeres también tienen la correspondiente estructura que proviene del desarrollo embrionario. En su caso, las inflamaciones también dan lugar a cuadros con síntomas muy complejos y persistentes, que pueden llegar incluso a la denominada *cistitis intersticial*, precisamente la enfermedad para la que el DMSO fue oficialmente autorizado en los EE. UU.

Por este y otros motivos, el uso externo o interno del DMSO está indicado en el tratamiento de las dolencias que afectan a la próstata. Su acción analgésica, antiinflamatoria y regeneradora puede contribuir a la mejora sintomática y causal. El tratamiento local tendrá lugar mediante la aplicación de una cantidad generosa en la zona del perineo, aplicación que puede llevarse a cabo por absorción cutánea, bebida o perfundida. Si hubiese infecciones crónicas implicadas, podría probarse, por ejemplo, a combinarlo con MMS. Si se sospecha de que pueda haber bloqueos miofasciales provocados por contracturas, adicionalmente deberán aplicarse procedimientos de relajación, ejercicios de estiramiento o una terapia manual para combatir el dolor.

Psicosis infantiles

(véase «Trastornos y retrasos en el desarrollo infantil»)

Psicosis / miedos infantiles

(véase «Trastornos y retrasos en el desarrollo infantil»)

Psoriasis

(véase también «Enfermedades cutáneas»)

Aunque es una enfermedad inflamatoria de la piel, puede llegar a afectar a todo el cuerpo y, dependiendo de su intensidad, también puede aparecer en las uñas, las articulaciones o los órganos. La tesis generalmente aceptada consiste en que también se trata de un funcionamiento indebido del sistema inmunitario, que propicia que las propias células sean atacadas y se genere un entorno propicio para la inflamación en la zona afectada. Es evidente que la reacción autoinmunitaria se debe a varios motivos. También desempeñan un papel la predisposición hereditaria, las enfermedades previas y los efectos secundarios de algunos medicamentos, así como la alimentación y la psique. Como principio activo antiinflamatorio e inmunomodulador, el DMSO puede aplicarse en el tratamiento de la psoriasis. Dado que las zonas de piel afectadas pueden reaccionar con mucha sensibilidad, es recomendable comenzar aplicando una solución de DMSO muy diluida externamente –por ejemplo, al 20 % en agua esterilizada–. Si se tolera bien, puede aumentarse la concentración a una «normal» del 50 al 75 %. Lo mejor es vaporizar la solución de DMSO sobre la piel entre una y dos veces al día. Si las articulaciones o los órganos estuviesen afectados, también puede administrarse –simultáneamente a la vía cutánea o en su lugar– mediante solución bebible o perfusión.

Púrpura trombocitopénica idiopática (PTI)

La trombocitopenia inmune, es decir, la reducción del número de plaquetas motivada por una reacción autoinmunitaria, se presenta en forma aguda (habitualmente en niños) o crónica (a partir de los seis meses, mayormente en adultos). Con frecuencia se observa que estas destrucciones masivas de trombocitos se ven precedidas por infecciones víricas –mononucleosis infecciosa, virus de la citomegalia, eritema infeccioso, etc.– o bacterianas –la bacteria estomacal *Helicobacter pylori*–. En muchas de estas enfermedades «autodestructivas» se observa la existencia de una conexión temporal entre las infecciones (víricas) y las reacciones autoinmunitarias posteriores, lo que se interpreta como una complicación durante la fase de curación de la infección. En el caso de la PTI, en ocasiones da lugar a cantidades de trombocitos inferiores a las 15 000 plaquetas por microlitro de sangre. ¡El valor normal oscila entre los 150 000 y los 450 000 por microlitro!, lo que lleva a que la coagulación sanguínea se vea enormemente reducida. Se producen hemorragias espontáneas en la piel (petequias), en las mucosas (nariz, encías, tracto gastrointestinal), en las articulaciones y en otras partes del cuerpo, como los riñones o el cerebro. La medicina convencional trata esta enfermedad con elevadas dosis de cortisona mediante un tratamiento con inmunoglobulina que puede combinarse con la administración de anticuerpos y, en última instancia, extirpando el bazo.

Desde un punto de vista holístico, nos enfrentamos a una disfunción del sistema inmunitario. En la medicina alternativa, se corrige, por ejemplo, reforzando o estableciendo una flora intestinal sana, la cual es la condición previa para que las células del sistema inmunitario de todo el cuerpo estén «entrenadas» para ser altamente eficaces. También entran en consideración todas las demás medidas inmunomoduladoras. En este caso, el tratamiento con DMSO –al principio, quizás acompañado por el MMS como sustancia de acción depuradora y eliminadora de patógenos– debe hacerse, preferentemente, por vía oral o perfundida. La evolución de la PTI, en ocasiones crónica, exige cierta resistencia del afectado, precisamente cuando se trata de una toma prolongada de DMSO.

Caso: El señor J. M., de 38 años, comenzó a padecer PTI crónica en la primavera del 2011. Como suele ser habitual, durante mucho tiempo no fue consciente del enorme descenso que había experimentado el número de sus plaquetas. A fin de cuentas, no es habitual hacerse un hemograma cada dos semanas. En ocasiones sus trombocitos estaban por debajo de 20 000 por microlitro. El tratamiento inicial con elevadas dosis de cortisona propició una estabilización provisional en torno a los 70 000 por microlitro. Después, los trombocitos volvieron a disminuir gradualmente. Como entre tanto el paciente había sido «amenazado» con la extirpación del bazo, accedió a la sugerencia de un tratamiento alternativo. Le aconsejé que tomase DMSO: nuevamente se obtuvo un éxito rápido y en el transcurso de una semana el valor ascendió a 87 000 por microlitro. Por tratarse de un hecho que afectaba al sistema inmunitario, le aconsejé la toma simultánea de MMS –de dos a tres tomas diarias de dosis crecientes, comenzando por dos gotas–. Siguió el tratamiento concienzudamente hasta alcanzar la dosis de tres tomas diarias de seis gotas durante varias semanas. No obstante, al cabo de dos semanas dejó de tomar DMSO porque el olor le resultaba «problemático». Durante una temporada tuvo unos valores muy inestables que los médicos comprobaban cada semana o cada dos. Finalmente, apoyé su decisión de someterse a un tratamiento a base de anticuerpos que le habían sugerido, porque tenía la sensación de que le proporcionaría mayor seguridad. El paciente insistió en continuar tomando MMS ininterrumpidamente; a lo que no estaba dispuesto era a continuar tomando el DMSO en aquel momento. Este caso es actual y, según la última información de la que dispongo antes de la impresión del libro, el número de sus plaquetas ha subido a 184 000 por microlitro. Si bien en este caso todo parece indicar que no se trata de un éxito únicamente atribuible al DMSO, se aprecia claramente que vale la pena aprovechar al máximo los tratamientos alternativos, aun cuando se trate de trastornos crónicos y penosos.

Quemaduras (véase «Heridas»)

Quemaduras solares

El enrojecimiento y el dolor de la piel dañada muestran que se trata de un proceso inflamatorio y que, como es lógico, hay que reparar el tejido en profundidad. El DMSO alivia el dolor, reduce la inflamación y regenera. Para ello, se vaporizará ampliamente una solución acuosa de DMSO del 30 al 60 % sobre las zonas de piel afectadas por la quemadura solar. Según la necesidad, este tratamiento puede volver a repetirse entre tres y cinco horas después.

Atención: Si previamente se hubiese sobrecargado inútilmente la piel aplicando protectores solares sintéticos, estos deberán eliminarse, en la medida de lo posible, antes de utilizar el DMSO. Para ello, lo mejor es utilizar solo agua y, dado el caso, un jabón puro —nada de gel de ducha ni similares—.

Hasta que la piel se cure completamente, la concentración puede aumentarse al 75 %. En casos agudos, el tratamiento con DMSO también puede combinarse muy bien con soluciones de MMS o de peróxido de hidrógeno. Para ello, **no** hay que activar el MMS, sino que debe vaporizarse directamente sin diluir y enjuagarse con abundante agua transcurrido 0,5 minutos. El MMS sin activar tiene un pH muy básico que contribuye a calmar las zonas dañadas; sin embargo, en el caso de las quemaduras solares, ¡más vale prevenir que curar! Con ello no me refiero de ningún modo a embadurnarse con cócteles de productos químicos de la industria cosmética. Aunque no resulten muy guay y sean totalmente gratuitos, llevar ropa que nos proteja adecuadamente o permanecer en la sombra siguen siendo las medidas más útiles para prevenir las quemaduras solares. La piel, el sistema inmunitario y los órganos encargados de eliminar las toxinas sufren regularmente bajo la carga a la que muchos los someten con la utilización de protectores solares industriales, pero también de otros cosméticos como puedan ser desodorantes o lacas, entre otros muchos. Solo leyendo la lista impresa de sus componentes se tiene la sensación de que la mezcla que contiene se encuentra muy lejos de lo que podríamos llamar *natural*. Nosotros mismos no somos más que un «producto natural», por lo que con lo que mejor somos compatibles es con sustancias naturales y sin tratar.

Quiste de Baker

En términos generales, los quistes son cavidades del tejido que se han llenado de fluidos y que pueden producirse por diversas causas. Con frecuencia, detrás de ellos se ocultan inflamaciones, infecciones o infestaciones parasitarias. En el caso del quiste de Baker, también llamado quiste poplíteo, se trata de una protuberancia de la cápsula de la articulación de la rodilla en la zona de la corva. Suele deberse a lesiones articulares anteriores (por ejemplo, lesiones deportivas) o degenerativas, así como a procesos inflamatorios relacionados con la artrosis o el reuma. El excedente de líquido sinovial producido busca una salida, dando lugar a la formación de la citada «burbuja» flexible. Extirparlo quirúrgicamente no suele curarlo, ya que el proceso patológico de la articulación se mantiene y acaba formándose una nueva protuberancia.

El tratamiento de toda la articulación de la rodilla por medio del uso externo de una solución de DMSO ejerce un doble efecto. En primer lugar, la curación de la enfermedad articular desencadenante, que es la responsable de incrementar el flujo de líquido. En segundo lugar, favorece los procesos de difusión y ósmosis dentro del propio quiste, lo que contribuye a su desaparición.

Para ello, puede aplicarse una solución acuosa de DMSO al 75 % sobre toda la rodilla con un pincel, tal y como se describe en el capítulo 2. Este procedimiento debe efectuarse una vez al día hasta que se produzca una mejoría estable.

Reuma

Los procesos reumáticos y su cuadro sintomatológico pueden afectar a partes concretas del cuerpo (huesos, músculos) o pueden presentarse de manera generalizada (órganos, tejido conjuntivo). Dado que puede cursar de muchas maneras y que existen muchas variedades, se habla de grupos de reuma, los cuales afectan a millones de personas. Las enfermedades comprendidas no responden a una definición homogénea y las descripciones o los términos se aplican indistintamente –un asunto bastante confuso que incluye 450 dolencias–. En los grupos reumáticos se incluyen, por ejemplo, la famosa poliartritis crónica (inflamación de varias articulaciones), la espondilitis anquilosante, la artritis psoriásica, inflamaciones de los vasos sanguíneos, la esclerodermia o las inflamaciones musculares (mialgia o miositis) y muchas otras más. Sin embargo, en lo que sí hay unanimidad es en aquello que, en la mayoría de los casos, provoca la destrucción de los tejidos: un desequilibrio del sistema inmunitario. Sí, también en este caso se trata de los procesos autoinmunitarios que con tanta frecuencia hemos citado y que causan inflamaciones y dañan los tejidos. Por este motivo, además de prescribir una medicación analgésica como base, los médicos también aplican principios activos inmunosupresores y antiinflamatorios en el tratamiento de estas enfermedades. No obstante, si estos fármacos —como puedan ser la cortisona, el diclofenaco, el metamizol o el metotrexato— se toman durante un periodo prolongado, tienen graves efectos secundarios.

Los efectos que un fármaco debe tener para aplicarlo en el tratamiento de la artritis y de otras enfermedades reumáticas con buenos resultados son combatir la degeneración de los tejidos, reparar el tejido dañado, aliviar el dolor, mejorar el riego sanguíneo, ser inmunomodulador y disminuir las reacciones inflamatorias. El DMSO puede hacer todo esto, de ahí que durante la época en que se investigó eufóricamente como fármaco se valorase precisamente su aplicación para este tipo de dolencias. En su libro[19], Morton Walker nos proporciona una serie de resultados terapéuticos sorprendentes, algunos de los cuales citamos a continuación. El rápido alivio que se obtiene al utilizar DMSO, tanto en las enfermedades articulares reumáticas como en aquellas que afectan a los músculos o a otros tejidos blandos, es muy satisfactorio para los terapeutas y para aquellos que lo aplican por su cuenta. El DMSO puede administrarse localmente como solución acuosa o de manera sistémica como solución bebible o infusión inyectable. La dosis que deba aplicarse irá determinada por el progreso individual de las molestias y por la respuesta obtenida. Encontrará sugerencias en el capítulo 2.

Caso[19]: Roger Varga, de 59 años, llevaba muchos años padeciendo artritis reumatoide. Todo su cuerpo estaba afectado, incluida la columna vertebral. Durante los cinco últimos años, los dolores en las articulaciones habían sido tan intensos que le habían incapacitado para llevar a cabo una vida normal. Su mujer solicitó la separación porque, como el propio señor Varga dijo, estar a su lado resultaba insoportable. En menos de cinco días, un tratamiento a base de DMSO perfundido dio lugar a una mejoría sorprendente de las molestias y pudo reincorporarse

a su trabajo habitual. En 14 meses, el señor Varga repitió este tratamiento con DMSO otras dos veces más, sintiéndose muy bien después
en ambas ocasiones. Entre las sesiones de perfusión, se aplicaba localmente una crema de DMSO al 70 %.

Caso[19]: Calvin Vernon, de 72 años, padecía una combinación de artritis
reumatoide y osteoartritis (una inflamación degenerativa de los huesos).
Las molestias se localizaban fundamentalmente en la espalda, en los
hombros, en las caderas y en el tobillo izquierdo. El señor Vernon se sometió a un tratamiento de cinco días que incluía tanto el uso externo
de DMSO como su toma bebida y su administración perfundida, lo que
dio lugar a una fuerte reducción de sus dolores articulares. Podía caminar mejor, su tobillo estaba menos inflamado y aumentó la movilidad
de todas sus articulaciones. El médico que le trataba evaluó el estado
del paciente indicando que se había producido una clara mejoría y el
señor Vernon se aprovisionó de DMSO, el cual continuó utilizando externa e internamente. Actualmente confía en poder continuar con su
trabajo.

En el capítulo que dedica a la artritis, Morton Walker presenta otros
siete casos sorprendentes de pacientes que muestran que el DMSO
actúa ampliamente en esta enfermedad. Al mismo tiempo señala –y es
un hecho bien conocido– que la observancia de unas estrictas normas
alimentarias constituye una parte del tratamiento de los pacientes reumáticos que es, al menos, igual de importante. Para ello, hay que tener
en cuenta tanto el aporte vitamínico como evitar aquellos alimentos que
generen grandes cantidades de ácidos orgánicos a través de su digestión
o de su metabolismo. La propia palabra comestible implica que debe
tratarse de alimentos que sean lo más naturales posible. Si no fuese tan
triste, resultaría casi extraño que, por ejemplo, cuando se invita a las
personas a que eviten comer embutidos y queso, muchas de ellas reac-
cionen diciendo «¿iy qué voy a comer!?». Nuestra sociedad está tan em-
pobrecida y estamos tan dominados por la industria alimentaria que ya
no sabemos qué es lo que la naturaleza pondría a nuestra disposición si
lo quisiéramos. Y aunque las personas no se tomen la molestia de analizar de manera crítica la composición de su comida, el mero hecho de
comer algo «menos» ya sería beneficioso. La evolución ha entrenado el
cuerpo humano para el déficit –inunca para el exceso!–, como demuestra el circuito regulador de digestión, metabolismo y excreción, que lleva

siglos investigándose en profundidad. Al inicio de un tratamiento alternativo de la enfermedad reumática, además de DMSO, deben aplicarse medidas de desintoxicación y desacidificación, así como llevar a cabo una orientación alimentaria intensiva, siempre y cuando el afectado esté dispuesto a escuchar.

Rinosinusitis

Al parecer ha ascendido a la categoría de «enfermedad popular». Se trata de un proceso inflamatorio –agudo o crónico– de los senos maxilares, frontales, esfenoidales o etmoides. Lo más habitual es que el desencadenante sean enfermedades víricas, bacterianas o alérgicas que causan la inflamación de la mucosa de los senos paranasales. A su vez, la obstrucción de la salida de secreciones de esta cavidad puede dar lugar a focos de pus. Con el DMSO pueden combatirse simultáneamente las causas y los síntomas, pues ejerce una acción antibacteriana y antialérgica, reduce la inflamación de la mucosa y favorece la regeneración del tejido inflamado. Para ello, se vierte una solución acuosa del 25 al 40 % directamente en los orificios de la nariz (dos o tres gotas en cada uno). En ocasiones, en un primer momento, la acción vasodilatadora es muy intensa y, durante unos segundos o minutos, se percibirá mediante un intenso picor o escozor, aunque con frecuencia se debe a que las gotas se adentran demasiado en la garganta. Si este es el caso, puede remediarse inmediatamente dando un sorbo de agua. En unos pocos minutos, se producirá la agradable apertura de los senos paranasales y el dolor remitirá. La frecuencia de la aplicación irá en función de la evolución. Yo aplico las gotas nasales y óticas a todas las enfermedades inflamatorias de esta zona. La rápida mejoría que producen no deja de impresionarme.

Caso: Yo mismo padecí una sinusitis a finales de junio del 2012. De buenas a primeras, como suele decirse, tuve congestión nasal, molestias al tragar, dolor en la cara, la frente caliente, tiritaba y tenía decaimiento, con lo que bien podía suponerse que se trataba de una infección vírica. Unos días antes había sido el día de *Siebenschläfer* [N. de la T.: *Siebenschläfer*, literalmente 'los siete durmientes', hace referencia al día 27 de junio, inicialmente vinculado a la leyenda de los siete durmientes de Éfeso y actualmente relacionado con un proverbio meteorológico campesino según el cual el tiempo que haga este día marcará el de las siete semanas siguientes.] y el tiempo no era precisamente veraniego. Me aticé una infusión con una dosis alta de ácido ascórbico y me tomé un improvisado «cóctel alquímico» a base de ácido láctico dextrógiro, hierba de cebada en polvo, sales básicas y algunas cosas más. Con la infusión recuperé el calor y la capacidad de rendimiento, pero el dolor de la cara y la mandíbula y las molestias que tenía al tragar no me dejaban dormir. Finalmente, me acordé de las gotas de DMSO que con tanta frecuencia recomiendo y, echando la cabeza hacia atrás, me vertí un poco de una solución al 40 % en cada uno de los orificios nasales. Distribuí el líquido dentro de la nariz presionándola entre el pulgar y el índice. Inmediatamente se siente un cálido escozor que desaparece en pocos minutos. Luego, la nariz se descongestionó y los dolores desaparecieron en seguida. Al día siguiente, repetí la aplicación una vez más y pude llevar a cabo la jornada laboral con normalidad.

¿Por qué no recurrí al MMS en esta situación? Había oído decir que, en grandes dosis, el ácido ascórbico también actúa como oxidante. Quería probarlo. Sin embargo, el coste de ambos tratamientos es muy distinto. Un par de gotas de MMS cuestan unos céntimos. Por el contrario, el precio de las soluciones para perfusión con 15 o más gramos de ácido ascórbico ronda los 28 euros. No obstante, este último tiene muchos efectos regenerativos positivos adicionales y quería darme el capricho por una vez…

Rotura de ligamento (véase también «Lesiones deportivas»)

El Dr. Walker[19] narra el siguiente caso:

En 1980, la profesora jubilada Gertie Brown, quien por aquel entonces tenía 62 años, se lesionó una rodilla y como consecuencia padecía unos dolores muy fuertes y su movilidad era reducida. El traumatólogo le diagnosticó una rotura del ligamento y la informó de que era necesario operarla. Ella se negó. Seis meses después, oyó hablar de los magníficos resultados que se conseguían con el DMSO y comenzó un tratamiento en la clínica del Dr. Douglas. Se le aplicaba DMSO de manera tópica sobre la rodilla y también recibió ocho perfusiones con una dosis relativamente baja. Gertie Brown procedió a aplicárselo también sobre otras articulaciones que, con el paso de los años, habían ido mostrando dolorosas degeneraciones. Todos los dolores desaparecieron. La rodilla todavía se notaba blanda al tacto y no tenía toda su fuerza, lo que es de esperar después de una rotura de ligamento. Desde entonces, todas las noches se aplica una pequeña cantidad de DMSO en la rodilla antes de irse a dormir, lo que le permite desarrollar sus actividades al día siguiente. Está muy satisfecha y se alegra de no haber tenido que someterse a ninguna intervención quirúrgica.

Sabañones

En un principio, el Dr. Jakob descubrió que el DMSO protegía las células frente a la congelación, lo cual carece de relevancia práctica dentro del día a día (invernal), ya que no estaríamos tomando DMSO permanentemente para prevenir posibles daños causados por la congelación. Una vez que el frío ha dañado los tejidos de las zonas del cuerpo que están expuestas –como puedan ser los dedos, las orejas, la barbilla, las mejillas o los dedos de los pies–, las partes de piel afectadas presentan un intenso enrojecimiento acompañado de tumefacción, endurecimiento y un picor que llega a ser doloroso. Por fortuna, el DMSO también puede aplicarse *a posteriori* como sustancia regeneradora para acelerar la sanación de esta reacción inflamatoria. Para ello, debe aplicarse generosamente sobre el sabañón mediante una solución acuosa. Dependiendo de la zona del cuerpo, emplearemos un preparado de DMSO diluido del 50 al 75 %. En la zona de la cara, se opta por una dosis inferior a la de los dedos de las manos o los pies. El invierno pasado pude «remediar» con su aplicación unos desagradables sabañones que le habían salido a nuestra hija en las mejillas y en la barbilla, dado que ella realmente no sentía el frío cuando iba en trineo. Pese a ello, el aire congelado había penetrado en las partes del cuerpo que iban descubiertas. Si uno se expone a la congelación en situaciones peligrosas, como puedan ser los deportes de invierno, puede pensarse en aplicar un tratamiento preventivo sobre las zonas del cuerpo que suelan verse afectadas.

Síndrome hombro-mano

(véanse también «Dolor», «Lesiones deportivas»)

En el lenguaje habitual, en este concepto se engloban diversos síndromes dolorosos a lo largo del eje cervical, del hombro y del brazo. Sus posibles causas son aún más variadas que las formas individuales en que se manifiesta, lo que suele confundir su diagnóstico y tratamiento. Los pacientes suelen hacer un recorrido por diversos centros, lo que suelen vivir como una odisea personal. Cuando alguno de ellos viene a parar a mí, es habitual escuchar frases como «he esperado demasiado tiempo tras los primeros síntomas» o «no entiendo por qué no hay nada que me ayude». Morton Walker señala con rotundidad que el tratamiento externo con una solución de DMSO está muy indicado en el caso de la articulación del hombro y de las estructuras asociadas a él. Aun cuando mediante pruebas diagnósticas por imagen se determine la existencia de los denominados depósitos, puede confiarse en el poder regenerador del DMSO. Siempre deben aplicarse cinesiterapia y terapia manual para ampliar el espacio articular de la articulación del hombro. Partimos de que los fuertes dolores son también −o principalmente− debidos a un acortamiento de la musculatura implicada junto con sus tendones. En muchos casos, la articulación del hombro no está enferma, sino que la limitación de la movilidad del hombro viene dada, entre otras cosas, por el dolor que irradia desde la zona cervical y por el agarrotamiento muscular que ocasiona. También es posible que la concatenación de las funciones esquelética, nerviosa y muscular «transporte» lesiones desde las cervicales y el hombro hasta el codo, la muñeca o la propia mano y viceversa. En ocasiones −o con frecuencia− esto da lugar a que prematuramente se asuma que se trata del síndrome del túnel carpiano y a blandir el bisturí esperanzadamente.

«Primero la palabra, luego la planta. Finalmente, el cuchillo».

Esculapio

Caso: El señor M. R., de 47 años, había estado padeciendo en los últimos seis meses un fuerte dolor en el hombro que le limitaba la movilidad del brazo izquierdo. Finalmente, pese a tomar analgésicos por gramos, llegó un momento en el que no pudo continuar desempeñando su trabajo como camionero ni la actividad de reparto que lleva aparejada. Al fin se le «dio de baja» y, aunque no lo dejara traslucir, estaba bastante desesperado. Debido al poder de persuasión de sus amigos −más bien amenazas, como más tarde averigüé−, aterrizó en mi consulta y comenzamos a pincelar la zona de su hombro perseverantemente con una solución de DMSO al 75 %. Adicionalmente, se le practicaron infiltraciones cutáneas con una mezcla de anestésico local y otro par de «ingredientes» más en zonas relacionadas con los «puntos dolorosos» importantes. El tratamiento manual del dolor (método miofascial en el órgano tendinoso de Golgi) no nos proporcionó ningún punto de inserción del tendón que fuera significativo. El paciente valoró la aplicación del método *Tui na* de una manera neutral y desapasionada. Le enseñé cómo debía hacer en casa el ejercicio de la «trompa del elefante» −a los niños pequeños les encanta–, así como las elongaciones opuestas de la articulación, alargando el brazo en el marco de la puerta. También convinimos que, una vez al día, el señor R. sostendría un cubo lleno de agua con la mano izquierda durante algunos minutos, manteniendo el hombro completamente relajado (sin dolor), para conseguir descongestionar la articulación en un sentido «recto». En su segunda visita, el señor R. ya trajo buenas noticias. La movilidad y la intensidad del dolor habían remitido considerablemente y había dejado de tomar analgésicos. En todo caso, al cabo de tanto tiempo, el problema en conjunto era complejo y se observó, como era de esperar, una prolongación del dolor, en este caso, hacia la musculatura del brazo. No nos dejamos amilanar por ello y procedimos a aplicar alegremente pinceladas de DMSO sobre un área extensa. También repetimos las inyecciones intradérmicas en los puntos importantes y el tratamiento *Tui na*. El paciente repitió sus ejercicios delante de mí y, en la medida en que fue necesario, corregí sus movimientos. Calificó el asunto del cubo de agua como sumamente beneficioso. La siguiente consulta, es decir, la tercera, transcurrió del mismo modo. El paciente volvió a informar de dolor muscular residual al ejercitar el bíceps. Acordamos que continuase haciendo sus ejercicios otros cinco días y que en la próxima cita recibiría una perfusión de DMSO. Para ello, elegimos una vena apropiada. Pero este plan B no llegó a ser necesario. Poco tiempo después, el señor R. me dijo que quería volver a trabajar porque todos los dolores habían desaparecido. Dos semanas más tarde, me enteré por sus amigos de que estaba ayudando en una obra privada desplegando una gran energía... Ya han pasado cuatro meses y el hombro tolera todos los movimientos y esfuerzos físicos de la mejor manera posible. De vez en cuando, el señor R. comenta con fruición que ha estado charlando con personas de su círculo sobre conocidos que dejaron que les operasen de las articulaciones.

Síndrome de abstinencia

Se presenta tras una dependencia de las drogas como consecuencia de una reducción de la dosis o de su abandono completo. Las dependencias se desarrollan especialmente por el consumo de alcohol, nicotina, tranquilizantes (por ejemplo, Valium® [diazepam]) u opiáceos (por ejemplo, heroína o morfina). El término *droga* se emplea en sentidos muy diferentes y en los ámbitos científico y farmacológico se aplica genéricamente a los principios activos (de origen vegetal). Así es que, en un contexto histórico, esta palabra carece de connotaciones negativas. En el lenguaje coloquial se ha instituido para designar a aquellas sustancias que tienen un potencial adictivo solo porque, en sus orígenes, se trataba de sustancias que provenían de plantas –por ejemplo, la adormidera–. Aquí no vamos a sacar a relucir debates sobre las muy diversas clasificaciones –políticas o jurídicas– de lo que ha dado en llamarse *estupefacientes*. El hecho es que el alcohol y la nicotina, siendo legales, tienen efectos mucho más perjudiciales en la salud de las personas que muchas otras drogas. Personalmente, soy de la opinión de que podríamos elaborar con toda tranquilidad una lista mucho más larga de las sustancias que crean dependencia, es decir, que resultan peligrosas. Así, por ejemplo, ¿qué pasa con los potenciadores del sabor y muchos otros aditivos autorizados que ya están presentes en la inmensa mayoría de nuestra alimentación (elaborada) actual? ¿Qué pasa con la cafeína? ¿Será que la evolución tenía previsto que los homínidos tuvieran que ponerse en marcha con ella cada mañana? El «consumo» de drogas inmateriales también implica síntomas desagradables y, en ocasiones, insoportables. La televisión, los juegos de ordenador, las apuestas y la información pueden estar entre ellas, así como el deporte o una relación. Con la práctica totalidad de los hábitos adictivos sucede que el afectado tarda mucho tiempo en tomar conciencia de este. Seguro que conoce el dicho del fumador «¡puedo dejarlo en todo momento!». Esta apreciación errónea generalizada, que caracteriza al comportamiento adictivo, contribuye a que suela recularse muy tarde, si es que llega a hacerse.

Una vez que se toma la determinación de renunciar a las conductas o a los consumos diarios forzosos, el afectado tiene por delante un síndrome de abstinencia que podrá ser más o menos duradero. Los síntomas que pueden aparecer en ese momento o posteriormente son muy variables. Entre ellos se encuentran las descompensaciones cardiovasculares, los trastornos vegetativos –tales como sudoración o temblores–, las descompensaciones hormonales y metabólicas y los dolores, así como los síntomas subjetivos que más temor suelen provocar: miedo, nerviosismo, agresividad, falta de concentración e insomnio. Todos ellos indican que las adicciones han interferido en gran medida en el gobierno de los neurotransmisores del sistema nervioso central y de los ritmos circadianos. Dependiendo de cuál sea la situación de partida, las fases de privación y deshabituación deberán contar con el seguimiento de un profesional, al igual que la posible reinserción social subsiguiente. Mientras se reduce o abandona la sustancia adictiva, el DMSO constituye una medida de base de gran ayuda debido a su acción sedante, desintoxicante y regeneradora. Para ello, puede tomarse bebido o aplicado mediante perfusión. En algún que otro caso, también puede estar indicado aplicarlo sobre áreas extensas de la piel. El cosquilleo o el picor que esta aplicación le provoque desviará la atención del paciente hacia ella, lo que al mismo tiempo puede servirle de apoyo emocional. De esta manera, los síntomas de la deshabituación pueden quedar en un segundo plano. La concentración se trasladará al proceso de restablecimiento.

La dosis empleada en cualquiera de las tres modalidades de aplicación deberá estar dentro de los límites inferiores que se recomiendan en el capítulo 2. Dado que el DMSO acelera la eliminación de las sustancias adictivas y de sus metabolitos −así como de otras toxinas−, su acción (restante) puede verse reforzada al mismo tiempo. En el caso de las adicciones inmateriales, el cuerpo también debe tener la oportunidad de poder ir restaurando poco a poco el equilibro de las concentraciones apropiadas de neurotransmisores, hormonas o metabolitos. Todo el «proceso de liberación» debería contar con un seguimiento integral, que incluye medidas para estabilizar el equilibrio entre ácidos y bases, la reducción del estrés y las charlas. ¡Vale la pena! Además de liberarse de una enfermedad crónica, alcanzará una considerable libertad personal, algo así como si hubiese ganado su propia guerra civil.

Síndrome de dolor regional complejo

Esta enfermedad de nombre insólito o complicado se presenta con mayor frecuencia de la que pudiera pensarse. Bajo este término también se reúnen los nombres igualmente habituales de distrofia simpática refleja o atrofia de Sudeck. El nombre de *distrofia* es de gran ayuda, ya que designa un aporte indebido de nutrientes o un crecimiento deficitario de las estructuras de los tejidos. La enfermedad se desarrolla como consecuencia de influencias externas, tales como caídas (una fractura ósea...), operaciones (túnel carpiano, tobillo...) o infecciones (inflamaciones bacterianas o heridas abiertas). Cursa con dolor, retención de líquidos, cambios en la piel, trastornos funcionales y falta de riego sanguíneo en los brazos o en las piernas. Estadísticamente, el síndrome de dolor regional complejo se presenta con más frecuencia tras la fractura del mayor hueso del antebrazo, como pueda ser debido a una caída de moto. Tras un proceso de recuperación inicialmente bueno, en algunos casos estas lesiones evolucionan hacia los síntomas descritos y, por lo general, se inicia un largo calvario que no tiene cura. Con frecuencia los pacientes dicen frases como «nadie sabe lo que es esto» o «aparte de darme analgésicos, no hacen nada y esto está cada vez peor» u «ojalá nunca hubiera accedido a operarme», etc. El hecho es que las causas exactas o las conexiones patológicas que se dan en el origen de esta grave complicación todavía no están completamente claras. Sin embargo, los métodos alternativos –como puedan ser la terapia neural, la acupuntura o precisamente la aplicación de DMSO– han dado resultados considerablemente mejores que el mero tratamiento sintomático con los habituales analgésicos o cortisona. El DMSO ejerce una acción amplia en la mejora del suministro y la desintoxicación de las zonas afectadas. La finalización de la reacción inflamatoria, el alivio del dolor y la mejora del riego sanguíneo desempeñan un papel decisivo.

En el tratamiento del síndrome del dolor regional complejo, el DMSO se aplica, prioritariamente, de manera local y externa, lo que significa que hay que aplicar la solución acuosa del principio activo ampliamente sobre la parte del cuerpo afectada. Dado que se trata de los (ante)brazos o de las piernas y que los dolores suelen ser muy intensos, deberá optarse por concentraciones elevadas. Lo más conveniente es aplicar generosamente una solución de DMSO del 65 al 80 % con un pincel alrededor de todo el miembro afectado. Tras la primera aplicación puede esperarse conseguir una mejora de la sintomatología. No obstante, el tratamiento debe seguirse durante un periodo extenso. Es probable que, tras el uso del DMSO, sea necesario tratar las zonas de piel afectadas –previamente dañadas por la enfermedad– con un preparado de aloe vera lo más puro posible para calmarlas y cuidarlas. En casos graves, desde la fase inicial, puede considerarse la administración simultánea del DMSO por vía oral e intravenosa. Una vez más, la dosificación se regirá por el peso corporal, tal y como se describe en el capítulo 2.

Síndrome de Down

(véase también «Trastornos y retrasos en el desarrollo infantil»)

Esta alteración del genoma, también conocida como *trisomía 21*, se da en los recién nacidos vivos con una incidencia media aproximada de uno por cada 600. En sus primeros años de vida, estos niños presentan un ritmo evolutivo de sus capacidades motoras (movimiento) y cognitivas (por ejemplo, lenguaje, procesamiento de los estímulos) que viene a ser la mitad del habitual. Algunas de las características externas más llamativas son los ojos almendrados, primer y segundo dedos de los pies excesivamente separados o la lengua saliente. Dado que, en general, los afectados suelen padecer un retraso en su desarrollo, cabe esperar que el DMSO tenga un efecto sumamente positivo tanto físicamente (por ejemplo, contra la debilidad muscular) como contra las «discapacidades» mentales. Por este motivo, las afirmaciones que aquí se hacen, al igual que las que aparecen en el apartado «Retrasos en el desarrollo infantil», son igualmente aplicables a otras limitaciones de las capacidades relacionadas con el desarrollo infantil. Entre otras muchas, también se cuentan entre ellas la miastenia (distrofias musculares, hipotonía), las discapacidades mentales, la hipercinesia/hiperactividad, los trastornos por déficit de atención, la dislexia y la discalculia o las psicosis y temores infantiles. En muchos casos también se ofrece una combinación de DMSO con aminoácidos concentrados y galactosa. Esta última es un glúcido que está presente en la leche materna y que favorece especialmente el rápido desarrollo cerebral durante los primeros meses de vida. Así es que bien vale la pena probar este tipo de combinaciones y aplicarlas para favorecer de la mejor manera posible al niño afectado. Lea el siguiente caso que expone el Dr. Walker[19]:

El matrimonio Clark recibió el diagnóstico definitivo sobre su hija Melody cuando esta contaba seis meses de edad: síndrome de Down. Se les dijo que, según todos los indicios, Melody nunca llegaría a superar las capacidades mentales de un niño de seis años. Cuando su hija tenía 11 meses, inició un tratamiento con DMSO bajo la dirección del Dr. Jacob. Por aquel entonces, todavía no era capaz de girarse sobre el vientre estando de espaldas y sus piernas estaban tan flácidas como las de una muñeca de trapo. Sus ojos apenas enfocaban y no veía casi nada. A partir de ahí, Melody recibió su dosis de DMSO de manera continuada y con ocho años esta niña, que había padecido una grave discapacidad, presentaba un desarrollo extraordinariamente alto. Corría, daba volteretas y saltaba sobre la cama elástica. En el colegio estaba en el segundo nivel y destacaba en aritmética. Melody comprendía los problemas matemáticos estupendamente y tenía un buen dominio de la lectura y del habla. Frecuentaba la escuela dominical con los niños normales y en 1980 pudo disfrutar con ellos de un campamento de verano. Igualmente importante es el hecho de que era muy querida por sus compañeros de clase: poseía muy buenas habilidades sociales. No solo eran notables los cambios mentales, sino que también lo eran los físicos. Sus rasgos faciales se modificaron. El dentista que la había tratado durante muchos años, el Dr. Priebe, manifestó que el paladar, el tamaño de la lengua y los espacios interdentales se encontraban dentro de los parámetros normales. También observó que Melody soportaba el estrés derivado de los tratamientos dentales igual que los niños que no tenían trisomía 21. El resto de niños de su edad la valoraban por sus logros y sus profesores eran unánimes en que Melody había hecho grandes y notables progresos en todos los aspectos de su desarrollo académico, social y físico. La madre de Melody desearía que todas las personas afectadas pudieran disponer de DMSO, ya que supondría una gran esperanza para otros padres como ella. Los científicos todavía no han llegado a comprender cómo el DMSO ha propiciado los cambios en Melody y en los demás niños con síndrome de Down. Lo que es incuestionable es que funciona. El Dr. Jacob ha tratado con DMSO a cientos de niños con trisomía 21. Otra investigación llevada a cabo por médicos españoles en el año 1982 confirmó que los niños con síndrome de Down mostraban unos cambios sociales muy favorables al ser tratados con DMSO.

Síndrome de fatiga crónica

Existe un debate permanente sobre el significado exacto de esta denominación, dicho sea de paso. Los estados de agotamiento pueden venir dados por una enfermedad subyacente o presentarse por sí mismos. Es de todos conocida la fatiga crónica, que, junto a los síntomas que se experimentan subjetivamente, se acompaña, por ejemplo, por una anemia u otros estados carenciales y que suele darse junto con las siguientes enfermedades: cáncer, esclerosis múltiple, infecciones crónicas, cardiopatías y afecciones de pulmón crónicas, reuma, sida, enfermedad de Crohn, espondilitis anquilosante, fibromialgia... El síndrome de fatiga crónica también puede presentarse sin el antecedente de estas dolencias, en cuyo caso se manifestará, entre otras cosas, por medio de una irritación permanente de los ganglios linfáticos con dolor de garganta, dolores articulares y musculares, falta de concentración, dolor de cabeza, decaimiento e insomnio. Aunque en estos casos no puedan establecerse unas causas de forma concluyente, la medicina alternativa parte de que en muchos pacientes las constituyen la presencia continuada de infecciones causadas por virus, bacterias o parásitos. También se tienen en cuenta una flora intestinal que esté crónicamente dañada o la presencia de toxinas, así como desequilibrios metabólicos o la presencia de campos de interferencia.

En todo caso, la fatiga crónica es un proceso que hay que tomarse muy en serio y que requiere una anamnesis y un diagnóstico lo más exactos posible. La aplicación del DMSO en el tratamiento de estas enfermedades puede resultar extremadamente beneficiosa, puesto que sus múltiples propiedades, recíprocamente complementarias, intervienen en la regulación del cuerpo a varios niveles. A causa de la avanzada angustia que lleva al paciente a acudir al terapeuta, en estos casos están particularmente indicadas las perfusiones con DMSO como una «medida de primeros auxilios» rápida y efectiva. Otros elementos pueden ser métodos específicos de purificación y desintoxicación o una desacidificación efectiva.

Una paciente de 38 años, que no quiere ser identificada, tuvo que enfrentarse durante mucho tiempo a una sensación subjetiva de decaimiento físico, ganglios linfáticos permanentemente irritados o inflamados e insomnio. A estos se les sumaban otros trastornos que la limitaban, tales como grandes problemas digestivos, sensación de frío y sudoración o dolores musculares. La mujer había llegado a hundirse de tal manera que ella misma consideraba que la causa de sus padecimientos era psíquica. Finalmente, un amplio estudio clínico arrojó sospechas sobre la reactivación de una infección VEB crónica (virus de Epstein-Barr = mononucleosis infecciosa), algo que no es nada extraño, ya que casi el 100 % de los mayores de 40 años están infectados por él. Esta partícula, también conocida como herpesvirus humano de tipo 4, permanece en el cuerpo tras el primer contacto con él durante la infancia o la juventud («enfermedad del beso»). Solo en unos pocos casos se reactiva, dando lugar a los síntomas correspondientes, lo que puede suceder en etapas (transitorias) de inmunodepresión. La *Wikipedia* dice lo siguiente al respecto (20/04/2012, término consultado: *Epstein-Barr-Virus*, en alemán): «Además, en un pasado reciente, se confirmaba la sospecha de que el VEB está relacionado con una gran cantidad de enfermedades autoinmunitarias, tales como la esclerosis múltiple, el lupus eritematoso sistémico o la artritis reumatoide… También se establece una conexión entre el virus y el síndrome de fatiga crónica (especialmente en las investigaciones llevadas a cabo en la Charité) y la encefalitis letárgica». Siguiendo mis indicaciones, la paciente tomó DMSO y MMS en dosis crecientes y, al cabo de unos pocos días, aseguró tener un ánimo totalmente renovado. Con la aplicación de otras medidas menores, los síntomas fueron desapareciendo poco a poco o se redujeron considerablemente. Volvía a disfrutar de un sueño reparador, se sentía productiva —tanto en lo privado como en lo profesional— y las inflamaciones de los ganglios linfáticos disminuyeron considerablemente. Cuando volví a verla al cabo de dos semanas, me pareció visiblemente rejuvenecida.

Síndrome de las piernas inquietas (SPI)

(véase también «Polineuropatía»)

Al contrario de lo que tal vez podría deducirse de su denominación, el síndrome de las piernas inquietas no es una «enfermedad de moda»: el cuadro diagnóstico fue descrito hace más de 300 años. Se trata de una de las enfermedades neurológicas más frecuentes en nuestra sociedad y abarca síntomas muy diversos. En primer lugar, destacan el impulso de moverse durante las fases de descanso y el insomnio a que da lugar. A largo plazo, acaba provocando decaimiento físico, la pérdida del empleo, problemas de memoria, dolores, trastornos articulares o depresión. A veces resulta muy difícil delimitar otras enfermedades que también pueden dar lugar a la aparición del SPI. Así, podemos encontrarnos con la presencia solapada o previa de disfunciones pancreáticas, polineuropatía, déficit de hierro, déficit de vitamina B12, enfermedad de Parkinson, disfunción renal, infecciones crónicas (borreliosis) o efectos secundarios de fármacos (antidepresivos), por citar algunos, lo que da lugar a que muchos de los afectados se dediquen a recorrer un camino erróneo durante muchos años. Son habituales incontables visitas al médico, a la consulta de especialistas y ataques reiterados de la enfermedad. El sufrimiento llega a ser tan grande que, en ocasiones, llega a causar retraimiento social, la jubilación anticipada e incluso el suicidio. La medicina convencional suele tratar los síntomas con los mismos fármacos que para la enfermedad de Parkinson (levodopa, antidopaminérgicos), algunos de los cuales han «obtenido» recientemente la autorización para tratar este cuadro clínico, circunstancia que se ve con ojos muy críticos y que en parte apunta hacia la «implicación» de la industria farmacéutica y del cuerpo médico[60, 70]. No me malinterprete. Naturalmente, también entre los naturópatas hay muchos que, a través de contratos, coquetean con las empresas que presentan sus productos en congresos o que perciben una retribución económica por aplicarlos con mayor frecuencia a los pacientes de sus consultorios. Estoy convencido de que una de las pruebas más duras de superar para el ser humano consiste en permanecer imperturbable ante la perspectiva de ganar dinero fácil.

En casos graves de piernas inquietas con dolor, los opiáceos pueden ser un medicamento alternativo. También se suele administrar una mayor cantidad de hierro, magnesio o principios activos antiepilépticos. En muchos casos, los afectados presentan unos síntomas muy leves e intuitivamente los alivian con todo tipo de medidas sencillas, entre las que figuran cambiar las horas de las comidas, regular el ritmo de sueño y vigilia, café, gimnasia, duchas alternantes de agua fría y caliente o, sencillamente, perder peso.

En primer lugar, es conveniente concentrarse en encontrar las causas. Para ello, hay que realizar un hemograma completo e investigar la historia del paciente. Si, por ejemplo, se sospecha que la enfermedad ha aparecido como consecuencia de una borreliosis de muchos años, las medidas holísticas serán diferentes que si se determina la existencia de una insuficiencia renal. El DMSO puede ser un elemento básico del tratamiento que alivie los síntomas y elimine sus causas. Dado que, como su propio nombre indica, afecta a las piernas, el DMSO puede aplicarse externamente sobre la piel. De este modo, puede combinarse su acción local (analgésica, relajante) con su uso interno. Lo adecuado es aplicar sobre un área amplia una solución acuosa con un contenido de DMSO del 60 al 80 % utilizando un pincel o un aerosol.

Síndrome del intestino irritable

Es lo que se conoce como un diagnóstico por exclusión, lo que significa que, en primer lugar, hay que investigar la posible existencia de otras causas —más graves— de los síntomas típicos, tales como dolor en la región abdominal, malestar y agotamiento. Por lo tanto, el diagnóstico del colon irritable significa, en última instancia, que los procesos diagnósticos por imagen y demás no han podido determinar la existencia de alteraciones patológicas. En consecuencia, la buena noticia es que este trastorno no es la fase previa de otras enfermedades gastrointestinales. La mala noticia es que nadie sabe con exactitud cuál es su origen y cómo ha de tratarse en general. El resto de los síntomas varían mucho de un individuo a otro. Así, los afectados pueden tener tendencia a padecer diarrea o estreñimiento. En ocasiones, también coincide con padecimientos de índole psicogénica, como la fibromialgia, así como con intolerancias alimentarias, alergias, deterioro de la flora intestinal o trastornos hormonales (véase, por ejemplo, «Síndrome premenstrual»). Hay que excluir dolencias tales como la enfermedad de Crohn, la colitis ulcerosa, los pólipos intestinales o el carcinoma, ya que al principio estas enfermedades suelen ir acompañadas por un cambio a corto plazo en los hábitos intestinales. Dependiendo de su incidencia, la medicina convencional lo trata administrando, por ejemplo, laxantes, antidepresivos o relajantes musculares —con o sin analgésicos (paracetamol, metamizol…)–.

Dado su espectro de acción farmacológico, el DMSO está indicado en el tratamiento del colon irritable y de las molestias que lleva asociadas. Dentro de dicho espectro destacan el alivio del dolor, su acción como relajante muscular y su capacidad para estimular la eliminación de toxinas. La aplicación de DMSO en este cuadro de molestias ilustra muy bien cómo actúa equilibrando y modulando suavemente de un modo integral. Con frecuencia, algunos pacientes afirman que cuando dejan el DMSO «les falta algo», sin que sean capaces de expresar con palabras qué efectos concretos percibían. Naturalmente, con el fin de limpiar el intestino y restablecer la flora intestinal, también hay que administrar simultáneamente reguladores intestinales bien conocidos, como puedan ser la cáscara del llantén indio (*Plantago ovata*), la inulina o el ácido láctico dextrógiro, entre muchos otros. Las experiencias que he tenido con ejercicios de meditación para relajar el conjunto de la musculatura también han sido positivas. Dependiendo de la constitución, también pueden emplearse remedios o complejos homeopáticos para reforzar el tratamiento o tratar las causas. El DMSO puede aplicarse por vía cutánea u oral, o perfundido. Cuando los afectados tengan problemas intestinales o digestivos de cierta importancia, puede ser conveniente no iniciar el tratamiento tomándolo por vía oral. La dosificación será progresiva en función del desarrollo de las molestias, comenzando por unos 0,05 gramos por kilogramo de peso corporal.

Síndrome premenstrual (SPM)

Se trata de un cuadro de trastornos extremadamente variable y complejo que muchas mujeres en edad fértil desarrollan dentro de su ciclo hormonal sexual. Las «dosis» ascendentes y decrecientes de estos neurotransmisores en el torrente sanguíneo causan molestias recurrentes que afectan, especialmente, al rendimiento y a la psique. Además, pueden aparecer dolores, alteraciones en la piel y en el peso, molestias digestivas o el recrudecimiento de infecciones e inflamaciones, entre otras muchas manifestaciones. El DMSO, gracias a su modelo de acción moduladora y estabilizadora, puede resultar de ayuda precisamente en estos síntomas adicionales. En función del cuadro de molestias individual, podrán añadirse otras medidas para recuperar la armonía, como la fitoterapia, es decir, el uso de plantas medicinales o sustancias vegetales, que ocupa un puesto permanente. Dependiendo de la constitución, pueden seguirse procedimientos de reconducción, desintoxicación, refuerzo u otros.

El DMSO puede utilizarse esporádica o regularmente con el objetivo de aumentar el bienestar y la capacidad de rendimiento. Están indicadas las tres vías de aplicación que se describen en el capítulo 2: administración cutánea, solución bebible o perfusión. La dosis inicial será de 0,05 gramos de DMSO por kilogramo de peso corporal, lo que equivale a unos tres mililitros o a una cucharadita de café para 70 kilogramos.

Sinovitis (véase «Inflamaciones articulares»)

Tendencia a la trombosis

La tendencia a la coagulación sanguínea excesiva puede ser genética o adquirida. Tomar la píldora anticonceptiva y fumar incrementan especialmente el riesgo individual de sufrir trombosis e hipertensión arterial, enfermedades metabólicas, insuficiencia renal u otras enfermedades cardiovasculares, que pueden originar un trastorno de la coagulación que favorezca la agregación trombocítica, lo que genera el riesgo de padecer una embolia. Como consecuencia, a muchos de estos pacientes de riesgo se les administran anticoagulantes masivamente, que son bien conocidos gracias a la propaganda de la industria farmacéutica y que el colectivo médico receta obedientemente. Poco a poco, hay voces críticas que van alzándose para alertar sobre los graves problemas, detectables a largo plazo, que la toma prolongada de estas sustancias origina.

A mi modo de ver, he aquí un ejemplo típico de cómo se ocultan las verdaderas causas de un proceso patológico –en este caso, la tendencia a la trombosis (excepto la congénita)–. En lugar de explicar a los pacientes su proceder erróneo en lo que respecta a su alimentación y modo de vida y ponerles los correspondientes «deberes», se les administra –en ocasiones de por vida– una medicación que solo actúa superficialmente. Delante de nuestros propios ojos tiene lugar un procedimiento empresarial optimizado para «hacer caja» que, lamentablemente, nadie se cuestiona, ni siquiera aquellos que lo costean. De este modo, al captar una clientela dependiente, el consabido riesgo empresarial que el mundo farmacéutico asume se reduce a cero. Internamente, este tipo de productos de masas, que reclutan a muchos pacientes, quienes, lamentablemente, no reciben la suficiente instrucción, reciben el nombre de *cash cow*. Podríamos traducirlo libremente como 'gallina de los huevos de oro' o como 'un producto que se vende solo'.

Primero, debería tenerse claro que el riesgo individual de padecer una trombosis podría reducirse considerablemente cambiando los hábitos. Para ello, renunciar a las píldoras hormonales y deshabituarse de la nicotina son dos aspectos fundamentales. Aunque tendrá que buscar por su cuenta métodos anticonceptivos alternativos, nosotros podemos ayudarle a dejar el fármaco. Otras medidas decisivas son aquellas que contribuyen a prevenir las enfermedades vasculares, entre las que destacan algunas tan sencillas como beber agua en abundancia, moverse, reducir la ingestión de azúcar, de grasas «malas», de leche, carne y muchas más.

Y usted dirá «eso está muy bien, pero ¿qué pasa si ya se tiene arteriosclerosis, o una cardiopatía valvular, o una disfunción renal, o...? Estas enfermedades no se deben únicamente a un modo de vida inadecuado, sino que también pueden deberse a una infección o a un accidente». Naturalmente, tiene razón. Por ello hay que averiguar en cada caso en qué medida puede influirse en el acontecimiento causalmente. Sea como sea, con el DMSO tenemos la posibilidad de aplicar un tratamiento anticoagulante y de conseguir la regeneración de la función corporal implicada. Para ello, es necesario administrar una cantidad suficiente de este principio activo a través del torrente sanguíneo, para lo cual contamos con las tres consabidas formas de aplicación: absorción cutánea, solución bebible o perfusión. En el capítulo 2 encontrará toda la información sobre el grado de dilución de las soluciones de DMSO y la cantidad total que emplear. La duración del tratamiento irá en función de la evolución.

Tendinitis

Una condición indispensable para la naturalidad de los movimientos y para que se dé una estática armónica de la simetría ósea es que los músculos esqueléticos estén bien «sujetos». Cuando se habla con jóvenes estudiantes de Medicina sobre sus primeras experiencias en la disección de cadáveres, es frecuente que se muestren sorprendidos por la importancia –que llama la atención a simple vista– que reviste la envoltura de los músculos (fascias) y de los tendones que parten de ellas. Estas estructuras de sostén, con frecuencia subestimadas como pasivas, están armónicamente distribuidas por casi todo el cuerpo y se comunican las unas con las otras mientras estamos de pie, sentados, caminando, corriendo... Es por ello por lo que, a largo plazo, las enfermedades que afectan a una única disposición muscular pueden acabar provocando cargas y posturas incorrectas que dan como resultado daños esqueléticos. Cuando, por ejemplo, nos encontramos con alguien que se lamenta de un simple codo de tenista –juego al que, en la mayoría de los casos, no ha jugado nunca–, nos inclinamos a considerarlo una exageración. Y, sin embargo, el sufrimiento que le causa la reacción en cadena derivada de la inflamación local es enorme. El afectado adopta posturas antiálgicas, tiene miedo a la actividad física y padece insomnio. ¡El DMSO puede ayudar rápidamente!, sin cortisona, sin intervención quirúrgica y sin un consumo prolongado de analgésicos.

El tema de la tendinitis está relacionado con el apartado dedicado a las lesiones deportivas, ya que las sobrecargas y las lesiones traumáticas del aparato locomotor tienden a dar lugar a estos procesos inflamatorios. Las verdaderas causas de las tendinitis (crónicas) también pueden ser patrones de movimiento incorrectos o monótonos, zapatos de mala calidad, presión, infecciones, reacciones reumáticas u otras muchas. Si se quieren tratar las causas para conseguir una auténtica curación, habrá que eliminarlas en la medida de lo posible. En múltiples ocasiones he podido participar en la alegría de ver que una medida tan sencilla como pueda ser «caminar descalzo por casa» haya propiciado la rápida mejoría de una tendinitis crónica, lo que una vez más constituye una buena advertencia de que todos nuestros hábitos deberían regirse por aquello que la evolución y la naturaleza han previsto para los homínidos.

El tratamiento con DMSO será, principalmente, externo, aplicándolo directamente sobre las estructuras afectadas mediante una abundante cantidad de solución acuosa diluida sobre las partes del cuerpo que estén más próximas a la articulación utilizando un pincel o aerosol. Luego, hay que esperar un tiempo suficiente para que el DMSO pueda atravesar la piel hasta llegar al lugar de la inflamación. Debe aguardarse de 15 a 20 minutos antes de volver a vestirse.

Tendinitis del tendón de Aquiles

Este estado crónico, generalmente muy doloroso, suele estar causado por cargas excesivas o inadecuadas, pero, en ocasiones, el tendón enferma de manera espontánea.

Tratamiento con DMSO: Humedecer toda la superficie afectada con una solución de DMSO al 75 %. En casos agudos, puede aplicarse de dos a tres veces diarias. Antes de volver a ponerse las medias o los zapatos, hay que asegurarse de que la solución haya penetrado completamente.

Morton Walker narra en su libro[19] el caso del atleta Morgan Growth, corredor de los 800 metros, quien, pese a llevar bastante tiempo padeciéndola, se recuperó de esta afección de los tendones en un breve espacio de tiempo gracias al DMSO.

Tic doloroso (véase «Neuralgias»)

Tinnitus (acúfeno)

Este trastorno auditivo conocido como *tinnitus* ('tintineo') es una de las molestias más habituales de la población y, en ocasiones, puede llegar a provocar un gran sufrimiento a quienes lo padecen. Los mecanismos exactos que dan lugar a su formación y los posibles tratamientos que puedan inferirse a partir de estos siguen sin estar completamente claros. Hasta el momento, no parece que los tratamientos que tanto la medicina convencional como la alternativa plantean aporten ninguna prueba que sea concluyente en lo referente a estudios clínicos con un número de pacientes estadísticamente significativo. Naturalmente, esto también se debe a que las causas y los momentos en los que se presenta son muy variados. Algunas de ellas son tapones de cerumen, infecciones e inflamaciones del oído externo o medio, otoesclerosis (enfermedad de los huesecillos del oído), borreliosis, exposición aguda o crónica a ruidos estridentes y pérdida repentina del oído, hipoacusia, enfermedad de Ménière, tumores en el nervio auditivo o procesos autoinmunitarios, entre muchas otras más.

En estos casos se considera que intervienen tanto trastornos circulatorios como de suministro a las estructuras implicadas en el proceso auditivo, así como trastornos de la difusión relativos a la disposición de la linfa en el oído interno. Por este motivo se impone el uso terapéutico del DMSO como tratamiento de base frente al acúfeno. El DMSO dilata los capilares sanguíneos y puede mejorar los procesos de difusión en ambos sentidos de la circulación. En función de las causas que se diagnostiquen, pueden irse añadiendo otros remedios fundamentales al tratamiento, tales como procesos oxidativos (MMS, H_2O_2) cuando se trate de inflamaciones, infecciones y trastornos autoinmunitarios, o aumentando el suministro de oxígeno cuando exista un déficit en primer plano (por ejemplo, fumadores, enfermedades de pulmón, insuficiencia cardiaca...). Desde un punto de vista holístico, es frecuente que los acúfenos deban interpretarse como algún tipo de sobrecarga o de trastorno medioambiental. Por este motivo, hay que tomarse este síntoma muy en serio. En primer lugar, hay que adoptar dos medidas fundamentales, que consisten en tranquilidad y agua, y agua y más agua.

En el tratamiento del acúfeno, el DMSO puede aplicarse tanto local como internamente; a ser posible, ambos a la vez. Para su uso tópico, están indicadas soluciones acuosas de DMSO del 40 al 50 %. En posición lateral, se instilarán de dos a tres gotas de esta solución en el conducto auditivo y se mantendrá dicha postura durante 20 minutos. Si es necesario, a continuación se instilarán en el otro lado. Para el uso interno, se aplicarán las variantes descritas en el capítulo 2: cubrir una zona extensa de piel con una solución de DMSO al 70 %, beber una solución muy diluida (comenzando por 3,5 mililitros de DMSO en 300 mililitros de bebida) o perfusiones, comenzando por 0,1 gramos de DMSO por kilogramo de peso corporal.

Trastornos cerebrales

(véanse también «Arteriosclerosis», «Infartos»)

Trastornos circulatorios

Tienen amplias repercusiones que contribuyen a la formación de muchos procesos crónicos. Principalmente, dan lugar a todas las enfermedades que se derivan de un déficit de oxígeno y de nutrientes, así como de la acumulación de «residuos» (productos metabólicos) en las zonas del cuerpo afectadas. Así, cuando los vasos coronarios no dejan pasar suficiente sangre para el suministro y la evacuación del músculo cardiaco, hablamos de una angina de pecho. O hablamos de la enfermedad de los escaparates (arteriopatía periférica o EAP) cuando las arterias de las piernas no permiten el flujo de suficiente sangre a la musculatura, lo que obliga a las personas afectadas a pararse en el siguiente escaparate después haber caminado un trecho para que su musculatura pueda recuperarse y el dolor remita. Cuando observemos los trastornos correspondientes, suministraremos, primero, lo más ampliamente posible sangre arterial, rica en oxígeno, a todos los tejidos del cuerpo.

Naturalmente, también puede tratarse de procesos extremadamente insidiosos que no tengan un efecto tan drástico, como puedan ser el dolor en el tórax o la reducción de nuestra capacidad motora natural. Son muchos los médicos y naturópatas que trabajan con una orientación holística y que han indicado, reiteradamente, que la causa que subyace en muchas enfermedades crónicas graves —el cáncer entre ellas— es un déficit de oxígeno o nutrientes, así como la acumulación de residuos —es decir, de toxinas— que a largo plazo no se transportan ni evacúan debidamente. El principal motivo de todo ello son y siguen siendo los trastornos circulatorios. Los tejidos más sensibles a los menores trastornos de suministro y eliminación son aquellos que más necesitan de esta «aportación» de la circulación sanguínea. Entre ellos están, por ejemplo, los riñones, el sistema nervioso central –cerebro y médula espinal–, el hígado, el corazón o los pulmones.

Lo mismo sucede con aquellas zonas que por naturaleza reciben una alimentación más escasa o solo lo hacen mediante procesos de difusión, entre las que figuran las articulaciones con sus cartílagos correspondientes. Como consecuencia, pueden producirse trastornos que tan bien conocemos, como insuficiencia renal, trastornos de la memoria o vértigos, insuficiencia hepática acompañada de trastornos digestivos, angina de pecho, disnea o artrosis. El denominado lecho capilar es el que reviste la mayor importancia en estos procesos patológicos, es decir, el nivel de los vasos sanguíneos más estrechos (capilares), porque es donde tiene lugar todo el intercambio de sustancias y estos procesos dependen de la permeabilidad de los capilares «en todas las direcciones». Con ello me refiero al paso libre en el sentido en el que fluyen y a la difusión que se desarrolla lateralmente a través de las paredes de estos vasos capilares. Solo a través de ellos los nutrientes pueden ser transportados al interior de los tejidos y los productos de desecho, eliminados. También el flujo linfático, un elemento decisivo de la desintoxicación, se controla a este nivel.

¿Cuáles son las causas de los trastornos circulatorios? Para establecerlas, debemos tener en cuenta los dos órganos participantes, es decir, tanto el propio conducto –el vaso sanguíneo– como el «órgano líquido» que fluye por él –la sangre–. Cuando el diámetro de los vasos sanguíneos se estrecha, dejan pasar menos líquido, lo que puede ser consecuencia de un mayor tono de la pared muscular de los vasos (tensión) o de la existencia de depósitos («calcificación de los conductos»). En ambos casos, en el diagnóstico estableceríamos que, por ejemplo, se trata de hipertensión porque el estrechamiento implica un aumento de la presión, algo que le es familiar por la boca de la manguera del jardín. En lo que atañe a la conducción de fluidos, es lógico que un incremento de la viscosidad, es decir, una mayor densidad del líquido, dé lugar a un flujo menor. La sangre está compuesta por una solución fluida –agua con electrolitos, proteínas, glucosa y gases, entre muchos otros– en la que flotan elementos sólidos. Las sustancias sólidas son, principalmente, las células sanguíneas (los glóbulos rojos y blancos). Si únicamente disminuye la proporción de solución acuosa –lo que simultáneamente da lugar a un aumento de la influencia de las células sanguíneas en las propiedades del flujo–, la corriente se desacelera y la velocidad de flujo se reduce. Un motivo puede ser la falta de agua. Los trastornos de la hematopoyesis (que parten de la médula ósea) o de la coagulación también ocasionan estos cambios en la viscosidad.

Si pasa revista a todas las causas que dan lugar a los trastornos circulatorios y mentalmente las relaciona con las propiedades farmacológicas del DMSO, verá claramente que esta sustancia tiene mucho que aportar a la mejora del riego sanguíneo. El DMSO inhibe la coagulación sanguínea, ensancha los vasos, disminuye la tensión muscular, impide/disminuye la sedimentación y elimina la acumulación de líquidos de los tejidos, la cual obstaculiza los procesos de intercambio en el lecho capilar. Es maravilloso, ¿no? Todo ello suele conseguirse con la administración diaria, regular o a intervalos, de entre 0,05 gramos y 0,2 gramos de DMSO por kilogramo de peso corporal. Para ello, la cantidad correspondiente de DMSO puede aplicarse sobre la piel en forma de solución, beberlo muy diluido o administrarlo mediante una solución para perfusión. Los tres procedimientos se describen detalladamente en el capítulo 2.

Trastornos por déficit de atención e hiperactividad

(véase «Trastornos y retrasos en el desarrollo infantil»)

Trastornos y retrasos en el desarrollo infantil

El DMSO puede aplicarse para ayudar en prácticamente todos los problemas del desarrollo infantil. Asimismo, hay indicios que apuntan a que estos conocimientos pueden extrapolarse íntegramente a los adultos. Morton Walker[19], por ejemplo, resumió esta cuestión fundamental en el capítulo «DMSO: Tratamiento de la discapacidad mental» subrayando y reiterando que, entre ellas, se incluyen también las deficiencias relativas a la capacidad motora, las dificultades de aprendizaje o las anomalías psíquicas (en la infancia). Aquí se pone de relieve el «efecto compensador» del DMSO, que normaliza cuantificablemente muchos de los procesos fisiológicos del cuerpo. Este se manifiesta, igualmente, en el tratamiento de limitaciones fácticas inalterables, como, por ejemplo, la trisomía 21 (véase «Síndrome de Down»). Los pacientes pequeños –y grandes– aquejados de trastornos del aprendizaje, discapacidad intelectual, TDAH, trastorno de ansiedad, epilepsia, nerviosismo, discalculia, legastenia, fatiga o déficit de concentración se beneficiaron especialmente, junto con el DMSO, de la administración adicional de determinados aminoácidos que refuerzan la función de los neurotransmisores en el cerebro. Esto parte de unas investigaciones que, en Sudamérica, dieron lugar a la comercialización de unas ampollas con este preparado.

Para ello, al DMSO se le añadieron aminoácidos tales como el ácido gamma-amino butírico y el N-acetilglutamato, entre otros. Al ser transportados al sistema nervioso central, la administración simultánea de estos componentes proteicos con el DMSO hizo posible el desarrollo y activación de las funciones cerebrales.

Un proyecto de investigación, llevado a cabo en Chile bajo la dirección del Dr. Carlos Nassar, incluyó el tratamiento de 44 niños en edad escolar con trastornos de aprendizaje y desarrollo, así como con una capacidad mental reducida. En los historiales de los niños aparecían numerosas indicaciones de retraso en el aprendizaje del caminar, del habla y de la capacidad psicomotriz, entre otras. Presentaban agresiones inmotivadas, eran rebeldes e irritables o padecían epilepsia. Sus coeficientes intelectuales se midieron al inicio del tratamiento, así como al cabo de tres, seis y 10 meses administrándoles DMSO. Los progresos de las capacidades mentales que el Dr. Nassar pudo constatar fueron extraordinarios. Pese a que muchos otros métodos terapéuticos aplicados hasta el momento habían mostrado un éxito escaso –o ninguno en absoluto–, se comprobó que más de un 70 % de los niños adquirieron un incremento de su capacidad de aprendizaje en un tiempo relativamente corto: aumentaron sus valores de coeficiente intelectual, adquirieron habilidades básicas considerablemente más de prisa, mejoraron su capacidad intelectual general, hicieron evidentes progresos en lectura, escritura y cálculo, mejoraron su coordinación motora y su destreza manual, y a la vez hubo menos problemas de conducta.

Otros médicos investigadores también confirmaron el sorprendente éxito de este tratamiento, como, por ejemplo, mediante una investigación llevada a cabo con niños de entre cinco y 15 años, todos con trastornos del habla y dificultades de aprendizaje. Al cabo de seis meses de tratamiento con una combinación de DMSO y aminoácidos, se pusieron de manifiesto considerables avances en el desarrollo de los alumnos, sin excepción alguna. El neurólogo Dr. Azael Pas lo atribuyó a la estimulación del metabolismo oxidativo de la energía en el cerebro. Los investigadores resumieron los resultados de la siguiente manera:

- desarrollo continuado de las capacidades hacia una mayor conciencia;
- cambios y progresos en la actitud moral;
- desarrollo de la personalidad;
- aparición de la autocrítica;
- satisfacción ante el logro de una identidad personal propia.

En relación con los síntomas que los niños presentaban anteriormente, la mejora se evaluó como:

- desaparición del letargo mental;
- aparición de reacciones sensoriales;
- desaparición de movimientos compulsivos (convulsiones, tics);
- desaparición de la indolencia, la pasividad y el pesimismo;
- creciente interés e iniciativa en las tareas y las actividades;
- mejora de la gestualidad y de la mímica, así como del habla;
- comportamiento y contacto con el grupo bien definidos, sin agresividad infundada;
- desaparición de la timidez y desarrollo de la autoestima;
- entrenamiento fructífero para llevar a cabo tareas y compras;
- aprender a leer y a escribir, y hacer los deberes.

Por desgracia, las mencionadas ampollas con la mezcla de DMSO y aminoácidos no pueden adquirirse en Europa. En su lugar, puede trabajarse con DMSO solo o con DMSO en combinación con una terapia nutricional adaptada. También están indicadas combinaciones de DMSO con aminoácidos y abundantes complementos alimentarios, tales como hojas de cereales (hierba de cebada en polvo). En todo caso, siempre deberá atenderse la dinámica de la **evaluación** según la toma de los alimentos en relación con el momento del día. **Si no**, siempre pueden adquirirse los aminoácidos contenidos en los preparados sudamericanos (Akron®, Merinex®) y preparar uno mismo la mezcla. Según mi experiencia, resulta beneficioso complementar este tipo de tratamiento añadiendo galactosa, un glúcido que está presente en la leche materna y que favorece especialmente el rápido desarrollo cerebral natural durante los primeros meses de vida.

Tratamiento con cortisona

Naturalmente, no se trata de una enfermedad en sí, sino de un tratamiento que habitualmente se utiliza en muchos padecimientos (crónicos). La cortisona se administra, sobre todo, tópicamente (pomadas, cremas...) y por vía oral en forma de comprimidos. Su aplicación con aerosoles o vaporizadores para el tratamiento de las enfermedades de las vías respiratorias, hasta cierto punto, también puede considerarse como uso tópico («superficie interna»). Como ya se ha dicho, el DMSO refuerza considerablemente el efecto de otros muchos medicamentos. La cortisona combinada con DMSO, en especial, puede llegar a multiplicar su efecto de 10 a 1000 veces debido a la mejora de su transporte a través de las membranas biológicas.

Este principio está ampliamente difundido en la medicina veterinaria, de ahí que el preparado dexametasona en DMSO® de CP Pharma sea muy popular entre los veterinarios y se aplique externamente en el tratamiento de enfermedades articulares, heridas y tendinitis, entre otras cosas. Pero la verdadera ventaja de la mezcla de cortisona y DMSO radica en que, al ver su acción reforzada, cabe la posibilidad de reducir la cantidad de cortisona necesaria, lo cual es muy importante. Seguramente ya sepa que los efectos secundarios de la cortisona no solo son temibles cuando se administra durante un periodo largo. A partir de la aplicación de una dosis de unos 20 miligramos del equivalente cortisol durante más de siete días, súbitamente se incrementa el riesgo de supresión de las propias hormonas de las glándulas suprarrenales (síndrome de Cushing).

Utilizando el DMSO simultáneamente, en muchos casos puede corregirse la dosis de cortisona hacia la baja, lo que constituye un claro alivio para los afectados. Atención: ¡la cortisona administrada sistémicamente no debe dejarse abruptamente! Para ajustar o establecer las dosis, se requiere tener experiencia y tino. Si debido al uso simultáneo del DMSO tuviera dudas sobre la modificación de la dosis de la cortisona administrada por vía interna, deberá dirigirse a un profesional.

En general, es desaconsejable el uso de toda cortisona farmacéutica. Da igual lo que le cuenten acerca de las cremas, aerosoles o tinturas de uso local supuestamente sin efectos secundarios –de la presentación en comprimidos, ni una palabra–. La experiencia indica –y así podrán confirmárselo prestigiosos médicos del campo de la medicina alternativa en todo momento– que el uso de la cortisona, incluso una sola vez, puede ocasionar daños estructurales y vegetativos a largo plazo que son muy difíciles de controlar.

Úlceras cutáneas (véase «Heridas»)

Varices

Este proceso, también conocido como *varicosis*, da lugar a la formación de segmentos nudosos y dilatados de las venas superficiales de las piernas a causa de la fuerza que la gravedad ejerce presionando la sangre contra las paredes debilitadas de las venas, sea estando sentado o de pie. Lo más habitual es que este proceso, progresivo a largo plazo, esté condicionado por la debilidad de los tejidos, es decir, por la genética individual. También existen otras causas para las varices, tales como la presencia previa de trombosis, tumores o lesiones con cicatrices. Al dilatarse las venas de las piernas, las válvulas que hay en su interior y que normalmente funcionan como una válvula antirretorno no pueden cerrarse completamente. Evidentemente, el DMSO puede mejorar el tono de los tejidos y con ello, la función de las paredes de los vasos. Es posible que esto esté causalmente relacionado con la mejora del suministro de las capas que conforman las grandes venas. La dilatación de los capilares y la mejora de la difusión también podrían contribuir a ello. Además de la aplicación externa de una solución acuosa de DMSO sobre las zonas afectadas de la pierna o por toda ella, en este caso lo más indicado es una perfusión, ya que con ella se inunda todo el sistema de vasos o venas con una alta concentración del principio activo. También aquí, tras la prueba de tolerancia, puede comenzarse con 0,1 gramos de DMSO por kilogramo de peso corporal en 250 o 500 mililitros de perfusión.

Caso: Hombre de 71 años, presentaba una considerable varicosis por debajo de las rodillas con dolor acompañado de presión. Por puras «ganas de experimentar», decidió aplicarse con regularidad una solución al 70 % de DMSO en estas zonas con un pincel y, transcurridas varias semanas, constató satisfecho que las varices se estaban atrofiando. También desaparecieron los dolores y la sensación de pesadez de las piernas.

Caso: La señora K. F., de 47 años, padecía numerosas varices acompañadas de trombosis venosas. Debido a la estasis sanguínea crónica en las venas, se le formaban lesiones superficiales –principalmente por debajo de las rodillas– que se curaban mal. Siguiendo mi recomendación, hasta el momento ha recibido dos perfusiones con la dosis inicial de DMSO y, poco tiempo después, me ha informado de una clara mejoría de los síntomas congestivos. Pase lo que pase, desea continuar con este tipo de tratamiento.

APLICACIÓN DEL DMSO EN ANIMALES

Todas las instrucciones que se han dado hasta ahora sobre la dosificación y ámbitos y tipos de aplicación del DMSO también son, en principio, para el resto de los mamíferos. Las diferencias se derivan, por ejemplo, de la estructura corporal, la falta de discernimiento o el grado de movilidad de los animales.

En principio, por norma general, a los animales pueden aplicárseles las soluciones de DMSO que se dan más adelante en abundancia. Cuando no se trate de perfusiones, hay que contar con una serie de «pérdidas», que se producen cuando un animal no se bebe toda la solución que se le ha preparado o cuando se quita una parte de la cantidad que se le ha aplicado externamente. En el caso de la aplicación externa a perros, gatos y semejantes, nos encontramos, precisamente, con el problema del pelo. Cuando la zona es muy peluda y no se quiere −o no se puede− afeitar, para asegurarse bien hay que aplicar más cantidad tranquilamente. Hay que cerciorarse de que el DMSO alcance la piel del animal. Para ello, son apropiados pinceles con cerdas más rígidas con las que realmente pueda aplicarse el líquido masajeando la piel. También puede elaborarse un preparado de DMSO dotado de una mayor adherencia sustituyendo el agua por un gel fresco de aloe vera. La relación porcentual es la misma que con el agua −por ejemplo, 70 mililitros de DMSO más 30 mililitros de gel de aloe vera−.

El uso externo en animales se aplica, fundamentalmente, en las enfermedades del aparato locomotor, en especial en las extremidades. Con el DMSO uno mismo puede tratar estupendamente articulaciones inflamadas, lesiones, inflamaciones, sobrecargas y muchas otras dolencias de las mascotas y animales deportivos o de trabajo. Para ello, son válidas las mismas concentraciones que se dieron en el capítulo 2 para su aplicación externa. Así, por ejemplo, para las extremidades puede prepararse una dilución del 60 al 75 %. Dentro de la aplicación externa también está incluida su administración mediante gotas para tratar enfermedades del oído, la nariz y los ojos (¡soluciones estériles!).

Otras aplicaciones posibles para las soluciones acuosas de DMSO a concentraciones altas son el lavado de heridas, úlceras, abscesos o fístulas, para lo que se utilizan frascos goteros o jeringuillas de plástico con los que directamente se vierten las mezclas del 50 al 80 % sobre las aberturas afectadas.

Para el tratamiento exterior de las enfermedades de los animales, existen diversos preparados oficialmente autorizados que contienen DMSO y que los veterinarios pueden recetar (véase 2.1). Sin embargo, únicamente se trata de mezclas con otros principios activos, tales como cortisona o antibióticos, disponibles como pomada, gel o gotas; en general, estas fórmulas tienen un bajo contenido en DMSO puro.

La toma de DMSO también resulta apropiada en el caso de las dolencias musculares, articulares u óseas. Además, también pueden tratarse por este procedimiento todas las demás enfermedades de los animales que aparezcan recogidas para las personas en el capítulo 3. Dado que no podemos esperar entendimiento ni comprensión sobre la toma de una bebida que sabe «rara» y mucho menos que se distribuya regular y completamente a lo largo del día, tenemos que ser creativos. Un ejemplo: debido a un extenso eccema cutáneo, hubo que tratar con DMSO a un conejo doméstico de cría. Al principio, no quería ni tocar la solución que había en su bebedero dosificador. Por este motivo, de manera provisional, no le dieron vegetales frescos, como era habitual en aquella época del año, sino tan solo pienso seco. La sed que le dio la comida hizo que el animalito tuviera que beber de su frasco, ya que no tenía otra alternativa. En el caso de los animales que viven «acuartelados» resulta muy sencillo controlar la toma de las soluciones de DMSO.

Los espíritus libres son harina de otro costal. Los perros, los caballos y, sobre todo, los gatos, que también pueden estar fuera —como debe ser— aceptan las imposiciones a regañadientes. En estos casos hay que intentar aprovechar las raciones de agua que se les dan en los establos o dentro de la casa, o probar suerte con diversas variaciones del sabor. También es posible que haya que tener algo de paciencia hasta que el animal se haya acostumbrado al nuevo sabor u olor. Según he oído, algunos se lo toman sin más; es posible que perciban su acción curativa. A otros animales y a animales más pequeños también puede administrárseles la solución de DMSO con una pipeta.

La dosificación para su administración interna también se rige por el peso corporal aproximado del animal, pudiendo proceder tranquilamente con generosidad, tal y como ya se ha mencionado. Ejemplo: un perro que pese 15 kilogramos deberá tomar una dosis de 0,5 gramos por kilogramo de peso corporal. Aritméticamente, equivaldría a 7,5 gramos de DMSO puro, es decir, siete mililitros exactamente. Dado que se mezclará con el agua de su cuenco, de la cual es posible que derrame una parte o que no se la beba completamente, pueden emplearse 10 mililitros de DMSO sin ningún tipo de temor, equivalente a unas tres cucharillas de café, aproximadamente.

En el caso de los animales, las perfusiones son una opción segura para administrar una cantidad determinada de DMSO, pero suelen ser complicadas de llevar a la práctica en un entorno doméstico. Dentro de la hípica, este tipo de tratamiento está muy extendido. Todos los problemas articulares imaginables suelen tratarse mediante perfusiones de DMSO. Las infusiones inyectadas de DMSO también se emplean en caballos de competición como regenerador tras operaciones o lesiones. El famoso «componedor de caballos» frisón [N. de la T.: Se trata de Tamme Hanken, proveniente de Frisia Oriental y especializado en el tratamiento y bienestar de los caballos.] , por ejemplo, aplicó este tipo de medicación en un reportaje para la televisión en el que se lo prescribió a un caballo de competición al que estaba tratando. La dosis habitual es de unos 300 gramos (¡!) de DMSO en 2,5 litros de infusión. Así es que si usted considera que el DMSO podría hacerle bien a su animal (doméstico), puede consultarlo con su veterinario. Muchos tienen cierto temor a utilizarlo porque, al fin y al cabo, el DMSO puro no está oficialmente autorizado como medicamento[*] de uso veterinario, por lo que, por motivos burocráticos, no deben emplearlo en el ganado (vacas lecheras, cerdos...): toda la carne, la leche y demás productos suministrados por el ganado están sujetos a la más estricta supervisión. Los veterinarios que están a su cargo y los propietarios solo deben emplear los productos admitidos y deben documentarlos con toda exactitud –eso es la economía dirigida–. El caso de los mamíferos que «solo» se tienen como compañeros o con fines deportivos es otra cuestión: es el dueño quien decide cómo y con qué los trata. En este caso, es una suerte conocer a la naturópata Karin Fietzner o, al menos, vivir cerca de ella y poder acudir a visitarla. Se trata de una profesional experta en el uso de la aguja de perfusión o

---

[*] Novedad: desde noviembre del 2015 las ampollas de DMSO están autorizadas y se comercializan en Alemania.

de inyección –tanto en animales como en personas– y que cuenta con amplia experiencia en este campo. Su consultorio está en Linden y, en una finca que tiene en Romrod, dispone de un terreno delimitado en el que puede acoger animales –grandes y pequeños– que hayan sido torturados, maltratados o excluidos de cualquier manera (www.naturheil-praxis-fietzner.de [en alemán]). Actualmente, está tratando a su yegua, Riccina, de una laminitis administrándole perfusiones con DMSO, SDC e hiperóxido, según su propia «fórmula», siguiendo una pauta temporal determinada (a modo de recordatorio: *SDC* quiere decir 'solución de dióxido de cloro').

Las siguientes fotografías muestran cómo trata a Riccina con una perfusión de DMSO. Se nota perfectamente que el animal intenta aliviar normalmente las doloridas patas delanteras desplazando el peso (figura 42). Tras unos minutos recibiendo la perfusión, está mucho más relajada y distribuye el peso de manera uniforme (figura 43). Le he aconsejado «baños de pies» adicionales con MMS o H_2O_2.

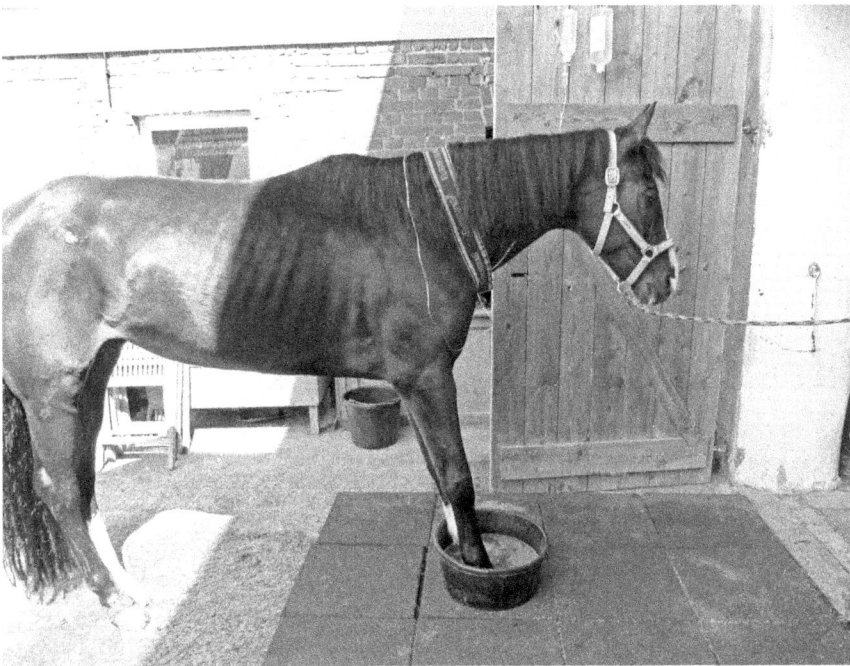

Figura 42: La yegua Riccina recibiendo una perfusión con DMSO
y un baño de H_2O_2 en las patas

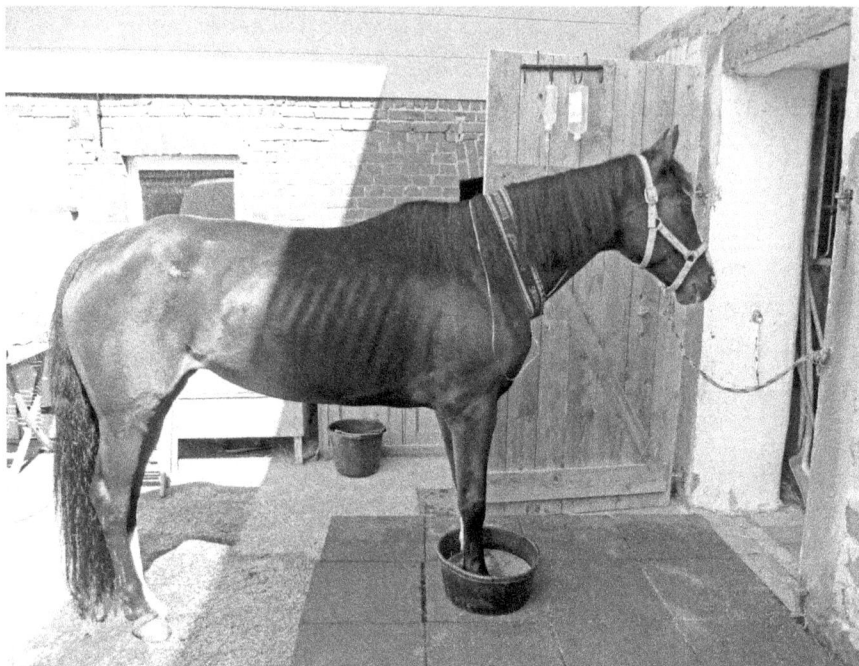

Figura 43: Riccina completamente relajada

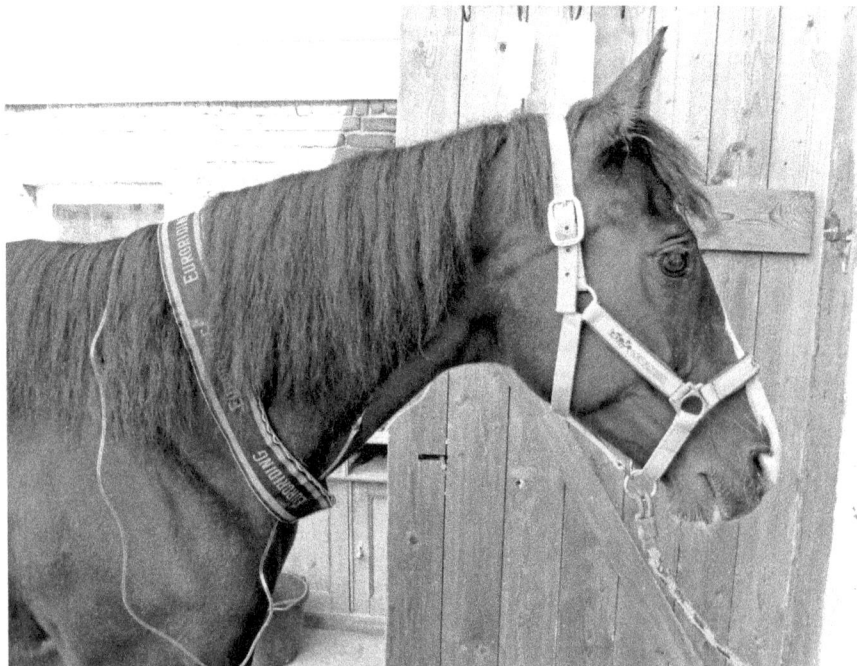

Figura 44: Aceptación de la ayuda de buen grado como una buena chica

Observamos algo sumamente interesante que viene a respaldar una de mis teorías. En un primer momento, a Riccina se le administró una dosis media de DMSO mediante infusión inyectada y, como consecuencia, desprendía el olor ya descrito con tal intensidad que todo el vecindario lo percibía... Conforme el tratamiento avanzaba, y después de haberle administrado la SDC, esta manifestación disminuyó considerablemente. Es por este motivo por el que supongo que una desintoxicación gradual del cuerpo disminuye la transformación del DMSO en la forma gaseosa del dimetilsulfóxido. O dicho de otra forma, se genera un olor más fuerte cuando al organismo le falta poder oxidativo como consecuencia de una enfermedad o intoxicación, es decir, cuando el sistema inmunitario está debilitado. Hasta ahora no había sido posible fundamentar esta hipótesis porque, por lo general, no podemos observar a los pacientes con tanta exactitud, ya que bien se marchan de la consulta tras someterse al tratamiento con DMSO, bien se lo aplican ellos mismos en casa. Si la intensidad del olor –o sea, la cantidad de dimetilsulfóxido que desprende el cuerpo– fuera realmente una variable dependiente del trastorno, podríamos tenerla en cuenta para evaluar el proceso. En pocas palabras: según la hipótesis, como consecuencia del metabolismo reductor un organismo debilitado o intoxicado desprende un olor más intenso que otro que esté sano, en el que el DMSO administrado se transforma casi exclusivamente en metilsulfonilmetano (MSM), lo que es deseable. Le invitamos cordialmente a que comparta sus propias experiencias y observaciones con la editorial o con nosotros. Con frecuencia, los casos de las consultas son mucho más valiosos para acrecentar el conocimiento general que la investigación «estéril» de los fundamentos en un laboratorio, especialmente porque, en lo que respecta al DMSO, esta última casi se ha agotado.

Evidentemente, la intensidad con la que se produce el olor depende principalmente de la constitución de cada uno y está relacionada con el estado metabólico y, en concreto, con la actividad de las enzimas hepáticas. Seguro que conoce a algunas personas que toleran el alcohol mejor que otras. Sin embargo, parece que a partir del tratamiento inicial se produce una clara disminución de la producción de DMS, siempre y cuando el organismo se vaya curando. También observo con regularidad y en la misma medida que las manifestaciones cutáneas que acompañan a su aplicación externa –tales como picor, enrojecimiento, etc.– remiten claramente en aplicaciones sucesivas.

Karin Fietzner también es una quiropráctica muy cualificada y trata, con resultados igualmente buenos, tanto a bípedos como a cuadrúpedos mediante este procedimiento. Por este motivo, en su entorno también es conocida como la «componedora de caballos».

Todo lo que se ha dicho en los capítulos anteriores sobre las posibles combinaciones de DMSO con otros principios activos (alternativos) también es aplicable al tratamiento de los animales. Por ejemplo, los agentes antiinfecciosos oxidativos como el MMS o el peróxido de hidrógeno pueden alternarse en todo momento con el DMSO mezclándolos con agua. El tratamiento contra el cáncer del Dr. Tucker, consistente en mezclar DMSO con hematoxilina natural, también ha resultado ser sumamente efectivo en los perros[16]. En mi opinión, el DMSO también puede administrarse de manera preventiva a aquellos animales que tengan un fuerte rendimiento físico −sea porque dispongan de mucho espacio o porque trabajen−: disminuye la propensión a las lesiones y a las enfermedades a la vez que aumenta el rendimiento debido a que el DMSO, junto con su principal metabolito, el MSM, abastece magníficamente los tejidos del cuerpo de azufre orgánico y, al mismo tiempo, aporta estabilidad y flexibilidad al aparato locomotor.

Hasta ahora solo hemos hablado de los mamíferos. En su caso, podemos partir de que muchos procedimientos fisiológicos del organismo −principalmente la metabolización del DMSO− transcurren de igual o similar manera que en el ser humano. Desde un punto de vista científico, esto es una gran simplificación, pero válida en el marco de nuestras consideraciones. En los animales, los procesos de excreción o las reacciones de los tejidos a veces se desarrollan de otra manera. Un ejemplo de ello lo constituye la mejor capacidad «interna» de curar las heridas por medio de la alantoína, la cual algunos mamíferos pueden formar a partir del metabolito ácido úrico. Por desgracia no todos los homínidos disponen de esta cualidad, ya que carecen de la enzima correspondiente, por lo que el ácido úrico se excreta «desaprovechado», e incluso puede producir gota si hay demasiado en la sangre. No obstante, los seres humanos pueden obtener la alantoína a partir de alimentos que la contengan −escorzonera, judías verdes, coliflor− o como aditivo en cosméticos para el tratamiento externo de la piel. Pero volvamos a la aplicación del DMSO en los animales. Hasta el momento, solo existen experiencias aisladas de contemporáneos amigos de la experimentación a los que, en algún momento, se les ocurrió la idea de emplear el DMSO del que disponían en favor del estado de salud de sus mascotas exóticas. En un futuro, sería muy bueno que los lectores de este libro nos expusieran sus casos para ampliar los datos disponibles sobre la aplicación del DMSO en animales. Así, el DMSO puede añadirse al agua de los acuarios o de los terrarios y, dado el caso, alternarse con MMS. También parece lógico añadirlo al agua de los pájaros.

Igualmente, podría «tratarse» una colmena de abejas colocando una bandeja plana en el suelo de la estructura. Hace tiempo que los Acáridos (*Varroa destructor*) se han vuelto resistentes a los remedios sintéticos oficialmente autorizados para combatirlos en las abejas. Con frecuencia, las sustancias naturales contra la varroasis –el ácido fórmico, el ácido oxálico y el ácido láctico– no son suficientemente seguras o efectivas, de ahí que el tratamiento de las colmenas a base de DMSO combinado con MMS pueda resultar una alternativa completamente nueva y, al mismo tiempo, fácil de utilizar. Ya se han llevado a cabo los primeros ensayos con buenos resultados…

DÓNDE SE PUEDE ADQUIRIR

Lamentablemente y en atención al conjunto de su actividad comercial, con frecuencia no podremos facilitar los nombres de los proveedores que consideramos más recomendables, tanto por la calidad como por el precio de las materias primas y del material que suministran. En el pasado, las recomendaciones públicas para adquirir estas sustancias dieron lugar a que las empresas fuesen objeto de diversos tipos de presiones por parte de distintas autoridades o de otras «partes interesadas». Así es que si lo hiciésemos, estaríamos tirando piedras contra nuestro propio tejado –y contra el suyo–, ya que dificultaríamos la disponibilidad ilimitada del DMSO y demás. Si las recomendaciones que le proporcionamos para encontrar un proveedor adecuado no fueran suficientes, desde luego puede ponerse en contacto personalmente con la editorial. También tiene la posibilidad de adquirir esta información en nuestros talleres (www.pranatu.de [en alemán]) [N. de la T.: Tanto los proveedores como los formatos y la disponibilidad que se dan en este capítulo se refieren a Alemania, por lo que pueden variar de un país a otro.]

Ácido ascórbico

La denominada vitamina C se vende en tres categorías diferentes. En primer lugar, en polvo puro e incoloro para el consumo humano, en envases de 50, 100 o más gramos. Las cajas pueden adquirirse en tiendas de productos dietéticos, supermercados o farmacias. En segundo lugar, también pueden adquirirse en diversas tiendas y farmacias comprimidos, cápsulas o tabletas efervescentes con un contenido de entre 100 y 1000 miligramos de ácido ascórbico. En tercer lugar, como ampollas (por ejemplo, de 500, 750 o 1000 miligramos) o inyectables (por ejemplo, de 7,5 gramos en 50 mililitros) de solución acuosa estéril para su administración intravenosa. También se venden sin receta y las fabrican empresas como Pascoe, Dr. Loges o Wörwag, entre otras. Puede haber diferencias de precio considerables. Antes de administrarlas por vía intravenosa, hay que diluir las dosis elevadas en una solución isotónica para perfusión. Fundamentalmente, hay que tener en cuenta que la absorción del ácido ascórbico libre resulta más difícil a partir de una solución más ácida, como pueda ser las de las tabletas efervescentes disueltas. Y, por el contrario, funciona mejor si se administra con una solución básica en la que el denominado ascorbato esté presente.

Hipoclorito de calcio

La sustancia de partida para el MMS 2, que también se expresa como $Ca(OCl)_2$, puede adquirirse como un polvo blanco al 70 % en comercios de productos químicos o de material para el tratamiento de piscinas. Dado que está clasificada como una sustancia peligrosa debido a su tendencia a descomponerse, su venta a particulares está limitada. Los precios oscilan entre los 20 y los 30 euros por kilogramo. Debe mantenerse en un lugar seco y lo más lejos posible de otros materiales. Para utilizarlo como solución acuosa en la desinfección de heridas o añadido al agua del baño, entre otras cosas, hay que añadir la cantidad necesaria de polvo de hipoclorito de calcio mezclándolo con la cantidad de agua previamente medida.

DMSO

Puede adquirirse en muchas tiendas en Internet, en comercios de productos químicos o en farmacias en su forma pura o en calidad farmacéutica (mínimo al 99,8 %). Pero cuidado: también se ofrecen calidades inferiores o se piden precios exorbitados. El DMSO debe ser inodoro e incoloro y debe solidificarse por debajo de los 18,5 °C, perdiendo su estado líquido. El precio por kilogramo, conforme a la calidad que establece la farmacopea europea, oscila entre los 30 y los 40 euros. Como es natural, las cantidades inferiores a 100 mililitros son proporcionalmente más caras.

Tengo entendido que algunos farmacéuticos o médicos rurales carecen de información alguna sobre las propiedades del DMSO que se han investigado hasta el momento. Paradójicamente, estos grupos profesionales se dedican a meter miedo y a exagerar porque, al parecer, temen por el volumen de su negocio o por su hegemonía en materia de competencia terapéutica. Con el fin de que sus clientes se sientan inseguros, estos «estudiosos» hacen afirmaciones que van desde «prohibido» hasta «venenoso». Por este motivo, **el DMSO se vende libremente y es un ingrediente de muchos fármacos destinados a personas y animales en todo el mundo.** Las numerosas pruebas de seguridad médicas, fisiológicas y farmacológicas que se han llevado a cabo indican que es prácticamente imposible alcanzar el umbral de toxicidad, ya que las cantidades serían tan elevadas que no parece posible que una persona pueda llegar a «tragárselas». Por ello, el DMSO es mucho más seguro que la mayoría de los medicamentos habituales, incluyendo otras sustancias naturales tales como la cafeína o la sal común.

ME

Los denominados microorganismos eficientes pueden adquirirse como solución cultivada o como producto acabado con aditivos prebióticos. Entre otros, contienen bacterias ácido-lácticas, levaduras y bacterias fototróficas. Sus posibles aplicaciones terapéuticas generales y sus efectos –que oficialmente suelen limitarse a «complemento para la tierra»– son tan variados como sorprendentes, sea como remedio rápido y eficaz contra muchos problemas cutáneos, para regular la flora intestinal o para la mejora del ambiente en interiores. Dedicarse a estos cultivos le proporcionará una gran satisfacción. Simplemente, busque «microorganismos eficientes» en Internet. Con algo de suerte y las soluciones nutritivas apropiadas, puede multiplicar sus propias ME, lo que resulta aconsejable, ya que los diversos productos terminados suelen venderse bastante caros.

Galactosa

Está disponible como polvo blanco y tiene un aspecto parecido al de las tabletas de glucosa, pero, al contrario que estas, es considerablemente más cara, ya que su elaboración es bastante costosa y se produce en menor cantidad. El precio de los 500 gramos está entre los 85 y los 140 euros, así es que es recomendable buscar un vendedor económico en Internet. Fundamentalmente está disponible a través de farmacias *online*.

Agua purificada

Puede comprarse o elaborarla uno mismo. Por un lado, hay que diferenciar entre agua con sales o sin sales, así como entre agua esterilizada o no esterilizada. El agua sin sales se conoce como «agua destilada» y está disponible, por ejemplo, en garrafas de cinco litros para rellenar baterías de coches, para la plancha, etc. Por lo general, no está destilada, sino ultrafiltrada, o proviene de lo que se denomina *planta de ósmosis inversa*, que, a su vez, recibe el nombre de *agua RO* por el término inglés *reverse osmose*, utilizado para referirse a la ósmosis inversa. También existen numerosas variantes de equipos de ósmosis inversa para el consumo particular, por lo que uno mismo puede preparar agua destilada sin esterilizar en todo momento. Las membranas de los filtros de RO no solo eliminan del agua potable los iones de sales más habituales – tales como sodio, calcio, sulfatos, etc.–, sino también microorganismos, metales pesados, residuos de aditivos o de fármacos. Estos dispositivos están disponibles como electrodomésticos estándares para cocinas y mientras que algunos tienen su propio depósito, otros cuentan con una jarra de cristal. Así mismo, los hay que se conectan directamente al suministro de agua de la casa y otros que se llenan a mano. Como ya he dicho, la variedad es enorme y el agua sometida a ósmosis inversa es muy apropiada para todos los usos. Sea para prepararse un té, para ablandar granos triturados de cereales o para elaborar un remedio, el agua depurada le ofrecerá propiedades completamente nuevas. La auténtica agua destilada, es decir, aquella que se obtiene a partir de la evaporación y la condensación, está disponible a través de distribuidores de productos químicos o en farmacias y carece completamente de sales, aunque tampoco es estéril.

Si desea disponer de agua depurada, pero que no esté destilada, puede remineralizar sencillamente el agua RO o destilada añadiendo sal marina o de roca con un valor integral. Puede hacerse a ojo añadiendo una pizca de sal al agua. Si lo que desea es preparar agua isotónica, deberá calcular la cantidad de sal con exactitud. El agua isotónica tiene un contenido de electrolitos del 0,9 %, equivalente a diluir nueve gramos de sal en un litro de agua. El agua depurada y remineralizada es ideal para diluir DMSO con independencia de que sea para aplicarlo externamente o para elaborar una solución bebible.

Sin embargo, para elaborar diluciones para gotas óticas, colirios o gotas nasales y, especialmente, para perfusiones, ¡tiene que utilizarse agua isotónica <u>esterilizada</u>!

¿Cómo y dónde puede conseguirse? Muy sencillo: en farmacias (*online*) pueden comprarse soluciones ya listas para perfusión en frascos de cristal o de plástico, o en bolsas, en la cantidad y tamaño deseados. Su denominación es «solución salina isotónica estéril» o «solución estéril de NaCl al 0,9 %». Estas soluciones se venden libremente a precios asequibles en formatos que van desde los 100 mililitros al litro. Para preparar diluciones de DMSO que no sean inyectables, sencillamente, se toma la cantidad necesaria de agua esterilizada con una cánula (amarilla) y una jeringa a través de la membrana del frasco o bolsa. Para elaborar infusiones perfundibles, debe procederse tal y como se describe en el capítulo 2.4.

En resumen: el agua destilada, es decir, depurada y sin sales, puede adquirirse en droguerías, supermercados y farmacias o elaborarla uno mismo con un dispositivo de ósmosis inversa. La remineralización se lleva a cabo añadiendo nueve gramos de sal natural integral por litro de agua (isotónica). ¡Ninguno de estos tipos de agua es estéril!

Si se necesita agua esterilizada, por ejemplo, para preparar gotas óticas, para tratar heridas abiertas o para inyecciones o perfusiones, deben comprarse frascos o bolsas de fluidos isotónicos para perfusión en una farmacia. Se trata de una solución de cloruro sódico al 0,9 %.

Hematoxilina

Se trata de una sustancia natural, de color beis y en polvo que se emplea en las técnicas de tinción para microscopios en biología, fisiología y patología. Es necesario asegurarse de que el distribuidor de material de laboratorio en cuestión proporcione la sustancia realmente pura. La mayoría suelen ser preparados líquidos que contienen otras sustancias añadidas y que, por lo general, se emplean en microscopia para la preparación de muestras. El precio del polvo en estado puro suele estar en torno a los 200 euros los 100 gramos.

Soluciones para perfusión

En las farmacias (*online*) pueden adquirirse todos los accesorios necesarios para su administración en las más diversas variedades. Por lo general, para las distintas aplicaciones se emplean recipientes de perfusión –de cristal o plástico– con 500 o 1000 mililitros de solución salina estéril isotónica (= solución de NaCl al 0,9 %). Las diferencias entre los productos más habituales (Braun, Fresenius…) radican sobre todo en lo que a la membrana perforable se refiere. Algunas son tan estrechas o «recalcitrantes» que atravesarlas con el instrumental de perfusión o inyectar sustancias resulta considerablemente difícil. Otra diferencia es la cantidad. Así, hay recipientes para perfusión que están especialmente concebidos para que se añadan mayores cantidades de sustancias, por lo que no están completamente llenos de la sustancia isotónica de base, sino que queda espacio suficiente para que se inyecten otros fluidos que forman parte del compuesto en cuestión. ¡Experimente por su cuenta! En nuestros talleres y seminarios mostramos las diversas posibilidades y «variedades de precios». Así mismo, podrá aprender a elaborar y administrarse a sí mismo diversas soluciones perfundibles.

Ácido lipoico

El ácido lipoico lo ofrecen diversas empresas y el formato más habitual son cápsulas o comprimidos de 600 miligramos. También hay algunas marcas comerciales que lo venden como ampollas o solución para perfusión de 50 mililitros. ¡Vale la pena comparar los precios! Se adquiere en farmacias. En comprimidos, un gramo de ácido lipoico cuesta unos 50 céntimos.

MMS/SDC

En Internet lo ofrecen numerosos distribuidores a precios relativamente similares –por ejemplo, el lote completo de MMS de 100 mililitros por unos 25 euros–. En el caso del MMS clásico, normalmente se trata de lotes de dos frascos: la solución acuosa de clorito sódico al 22,4 % y el denominado activador, que suele consistir en ácido cítrico, tartárico o clorhídrico en la concentración indicada. Si desea utilizar otro activador –ácido láctico, bisulfato de sodio, vinagre…–, debe asegurarse de que podrá adquirir la solución original en un frasco independiente. Otra posibilidad que resulta más económica consiste en comprar el clorito sódico en polvo y elaborar uno mismo la solución acuosa al 22,4 %. Puede adquirirse a través de proveedores de productos químicos o de material para piscinas. La solución ya preparada al 22,4 % también puede adquirirse al por mayor. Inconveniente: debido a su acción cáustica, el clorito de sodio está clasificado como sustancia peligrosa y oficialmente no debe venderse a cualquiera. Por otra parte, como consumidor particular, por lo general se necesitan pequeñas cantidades y no un fardo de un kilogramo, salvo que desee bañarse frecuentemente en MMS o que vaya a utilizarlo para encargarse del mantenimiento de su propia piscina. Hay que volver a recordar que el clorito sódico y el principio activo dióxido de cloro que se genera a partir de él están contemplados dentro del reglamento alemán sobre agua potable y en los países (o economías domésticas) pudientes se tiende a emplearlos para tratar el agua de piscinas. Si se compara con el tratamiento del agua habitual y más barato a base de cloro –que es bien sabido que resulta perjudicial para la salud–, el agua tratada con dióxido de cloro, a las concentraciones recomendadas, tiene unos efectos sumamente positivos. Por ello, ¡es imposible que se prohíba el uso del MMS «en personas» debido al clorito sódico! Algunas de las amenazas que se han recibido por parte de diversas autoridades o instigadores resultan «comprensibles» con base en los intereses de la industria de las píldoras. Teniendo en cuenta la situación legal vigente y la enorme cantidad de datos disponibles sobre la seguridad del $NaClO_2$, puede estar completamente tranquilo. Además de su aplicación en el tratamiento del agua potable y para las piscinas, este principio activo lleva mucho tiempo empleándose en la industria alimentaria y en otros sectores para tratar el agua y combatir los microorganismos. Así es que asumimos tranquilamente que los vendedores de MMS no deben declararlo como medicamento: lo consideramos como la «típica burocracia» y seguimos haciendo aquello que hacemos por el bien de nuestra salud...

Las soluciones de dióxido de cloro, que son más recientes, contienen el verdadero «principio activo», el dióxido de cloro gaseoso (ClO_2) en estado puro, de ahí la denominación de *solución de dióxido de cloro*. Se trata, por lo tanto, de soluciones ya preparadas que no es necesario activar. Por lo general, suele declararse un contenido en ClO_2 inferior al 0,29 % porque de este modo no se clasifica como sustancia peligrosa y puede enviarse por los canales normales. Los frascos deben guardarse en un lugar fresco, oscuro y bien cerrado, ya que, a temperatura ambiente, el dióxido de cloro se evapora rápidamente y se descompone por la acción de la luz o de las impurezas. No obstante, tras un año de almacenamiento, se detectaron mermas mínimas en el contenido de frascos de cristal violeta con SDC que estaban bien cerrados. En mis talleres enseño, por ejemplo, cómo se puede elaborar una solución fresca de dióxido de cloro a la concentración adecuada utilizando los medios más sencillos.

Ácido láctico (+)

Generalmente denominado ácido láctico dextrógiro (ácido sarcoláctico), puede adquirirse en farmacias y en «tiendas de salud» en Internet como solución al 21 %. En esta presentación puede emplearse, por ejemplo, añadido a bebidas o como activador del MMS. El ácido láctico dextrógico puede comprarse a proveedores de productos químicos en concentraciones más elevadas. Diluyéndolo debidamente con agua purificada, puede obtenerse una solución al 20 % lista para utilizar.

Bicarbonato de sodio

También llamado bicarbonato sódico, hidrogenocarbonato de sodio, carbonato ácido de sodio o, simple y llanamente, bicarbonato, su fórmula química es $NaHCO_3$. Para su aplicación terapéutica, existen fundamentalmente dos presentaciones diferentes del bicarbonato sódico que son importantes para nosotros. En primer lugar, como polvo blanco en diversos grados de pureza. En segundo lugar, como solución estéril al 8,4 % para alcalinizar los medicamentos que se administren por perfusión o inyección.

El uso de la presentación en polvo del bicarbonato es sumamente variado. Se trata de un ingrediente de la levadura en polvo, de los comprimidos efervescentes y del agua carbonatada y es un apreciado remedio para combatir la acidez de estómago. El Prof. Dr. Max Schmidt, el «profesor de culto» de la Universidad de Wurzburgo, quien en los años 80 y principios de los 90 dejó su impronta en los fundamentos de la química dirigida a todos los científicos y médicos, en lo referente al tema del bicarbonato de sodio siempre se remitía a un viejo eslogan publicitario: «¡Tras el atracón necesitamos Bullrich Salz para la digestión!» [N. de la T.: Bullrich Salz es el nombre de la marca de un célebre remedio contra la acidez de estómago que el farmacéutico August Wilhelm Bullrich creó en Berlín a mediados del siglo XIX.] Estas sales están compuestas por hidrogenocarbonato de sodio al 100 %, pero carecen del efecto secundario a largo plazo que tienen los inhibidores de la bomba de protones. También se emplea en productos para el baño y en pastas de dientes, en productos de limpieza, para ablandar el agua o como aditivo en la industria alimentaria (regulador de la acidez E-500). Igualmente, se utiliza en la agricultura para combatir los hongos, para estabilizar el valor del pH en acuarios y piscinas y para mezclarlo con drogas ilegales. En pocas palabras: puede adquirir bicarbonato en polvo de buena calidad y por poco dinero en cualquier parte (tiendas de productos alimentarios, dietéticos, farmacias). Lo necesitamos como regulador del pH en diversos preparados.

Por el contrario, las soluciones ya preparadas al 8,4 % solo pueden obtenerse en farmacias. Se emplean en infusiones básicas (véase 2.5.2) contra la acidosis (hiperacidez) o para mezclado con la procaína para mejorar su acción. Un frasco de 250 mililitros cuesta, como mínimo, de 6 a 8 euros, suponiendo que se trate de precios al por mayor. Para extraer cierta cantidad, se utiliza una jeringa-cánula o un *spike* (un pincho con función de purga y un adaptador Luer), que puede dejarse insertado en la membrana del envase para varios usos.

Procaína

Puede adquirirse libremente en farmacias en ampollas de dos y cinco mililitros como solución al 2 % de clorhidrato de procaína. Algunas marcas habituales son, por ejemplo, Pascoe, Loges, Hevert o Steigerwald, entre otras. Los precios de una ampolla de procaína de dos mililitros al 1 % oscilan entre los 30 céntimos y los 1,25 euros, dependiendo de la cantidad. Por este motivo, vale la pena comparar. Las soluciones de procaína pueden inyectarse sin mezclar o combinarse con otros medicamentos (bicarbonato de sodio, DMSO, remedios homeopáticos...). Muchos terapeutas tienen sus propias fórmulas dependiendo del objetivo del tratamiento. Las inyecciones intracutáneas, la eliminación de cicatrices por el método Huneke o la «acupuntura basada en sustancias» son solo algunas de las muchas aplicaciones posibles de este viejo y apreciado remedio.

Peróxido de hidrógeno

Puede adquirirse en diversas concentraciones en farmacias o a través de distribuidores de productos químicos. Por lo general, en las farmacias se venden preparados de H_2O_2 del 1,5 al 3 %, certificados según la farmacopea alemana. La denominación es, por ejemplo, «agua oxigenada al 3 % DAB 11». El litro cuesta de tres a ocho euros y puede aplicarse directamente. Si uno desea preparar otra concentración, es aconsejable comprar agua oxigenada al 30 % de calidad *Ph. Eur.* Atención: ¡¡¡es muy cáustica!!! Puede diluirse con la cantidad de agua que se desee —¡llevando gafas protectoras y unos guantes apropiados!—. Para adquirir soluciones de H_2O_2 tan concentradas, los comerciantes suelen exigir un documento acreditativo de su utilización, un certificado de destino final o un certificado de competencia. En primer lugar, porque se trata de una sustancia peligrosa y, en segundo lugar, porque, en ocasiones, algunos asesinos fanáticos la utilizan para elaborar cierto tipo de explosivo líquido. He aquí otro ejemplo más de cómo es posible utilizar una misma cosa para hacer el bien o el mal a las personas. Dado que es evidente que existe una conciencia mundial global, deberíamos tratar con afecto a todos nuestros congéneres y no con afán asesino.

Las soluciones de agua oxigenada con concentraciones bajas tienen unas aplicaciones sorprendentemente variadas, por lo que vale la pena dedicarse a probarlas.

Otros utensilios

Si desea ir más allá de la fase de la «cucharilla de café», los necesitará, pues son especialmente útiles para medir, manipular y aplicar el DMSO y muchas otras sustancias. Normalmente, por poco dinero pueden conseguirse pipetas y probetas para medir, jeringas, cánulas, filtros, etc. Por ejemplo, una cánula de un paquete de 100 cuesta unos dos céntimos; una jeringa de 10 mililitros, en torno a los cinco céntimos, y un filtro de jeringa –grosor del poro de 200 nanómetros–, de uno a dos euros. Puede adquirir todas estas cosas en una farmacia, pedírselas a algún médico o naturópata amigo o comprárselas a proveedores y mayoristas de suministros médicos. Lo mismo es aplicable para los materiales auxiliares «de segunda», tales como apósitos, guantes desechables, catéteres intravenosos, instrumental para perfusiones, aerosoles desinfectantes, bandas elásticas, etc. Sin embargo, hay que incidir una vez más en que, en lo que respecta al DMSO, es posible obtener un gran beneficio empleando los objetos más sencillos, tales como un pincel, una cucharilla, una huevera y cosas por el estilo. Utilícelos con toda tranquilidad y aproveche estas económicas posibilidades.

SINOPSIS DE LA DOSIFICACIÓN

Aquí encontrará un resumen de las posibles vías de administración y de las cantidades indicadas en el uso del DMSO. Aunque en lo que respecta al valor DL_{50} su tolerancia es excelente, en el autotratamiento debe comenzarse siempre con cantidades pequeñas.

Las cantidades indicadas siempre se refieren al DMSO puro (elaborado según la farmacopea europea) con un contenido aproximado del 99,8 %. Dado que muchas tiendas de Internet también venden soluciones ya preparadas al 70 % o incluso más diluidas, hay que prestar atención a lo que pone en la etiqueta.

En los capítulos dedicados a su aplicación encontrará más consejos sobre cómo medirlo, mezclarlo y guardarlo. Encontrará las indicaciones sobre el agua apropiada en el capítulo dedicado a dónde se puede adquirir.

Antes de utilizarlo por primera vez, ¡recuerde hacer la prueba de tolerancia! (Página 72).

USO EXTERNO SOBRE LA PIEL

¡Nunca debe aplicarse DMSO puro! Siempre se prepararán soluciones acuosas en la concentración adecuada. Por ejemplo, para preparar una solución de DMSO al 60 %, deberá mezclar seis partes de DMSO puro con cuatro de agua.

Concentraciones adecuadas para el uso externo:

Pies/piernas:	Soluc. acuosa de DMSO al 60–80 %
Tronco/brazos:	Soluc. acuosa de DMSO al 40–70 %
Cuello/cabeza:	Soluc. acuosa de DMSO al 35–50 %
Gotas óticas / nasales	Soluc. acuosa isot. de DMSO al 25–50 %

Zonas de piel abiertas	Soluc. acuosa isot. estéril de DMSO al 30–60 %
Verrugas	Soluc. acuosa al 80-90 %, aplicar mediante toques con un bastoncillo
Forma particular para colirios	Soluc. acuosa isot. estéril de DMSO al 0,5 %

Por lo general, se comienza por una o dos aplicaciones diarias. Como las soluciones de DMSO son muy fluidas, con unos pocos mililitros es posible humedecer la piel completamente. Para ello, basta con verter una pequeña cantidad en un vaso. Luego se aplica el líquido con un pincel, con las manos, con un bastoncillo, etc., o se administra, dependiendo del caso, por ejemplo, con una pipeta. El agua esterilizada isotónica –para heridas abiertas o colirios– puede adquirirse en toda farmacia, en frascos de plástico o cristal, en formatos que van de 0,1 a un litro.

Si desea utilizar el DMSO para tomar un baño, dependerá de lo que pretenda conseguir. Con pequeñas cantidades de unos pocos mililitros ya se consigue una mejora del transporte de otros principios activos en el agua del baño, tales como el dióxido de cloro o el peróxido de hidrógeno. Con cantidades mayores sentirá «todo» el efecto del DMSO con mayor intensidad. No obstante, su aplicación directa sobre la piel es la forma más efectiva de utilizar el DMSO, es decir, de obtener un mayor aprovechamiento terapéutico.

Uso interno

Beber una solución de DMSO muy diluida es la forma más sencilla de aplicación. Sin embargo, parece que esta vía de administración es la que inicialmente y con mayor frecuencia da lugar a dolor de hígado, de cabeza, mareos, etc. Para proporcionar al cuerpo la cantidad deseada de DMSO, basta con ingerir la mezcla una vez al día. Por ejemplo, después del desayuno.

La dosis diaria, es decir, la cantidad total diaria de DMSO que hasta el momento se ha administrado en los ensayos clínicos, viene dada por el peso corporal: está en torno a los 0,05-1 gramos de DMSO por kilogramo de peso corporal. Para una persona que pese 70 kilogramos, será de 3,5 a 70 gramos o de tres a 65 mililitros. **¡El DMSO tampoco debe ingerirse nunca en estado puro!** Siempre se tomarán mezclas muy diluidas con un máximo de 15 mililitros (unos 16,5 gramos) de DMSO puro en un gran vaso con 0,3 litros de agua, zumo o una mezcla de ambos, té, etc. Una medida sencilla es utilizar una cucharilla metálica de café, que equivale a unos 3,5 gramos de DMSO. **Es decir, un máximo de cuatro a cinco cucharillas de café de DMSO por vaso mezclado con 0,3 litros de agua, zumo o té.** Si la dosis diaria tuviese que ser superior, habrá que preparar una bebida adicional.

EJEMPLOS DE DOSIFICACIÓN

Peso corporal	Dosis inicial	Dosis máxima
40 kg	2 g	40 g
50 kg	2,5 g	50 g
60 kg	3 g	60 g
70 kg	3,5 g	70 g
80 kg	4 g	80 g
90 kg	4,5 g	90 g
100 kg	5 g	100 g

Para hacer enjuagues bucales, lo indicado es una solución acuosa del 5 al 20 %, lo que quiere decir que, por ejemplo, se mezclan 10 gramos de DMSO puro (unas tres cucharillas de café) en un vaso con 100 mililitros de agua, obteniendo una solución al 10 %. También puede aplicarse una solución más concentrada de DMSO (hasta un 80 %) dando unos toques con un bastoncillo en aquellas partes de la mucosa bucal que, por ejemplo, estén inflamadas o tengan heridas.

SEMINARIOS Y CONFERENCIAS

El autor, el Dr. Fischer, imparte seminarios y conferencias sobre el DMSO, el MMS, la SDC y otros principios activos alternativos en Alemania, Austria y Suiza. Encontrará información al respecto en el sitio web www.pranatu.de dentro del apartado dedicado a seminarios (en alemán).

EPÍLOGO

En las páginas precedentes ha leído lo que el DMSO es capaz de hacer y lo que podría hacer por usted, y si le ha pasado como a mí, lo ha hecho con sumo agrado, de tal forma que casi lamento que este libro tan instructivo, fácil de entender y claramente estructurado haya llegado a su fin, pues combina el placer de leer con la transmisión efectiva del conocimiento y me alegra tener que confesar que, pese a estar familiarizada con el tema, he aprendido cosas nuevas.

Me alegra que el Dr. Hartmut Fischer haya asumido la tarea de escribir *La guía del DMSO*, pues estoy convencida de que es la persona más indicada que conozco para ello –incluyéndome a mí misma–. Ello se debe, entre otras cosas, a sus conocimientos previos, los cuales le han permitido integrar de una manera ideal sus conocimientos de química, los resultados de la investigación químico-farmacológica y su experiencia práctica como naturópata con personas enfermas, todo aunado en *La guía del DMSO*. Gracias a ello pudo escribir una obra maestra cuyo mérito consiste en explicar con sencillez procesos complejos, haciéndolos comprensibles, y reducir a lo más esencial los conocimientos de muchos años de experiencia en beneficio de muchas personas, a lo que hay que añadir los numerosos «descubrimientos» e ideas que el Dr. Hartmut Fischer ha aportado.

Su formación comenzó con un bachillerato marcado por las humanidades, que, sin embargo, dio lugar a una carrera científica en la Facultad de Química y Farmacia de la Universidad bávara Julius Maximilians de Wurzburgo. A continuación, trabajó varios años en empresas importantes dentro de la industria farmacéutica investigadora. Además, estuvo trabajando en un proyecto de la Asociación Alemana de Investigación (Deutschen Forschungsgemeinschaft) en el Instituto de Química Orgánica de la Universidad de Wurzburgo desarrollando la síntesis quiral y dedicó varios años de su vida profesional al desarrollo y aplicación del tratamiento de las aguas. Tomó una excedencia por paternidad para sus dos hijos y se decidió a formarse como naturópata por pura vocación.

Al mismo tiempo se comprometió de manera honoraria con el servicio de salvamento y con la educación de adultos en la Cruz Roja de Baviera y se formó en Acompañamiento al Moribundo en el Servicio de Atención a Moribundos de Fulda.

En la actualidad sigue compartiendo sus experiencias como naturópata y como profesor en cursos para naturópatas, así como sobre el MMS/DMSO. Los interesados encontrarán toda la información al respecto en el sitio web www.pranatu.de (en alemán).

El Dr. Hartmut Fischer conjuga unos profundos conocimientos científicos con un modo de vida orientado hacia la experiencia en la curación de las personas y la investigación. Todo lo que dice o escribe proviene del conocimiento, de lo trascendente y del respeto hacia el prójimo. Y lo que más valoro de él es su integridad. Puede estar seguro de que todo lo que aquí se ha recopilado para usted –de manera sumamente profesional– tiene el único propósito de contribuir a su bienestar. El Dr. Fischer ha hecho todo lo que ha podido, y eso es mucho. Ahora depende de usted el saber aprovecharlo. ¡Le deseo mucho éxito!

Con mis mejores deseos.
Dra. Antje Oswald

BIBLIOGRAFÍA

1 Muir, M.: DMSO: Many Uses. Much Controversy, *Alternative and Complementary Therapies*, 1996, 230.

2 Kleberger E.: Linse mit doppeltem Brennpunkt (Butzenscheibenlinse) erzeugt durch toxische Dosen von Dimethylsulfoxyd (DMSO) an Hunden, *Graefe's Archive for Clinical and Experimental Ophthalmology*, 1967, 173/2, 269.

3 Wood, D. C., Wirth, N. V.: Weitere Untersuchungen zur Wirkung von Dimethylsulfoxyd am Kaninchenauge, *DMSO-Symposium, Vienna*, Berlin/Saladruck, 1966, 58.

4 Saytzeff, A. M.: Über die Einwirkung von Salpetersäure auf Schwefelmethyl und Schwefeläthyl, *Liebigs Annalen der Chemie und Pharmazie*, 1867, 144, 148.

5 Ueltschi, G., Schlatter, C.: Effect of dimethyl sulfoxide on the percutaneous penetration of phenylbutazone and 3 H-flumethasone, *Archiv für Experimentelle Veterinärmedizin*, 1974, 28, 101.

6 Layman, D. L., Jacob, S. W.: The absorption, metabolism and excretion of dimethyl sulfoxide by rhesus monkeys, *Life Sciences*, 1985, 37, 2431.

7 Hucker, H. B., Miller, J. K., Hochberg, A., Brobyn, R. D., Riordan, F. H., Calesnick, B.: Studies on the absorption, excretion and metabolism of dimethylsulfoxide (DMSO) in man, *The Journal of Pharmacology and Experimental Therapeutics*, 1967, 155, 309.

8 Gerhards, E., Gibian, H.: Stoffwechsel und Wirkung des Dimethylsulfoxids, *Naturwissenschaften*, 1968, 9, 435.

9 Williams, K. I. H., Burstein, S. H., Layne, D. S., *Archives of Biochemistry and Biophysic.*, 1966, 113, 251.

10 Kolb, K. H., Jaenicke, G., Kramer, M., Schulze, P. E., Absorption, distribution, and elimination of labeled dimethylsulfoxide in man and animals, *Annals of the New York Academy of Sciences* 1967, 141, 85.

11 Kietzmann, M., Scherkl, R., Schulz, R.: Pharmakologie der Entzündung und der Allergie, *Lehrbuch der Pharmakologie und Toxikologie für die Veterinärmedizin* (Stuttgart, Enke Verlag), 2002, 2. Edition, 318.

12 Self, R., Casey, J. C., Swain, T.: *Nature*, 1963, 200, 885.

13 Brayton, C. F.: Dimethyl sulfoxide (DMSO): A Review, *The Cornell Veterinarian*, 1986, 76, 61.

14 Martin, D., Weise, A., Niclas, H. J.: *Angewandte Chemie*, 1967, 79, 340.

15 Schläfer, H. L., Schaffernicht, W.: *Angewandte Chemie*, 1960, 72, 618.

16 Gaylord Chemical: DMSO-Sicherheitsdatenblatt gemäß 1907/2006/EG, Artikel 31, überarbeitet am: 04.05.2011 Versions-Nr: 3.

17 Sears, P. G., Lester, G. R., Dawson, L. R., *Journal of Physical Chemistry*, 1956, 60, 1433.

18 MacGregor, W. S., *Annals of the New York Academy of Sciences*, 1967, 141, 3.

19 Walker, M. D. M.: DMSO - NATURE'S HEALER, New York/Avery, 1993.

20 Jacob, S. W., Herschler, R.: Pharmacology of DMSO, Academic Press, 1985.

21 Sommer, S., Tauberger, G.: *Arzneimittel Forschung*, 1964, 14, 1050.

22 Clinical Reports, *Annals of the New York Academy of Sciences*, 1967, 141, 493.

23 Ali, B. H.: Dimethyl sulfoxide: recent pharmacological and toxicological research, *Veterinary and Human Toxicology*, 2001, 43(4), 228.

24 Wood, D. C., Wood, J.: Pharmacologic and biochemical considerations of dimethyl sulfoxide, *Annals of the New York Academy of Sciences*, 1975, 243, 7.

25 Baptista, L., Silva, E. C. Da, Arbilla, G.: Oxidation Mechanism of Dimethyl Sulfoxide (DMSO) by OH Radical in liquid Phase", *Physical Chemistry Chemical Physics*, 2008, 10, 6867.

26 Herscu-Kluska, R., Masarwa, A., Saphier, M., Cohen, H., Meyerstein, D.: „Mechanism of the Reaction of Radicals with Peroxides and Dimethyl Sulfoxide in aqueous Solution", *Chemical European Journal*, 2008, 14, 5880.

27 Chang, C. K., Albarillo, M. V., Schumer, W.: „Therapeutic effect of dimethyl sulfoxide on ICAM-1 gene expression and activation of NF-kap- paB and AP-1 in septic rats.", *Journal of Surgical Research*, 2001, 95, 181.

28 Santos, N. C., Figueira-Coelho, J., Martins-Silva, J., Saldanha, C.: „Multidisciplinary utilization of dimethyl sulfoxide: pharmacological, cellular, and molecular aspects", *Biochemical Pharmacology*, 2003, 67, 1035.

29 Shealy, C. N., *Headache*, 1966, 6, 101.

30 Broadwell, R. D., Salcman, M., Kaplan, R. S.: „Morphologic effect of dimethyl sulfoxide on the blood-brain barrier.", *Science*, 1982, 217, 164.

31 Saeed, S. A., Karimi, S. J., Suria, A.: „Differential effects of dimethyl sulfoxide on human platelet aggregation and arachidonic acid metabolism", *Biochemical Medicine and Metabolic Biology*, 1988, 40, 143.

32 Gorog, P., Kovacs, I. B.: „Antiarthritic and antithrombotic effects of topically applied dimethyl sulfoxide", *Annals of the New York Academy of Sciences*, 1975, 243, 91.

33 De la Torre, J. C., Rowed, D. W., Kawanaga, H. M., Mullan, S.: „Dimethyl sulfoxide in the treatment of experimental brain compression", *Journal of Neurosurgery*, 1973, 38, 345.

34 Kligman, A. M.: „Dimethyl Sulfoxide", *The Journal of the American Medical Association*, 1965, 193, 923.

35 Jacob, S. W., Rosenbaum, E. E.: „Dimethylsulfoxyd: Ein Werturteil nach zweijähriger klinischer Erfahrung", *DMSO-Symposium, Vienna*, Berlin/Saladruck, 1966, 90.

36 Klemm, G. M., Lindner, D., Dietz, O., Mill, J., Richter, W.: „Pharmacologic mechanism of dimethyl sulfoxide (DMSO) based on cytological studies in cattle and clinical observations in sport horses", *Monatshefte für Veterinärmedizin*, 1969, 24, 612.

37 Chen, D., Song, D., Wientjes, M. G., Au, J. L.: „Effect of dimethyl sulfoxide on bladder tissue penetration of intravesical paclitaxel", *Clinical Cancer Research*, 2003, 9, 363.

38 Douwes, R. A., van der Kolk, J. H.: „Dimethylsulfoxide (DMSO) in horses: a literature review", *Tijdschrift voor Diergeneeskunde*, 1998, 123, 74.

39 Ehrlich, G. E., Joseph, R.: „Dimethyl sulfoxide in scleroderma", *Pennsylvania Medical Journal*, 1965, 68, 51.

40 Sams, W. M. Jr., Carroll, N. V.: „Cholinesterase inhibitory property of dimethyl sulphoxide", *Nature*, 1966, 212, 405.

41 Perlman, R. L., Wolff, J.: „Dimethyl sulfoxide: an inhibitor of liver alcohol dehydrogenase", *Science*, 1968, 160, 317.

42 Hillidge, C. J.: „The case for dimethyl sulphoxide (DMSO) in equine practice", *Equine Veterinary Journal*, 1985, 17, 259.

43 Finney, J. W., Urschel, H. C. Jr., Balla, G. A.; Race, George J.; Jay, B. E., Pingree, H. P. Dorman, H. L. Mallams, J. T., *Annals of the New York Academy of Sciences*, 1967, 141, 231.

44 Lishner, M., Lang, R., Kedar, I., Ravid, M.: „Treatment of diabetic perforating ulcers with local DMSO", *Journal of the American Geriatrics Society*, 1985, 33, 41.

45 Leake, C. D., *Science*, 1966, 152, 1646.

46 Smith, E. R., Hadidian, Z., Mason, M. M., *Journal of Clinical Pharmacology*, 1968, 5, 315.

47 Lohs, K. von, Damerau, W., Schramm, T., *Archiv für Geschwulstforschung*, 1971, 37, 1.

48 David, N. A., *Annual Review of Pharmacology*, 1972, 12, 353.

49 Sulzberger, M. B., Cortese Jr., T. A., Fishman, L., Wiley, H. S., Peyakovich, P. S., *Annals of the New York Academy of Sciences*, 1967, 141, 437.

50 Brobyn, R. D., *Medical Tribune*, 1968, 10, 3.

51 Brobyn, R. D.: The human toxicology of dimethylsulfoxide, *Annals of the New York Academy of Sciences*, 1975, 243, 497.

52 Kolb, K. H., *Arzneimittel Forschung*, 1965, 15, 1292.

53 Wiberg, N., „Lehrbuch der Anorganischen Chemie / Holleman-Wiberg", Berlin, W. De Gruyter, 1985, 461.

54 Abdel-Rahman M. S., Gerges S. E., Alliger H., *Journal of Applied Toxicology*, 1982, Volume 2, Issue 3, 160-164.

55 Imaizumi, N., Kanayama, T., Oikawa, K.: „Effect of dimethylsulfoxide as a masking agent for aqueous chlorine in the determination of oxychlorines", *Analyst*, 1995, 1983.

56 Pies, J.: „Wasserstoffsuperoxid", Freiburg, VAK Verlags GmbH, 2004.

57 Last, W., „Krebs natürlich heilen", Immenstadt, Mobiwell Verlag, 2010.

58 McCabe, E.: „Flood your Body with Oxygen", Carson City/Energy Publications LLC, 2010.

59 Mutschler, E., Arzneimittelwirkungen - Lehrbuch der Pharmakologie und Toxikologie, Suttgart, Wissenschaftliche Verlagsgesellschaft, 1991, 6. Auflage.

60 Montes, M., Iglesias-Martínez, E., Penedo, F., Brandariz, I.: „Protonation constants of Procaine in different salts", *Journal of Chemical & Engineering Data*, 2008, 53/7, 1514.

61 Reuter, U., Oettmeier, R., StK-Zeitschrift für angewandte Schmerztherapie, 4/2000.

62 Brockhaus F. A., Mannheim; Auflage: 19, 1984.

63 Tucker, E. J., Carrizo, A., *International Surgery*, 1968, 49, 516.

64 http://de.wikipedia.org/wiki/Ignaz_Semmelweis, 22/03/2012.

65 Michelakis, E., *Cancer Cell*, 2007, 11/37.

66 Wenzel, U., Nickel, A., Daniel, H.: „Alpha-Lipoic acid induces apoptosis in human colon cancer cells by increasing mitochondrial respiration with a concomitant O2-*-generation", *Apoptosis*, 2005, 10/359.

67 Persönliche Information von Prof. em. Siegfried Hünig, Universität Würzburg.

68 Zingerman, L. I.: „Dimethylsulfoxide in the treatment of multiple sclerosis", *Zhurnal Neuropatologii I Psikhiatrii Imeni S. S. Korsakova*, 1984, 84, 1330.

69 Dubner, S. J.: „How real is Restless-Legs-Syndrome", *New York Times*, 20/7/2007

70 Steven Woloshin, Lisa M. Schwartz: Giving Legs to Restless Legs: A Case Study of How the Media Helps Make People Sick, http://www.plosmedicine.org/article/info: doi/10.1371/journal.pmed.0 030170.

71 Miranda-Tirado, R.: Dimethylsulfoxide therapy in chronic skin ulcers, *Annals of the New York Academy of Sciences*, 1975,241, 408.

ÍNDICE DE CONTENIDOS

migraña 188, 219

mitocondrias 106, 124, 148, 169

MMS 1, 7, 46, 55, 61, 89, 96, 99, 100, 103, 104, 106, 107, 108, 109, 110, 111, 112, 113, 114, 115, 116, 117, 118, 119, 120, 121, 122, 123, 125, 140, 158, 166, 167, 170, 171, 172, 174, 185, 203, 204, 208, 209, 221, 222, 223, 225, 226, 227, 229, 230, 232, 233, 238, 247, 254, 265, 268, 269, 275, 276, 282, 284, 299, 300,

MMS 2 55, 108, 109, 117, 118, 119, 120, 121, 166, 271

momento de la toma 85, 158

monoaminooxidasas 127

mordedura de perro 219

MSM 18, 20, 21, 22, 70, 83, 109, 120, 160, 267, 268

muerte celular 124, 146

mutaciones celulares 105

nanofiltro 90, 92, 93, 94, 194

normas de higiene 74, 131

obligación de autorización 87

ombligo 80, 81

operaciones 152, 188, 243, 264

osteítis 221, 222

osteomielitis 222

otitis media 140, 220, 222, 223, 224

oxidación 10, 20, 21, 43, 70, 83, 100, 101, 102, 103, 104, 105, 106, 107, 108, 122, 124, 136, 141, 147, 150, 151

oxidantes 100, 102, 104, 105, 106, 107, 108, 109, 110, 121, 125, 132, 166, 170, 171, 203, 209

oxígeno 20, 22, 30, 31, 32, 38, 43, 44, 47, 51, 100, 101, 102, 104, 106, 107, 108, 109, 119, 121, 123, 124, 126, 127, 133, 160, 170, 188, 192, 193, 205, 206, 223, 254, 255

ozono 100, 108

pancreatitis 132, 224, 225, 228

parasimpático 48, 49

paroniquia 225

pérdida por evaporación 26

perfusión 18, 66, 69, 70, 74, 84, 86, 87, 88, 89, 90, 91, 92, 94, 95, 96, 97, 98, 113, 114, 120, 123, 124, 125, 127, 131, 132, 133, 134, 135, 138, 149, 150, 151, 154, 157, 160, 162, 163, 166, 172, 174, 175, 180, 181, 184, 185, 188, 191, 193, 194, 195, 206, 209, 210, 211, 213, 214, 219, 225, 228, 231, 236, 238, 241, 243, 247, 251, 252, 255, 257, 261, 262, 264, 265, 271, 273, 274, 275, 277, 279

permeabilidad de los tejidos 38

peróxido 104, 124

peróxido de hidrógeno 7, 21, 99, 100, 102, 106, 109, 120, 121, 122, 123, 124, 125, 126, 158, 166, 178, 209, 223, 233, 268, 278, 281

peso específico 27

picaduras de insectos 113, 159, 225

pie de atleta 226, 229

pincel 71, 77, 84, 98, 161, 177, 190, 202, 211, 215, 220, 222, 226, 227, 234, 244, 249, 253, 261, 262, 279, 281

pipeta 61, 62, 63, 65, 66, 71, 72, 84, 122, 209, 263, 279, 281

pirógenos 89, 114, 225

polaridad 26, 30, 31, 32, 33, 39, 46

polineuropatía 141, 193, 220, 227, 228, 248

presión osmótica 39

principio terapéutico 23, 36, 99, 153, 193

problemas en los pies 229

procaína 7, 46, 126, 127, 128, 129, 130, 131, 132, 140, 152, 171, 176, 178, 211, 277, 278

profesiones auxiliares de la salud 87

propiedades farmacológicas 7, 33, 35, 36, 37, 40, 41, 43, 99, 128, 142, 152, 153, 161, 175, 176, 186, 191, 210, 257

propiedades físicas 7, 11, 18, 24, 25, 26, 31, 32, 65

propiedades químicas 7, 26, 29, 143

prostatitis 229, 230

prueba de tolerancia 15, 52, 72, 119, 153, 185, 261, 280

pruebas de toxicidad 54, 86

Pseudomonas 51

psicosis 230, 245

psicosis infantiles 230

psoriasis 189, 230, 231

PTI 158, 231, 232

puentes de hidrógeno 33, 38, 39

puesto de trabajo 174

punto de congelación 26, 65

punto de ebullición 21, 25, 26, 28, 31, 74

punto de inflamación 13, 37, 40, 42, 43, 44, 47, 79, 81, 99, 111, 127, 128, 131, 134, 149, 155, 156, 158, 161, 167, 189, 190, 194, 198, 199, 203, 204, 207, 209, 210, 212, 215, 217, 219, 221, 222, 223, 224, 225, 228, 229, 230, 231, 233, 234, 235, 236, 237, 243, 247, 250, 251, 253, 254, 262

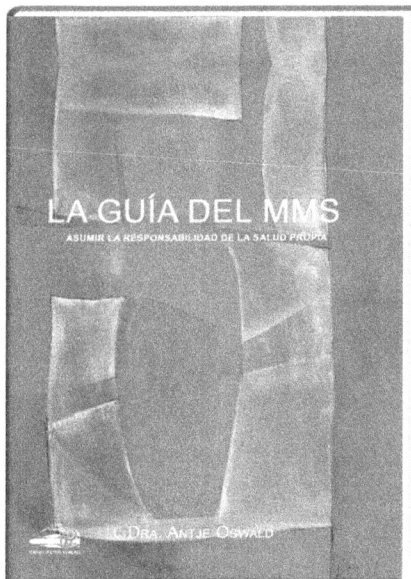

La nueva y amplia obra fundamental sobre el MMS

¿Revolucionará el MMS el tratamiento de muchas enfermedades?

El MMS —una ingeniosa sustancia compuesta por tres átomos— tiene la capacidad de eliminar un gran número de agentes patógenos. Sin embargo, durante mucho tiempo, los usuarios solo contaban con las experiencias de valientes pioneros. Ahora, una doctora se ha encargado del tema. La Dra. Antje Oswald, médica de medicina general, quien tiene un consultorio privado en Detmold, se ha dedicado a estudiar el MMS a fondo y ha arrojado luz sobre hechos asombrosos.

Benefíciese de sus conocimientos prácticos y descubra las múltiples posibilidades que ofrece este increíble remedio.

«Fácil de leer y con una perspectiva lo suficientemente profunda como para satisfacer también el ansia por conocer pormenores y, sobre todo, unas indicaciones claras y precisas para la transformación de unos lectores responsables, este libro tiene todos los ingredientes para asegurarse un puesto permanente dentro de la medicina alternativa».
Uwe Karstädt, naturópata y autor

«¡Muchas gracias por el nuevo libro del MMS! Es realmente estupendo y su lectura es cautivadora. ¡Enhorabuena! Ojalá sean muchas las personas que disfruten de sus beneficios; yo se lo recomiendo a todo el mundo. ¡Es un libro magnífico!».
Dr. Med. Sophia Papadopoulou, médica de medicina general

298 páginas, ISBN 98-3-9815255-2-6

Para más información, visite www.daniel-peter-verlag.de

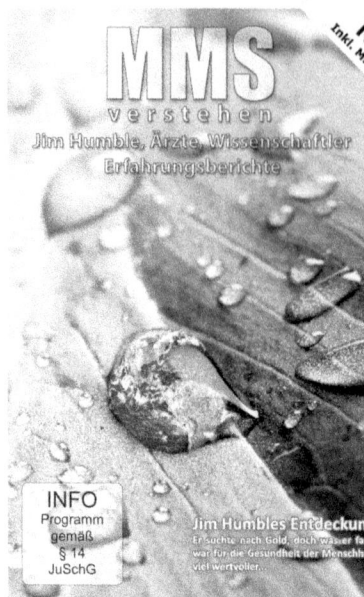

www.ingramcontent.com/pod-product-compliance
Lightning Source LLC
Chambersburg PA
CBHW081805200326
41597CB00023B/4152